全国高等职业教育护理专业教材

护理礼仪与人际沟通
Nursing Etiquette and Interpersonal Communication

主　编　王凤荣

副主编　徐　敏　祁　玲

编　委　（按姓氏拼音排序）

陈　丹（沈阳医学院）　　　　　徐　敏（淄博职业学院）

刘　晶（大连医科大学）　　　　许　敏（黑龙江农垦职业学院）

刘桂香（黑龙江省农垦总局总医院）　杨纪芳（淄博职业学院）

宁文帅（黑龙江农垦职业学院）　张婉霞（辽源职业技术学院）

祁　玲（宁夏医科大学）　　　　赵　颖（菏泽医学专科学校）

王凤荣（黑龙江农垦职业学院）

U0257359

北京大学医学出版社

图书在版编目（CIP）数据

护理礼仪与人际沟通 / 王凤荣主编 . —北京：北京大学医学
出版社，2013.5（2018.1 重印）
全国高等职业教育护理专业教材
ISBN 978-7-5659-0555-1

Ⅰ . ①护… Ⅱ . ①王… Ⅲ . ①护理－礼仪－高等职业
教育－教材 ②护理学－人际关系学－高等职业教育－教材
Ⅳ . ① R47

中国版本图书馆 CIP 数据核字（2013）第 058824 号

护理礼仪与人际沟通

主　　编：王凤荣
出版发行：北京大学医学出版社
地　　址：(100191) 北京市海淀区学院路 38 号　北京大学医学部院内
电　　话：发行部 010-82802230；图书邮购 010-82802495
网　　址：http://www.pumpress.com.cn
E - m a i l：booksale@bjmu.edu.cn
印　　刷：北京瑞达方舟印务有限公司
经　　销：新华书店
责任编辑：张彩虹 赵 欣　责任校对：张 雨　责任印制：罗德刚
开　　本：787mm×1092mm　1/16　印张：13.25　字数：336 千字
版　　次：2013 年 5 月第 1 版　2018 年 1 月第 5 次印刷
书　　号：ISBN 978-7-5659-0555-1
定　　价：22.50 元

序

护理工作是医疗卫生工作的一个重要组成部分，护理事业健康发展关系到人民群众的健康和生命安全。随着医学模式的转变，对护理工作和护理人员的要求越来越高。近年来国家陆续发布了《国家中长期教育改革和发展规划纲要（2010—2020年）》《关于全面提高高等职业教育教学质量的若干意见》以及新的《全国护士执业资格考试大纲》等文件，对高等职业教育护理专业教学提出了更高要求，教材建设也相应地面临新的考验。护理高等职业教育在为我国培养护理人才、提高人民健康水平中，发挥着极其重要的作用，如何发展护理高等职业教育已成为护理教育领域关注的首要问题。因此，只有不断更新观念，深化改革，抓住机遇，才能迎接新的挑战，使护理高等职业教育不断发展。

《教育部关于加强高职高专教育人才培养工作的意见》中指出：大力发展高等职业教育，培养和造就适应生产建设、管理、服务和技术第一线的高等技术应用型人才，客观上要求必须高度重视高等职业教育的教材改革和建设。本套教材正是为了适应新时期医学护理教育发展趋势，满足高等职业护理教育工作者和广大护理专业学生的需要而编写的。教材结合高等职业教育护理人才培养目标，内容与时俱进，充分体现护理特色，强调基础知识与基本技能并重，突出适用性、科学性、新颖性，体现"整体护理"和以"人"为中心的护理理念，引导学生自主学习。教材注重专业核心能力培养，与执业护士资格考试和护理实践紧密结合，紧跟临床护理的发展方向，加入"考点"、"案例"、"知识链接"等，具有很好的实用性。本套教材涵盖基础课教材七部：《人体解剖学》《组织学与胚胎学》《生物化学》《生理学》《病理学与病理生理学》《护理药理学》《病原生物学与免疫学》；专业课教材十六部：《基础护理学》《健康评估》《内科护理学》《外科护理学》《妇产科护理学》《儿科护理学》《急救护理学》《精神科护理学》《护理心理学》《护理学导论》《护理管理学》《中医护理学》《护理礼仪与人际沟通》《老年护理学》《社区护理学》《护理伦理学》。教材形式包括主教材、配套教材、多媒体课件。教材编写淡化学科意识，强化专业理念，注重体现医学人文教育理念，以促进学生素质的全面提高。在客观上，本套教材反映了当今护理学领域的新理论、新技术和新进展，拓展了护理教育的视野。

本套教材以专业培养目标为导向，以职业技能教育为根本，满足学科需要、教学需要、社会需要，既可以作为医学院校高等职业教育护理专业的教材，也可以作为临床医护人员了解和掌握护理问题的参考书。教材的编写得到全国多所医学院校领导及广大教育工作者大力支持和帮助，百余位奋斗在教学、科研和临床一线的学者专家，群策群力，同心同德，汇集各自的智慧和心血，阐述护理专业知识，介绍学科最新进展，汇编成本套教材，在此表示由衷感谢。

由于水平所限，整套教材编写难免存在提法不当和不足之处，诚挚期待医学教育界同仁和广大读者予以批评指正。

前　言

如果将护士的职业生涯比作一首乐章，那么礼仪规范与沟通能力则是这首乐章中重要的音符。

随着医学模式的转变、整体护理的开展、人们健康观念的转变及对医疗保健需求的提高，护理工作更加注重人的整体性和社会性，这就要求护士不仅要有扎实的医学理论知识、娴熟的操作技能，更应该具有良好的综合素质、职业素养、专业形象、人际交往能力和沟通技巧。护士良好的礼仪修养和沟通能力不仅是提供优质护理服务的核心和关键，并且是个体必备的基本素质和成功基石。基于时代的要求，编者总结了多年的教学和临床实践经验编写本教材。本教材既适用于护理专业、助产专业教学，也可作为临床护士继续教育的实用性教材。

本教材编写过程中，引入以学生为主体、教师为主导的教育理念。通过理论教学、仿真实践训练和考核，使学生掌握礼仪和沟通的基本知识和技能；自觉养成良好的职业道德和符合角色需要的职业礼仪素质；能初步应用基本礼仪规范及沟通技巧，进行有效的护患沟通，建立良好的护理人际关系，减少和避免护患冲突；并获得良好的综合素质及可持续发展能力。

全书包括护理礼仪和人际沟通两大方面四部分内容。第一部分为绪论，阐述礼仪与沟通的功能、关系、作用，学习礼仪与沟通的意义和方法。第二部分为护理礼仪，分别介绍礼仪的基本知识、生活社交礼仪、涉外礼仪、护士的仪表礼仪和不同岗位护理工作礼仪。第三部分为人际关系，分别介绍人际关系的基本知识和护理人际关系。第四部分为人际沟通，分别介绍人际沟通的基本知识、护理工作中的语言及非语言沟通、沟通在护理工作中的应用、护患冲突，并简要介绍护理书面语言沟通和演讲。

本教材有以下几个特点。一是目标明确。以培养学生综合素质及职业技能为主线，体现"工学结合"的教学模式，并紧密联系全国护士执业资格考试大纲要求。二是内容系统、丰富并具有针对性和实用性。在理论知识阐述体现科学性、系统性并遵循"必需﹑够用"原则的同时，注重礼仪和沟通知识与临床实际相结合，突出护理的职业性及内容的实用性。三是内容的实践性。本教材是由多年从事教学及临床实际工作的人员编写而成的，内容编排上将理论、实践融为一体，以案例为载体实施实践教学，增加了可操作性和实践性。四是内容通俗易懂、图文并茂、形象生动。书中穿插了大量真实的图片，表述直观，有利于学生学习。五是创新性。将礼仪与沟通有机融合，使内容浑然一体，改变了传统教材中沟通与礼仪割裂的现象。六是结构新颖。每章设有学习目标、案例、知识链接、考点、小结，使学生学习时有针对性，易于抓住重点；拓宽学生的知识面，提高学习兴趣；培养学生的综合分析及解决实际问题的能力。另外本教材还配有学习指南与习题集（含实训指导及考核标准），同时还提供教学课件。

本书在编写过程中，参考了有关学者的教材、著作和学术论文，也得到了各位编者所在学校、黑龙江省农垦总局总医院及北京大学医学出版社提供的各种支持，在此一并致谢。

护理礼仪与人际沟通是一门非常年轻的综合性学科，很多内容还正在发展和研究之中，同时也受编者水平和时间的限制，其中难免存在缺点和不足，恳请各位同仁和广大师生提出宝贵意见，并给予批评指正。

王凤荣

目　录

第一章 绪 论

随着医学模式由传统的"生物"医学模式转为"生物 - 心理 - 社会"医学模式，以及人们对医疗保健需求的提高，护理逐步由以疾病为中心的功能制护理向以人的健康为中心的整体护理模式过渡。这就要求每一位护士除了掌握护理理论知识和熟练的操作技能以外，还应具有良好的专业形象及沟通能力，从而更好地满足患者的需求，提供更优质的护理服务。

案例

她为什么能当上护士长？

护士小刘在循环内科工作，患者、同事们都喜欢她。小刘工作时总是服装整洁、落落大方，对待患者和家属态度亲切有礼，一举一动、一言一行都符合护士礼仪规范。大家都喜欢向小刘倾诉，她总是十分耐心，认真倾听，从不轻易打断对方，还适时地给予意见和建议。小刘不但理论知识丰富，而且是有名的"刘一针"，无论多复杂的血管都能一针见血，业务十分熟练。没过几年，老护士长退休，小刘就被提拔成了循环内科的护士长。

思考：1. 小刘为什么能当上护士长？

2. 小刘成功的经验给了我们什么样的启示？

第一节 认识礼仪和沟通

一、礼仪的概念及其功能

在我国，"礼仪"最早是作为一个时代的典章制度和道德教化使用的。"礼仪"的含义比较丰富，包括"礼"和"仪"两个部分。"礼"是指由一定的社会道德观和风俗习惯形成的，被大家共同遵守的礼节；"仪"是指人的容貌、举止。"礼仪"指的就是"人类社会交往中应有的礼节仪式"，具体是指人们在社会交往中受历史传统、风俗习惯、宗教信仰、时代潮流等因素的影响而形成的，既为人们所认同，又为人们所遵守，以建立和谐关系为目的的各种符合"礼"的精神及要求的行为准则或规范的总和。

礼仪的功能包括：①沟通功能：各种礼仪规范传递着不同的信息，人们在人际交往中自觉遵守礼仪规范，这样容易沟通感情，交际往来也容易成功；②协调功能：人们在交往中遵守礼仪规范，有助于加强人们之间的互相尊重、友好合作，缓解或避免某些不必要的情感对立与障碍；③教育功能：礼仪通过评价、劝阻、示范等形式纠正人们不正确的行为习惯，倡导人与人之间的和谐与尊重，维护社会正常生活。

考点：礼仪的概念及功能

二、沟通的含义及其功能

沟通是信息交流的过程。人际沟通是指人与人之间运用语言或非语言符号系统进行信息（包括思想、观念、情感等）交流的过程。没有沟通就是自我封闭，沟通的目的是让自身的想法、观念、服务、产品被对方接受。沟通中遵循多赢或者双赢原则，达到让自己及对方感觉良好的效果。职业工作需要沟通，社会活动需要沟通，身心健康需要沟通。

 知识链接

有关沟通的"80%"

对企业培训管理现状的调查发现，有超过80%的员工有对沟通课程的培训需求，有60%以上的员工表示在与上级、同事、客户等的日常沟通中出现困扰，也有的看过不少沟通方面的书籍，但不知如何实际运用。

企业的管理者实际上80%的时间用在沟通上，开会、谈话、谈判、撰写报告、作报告都是常见的沟通形式；企业中80%的矛盾是由于没有沟通引起的；由沟通引起的矛盾中80%是由沟通不良引起的。

据中华医学会近3年的跟踪调查发现，在医患关系中80%的医患纠纷都是由于沟通不良引起的，如果沟通良好，这些纠纷就会减少甚至不会发生。医患沟通不良，从医护人员的角度讲，主要有两个方面的原因，一是医护人员不愿意或者不重视沟通，二是沟通的技能方面有欠缺。

具体来讲人际沟通有如下几个方面的功能：①生理功能：作为信息加工和能量转化系统的人类有机体，必须接受外界的各种刺激，并对这些刺激做出反应；必须与外界环境保持相互作用，才能维持正常的生命活动。科学家所做的多项研究表明：缺乏沟通甚至可能危及生命。②心理功能：人际沟通为人们提供探索自我及肯定自我的平台，人们希望从沟通的结果中找到自己被肯定、受重视的感觉。通过与人交往，能够建立自我概念，从别人的评价中调整和发展自我意识。人生活在一定社会环境中，必须通过沟通建立与他人的联系。与人相处的机会、能力丧失或减弱，容易引起多种心理疾病。③社会功能：人们通过沟通建立和维系社会关系网络，如同学关系网络、亲友关系网络、工作关系网络或虚拟社区中的关系网络。对于这些社会关系，一般来说沟通越频繁，关系越密切。在组织中，沟通保障了管理制度的实施，保证了组织的运作。④职业功能：从事不同的职业，对人际沟通能力有不同的要求。护士是对人际沟通能力要求较高的职业。有调查表明，整体护理模式下的护士需要用70%的时间与他人交流，如患者、家属、医生、其他护士、医务辅助人员等。护士的人际沟通能力从很大程度上决定了患者的康复效果、医疗团队的工作成效和个人职业生涯。⑤决策功能：生活和工作中，人们随时都可能进行各种决策。各种决策一方面依靠自己的判断能力，另一方面，决策水平的高低往往取决于对相关信息的掌握程度。人际沟通则刚好满足了决策过程的两个方面：促进信息交换和影响他人。因此，通过各种渠道收集信息，在与他人交往中获得启发与帮助，是决策的正确途径。

> **考点**：沟通的含义及功能

三、礼仪与沟通的关系

自从有了人类，礼仪与沟通就没有分开过，礼仪中有沟通，沟通中有礼仪，礼仪在沟通中形成和体现，沟通中又靠礼仪传递信息。礼仪需要通过一定的渠道，如文字、语言与肢体动作来表达，而这些手段恰是沟通的各种途径；沟通的目的是促进态度、思想与情感的交流，最后达成建设性共识，建立良好的人际关系，而交流顺畅的最基本保障就是礼仪的恰当运用。人如果没有礼貌，任何人都不会给予其进一步沟通、展示个人才华的机会。那么如何才能让别人愿意与自己沟通呢？那就必须知道如何表达自己的礼貌。首先要给人一个良好的印象，也就是要有好的仪容、仪表、仪态来告诉与自己沟通或者要沟通的人：我是一个知书达理的人，我是一个很有教养的人，我是一个彬彬有礼的人，我是一个值得尊敬的人。

第二节 礼仪和沟通的作用

当今社会提倡礼仪与沟通，主要是因为它们具有非常重要的功能，在人际交往、展示个人魅力、促进事业发展中起着重要作用。

礼仪第一，沟通至上。一个知礼、懂礼、有良好礼仪修养及沟通能力的人，可以拥有良好的人际关系，这不但是生活快乐的源泉，更是取得成功的关键。石油大王洛克菲勒说："假如人际沟通能力也同糖或咖啡一样是商品的话，我愿意付出比太阳底下任何东西都昂贵的金钱购买这种能力。"由此可见沟通的重要性。

一、促进人际交往

人际交往就是人与人之间的互动，互动即有信息的交流。沟通是建立人际关系的基础，是维系人际关系的手段。善于沟通的人，即是善于交往的人。礼仪是人际交往的润滑剂，交往中善于运用礼仪能够帮助人们规范彼此的交际活动，更好地向交往对象表达自己的尊重、敬佩、友好与善意，增进彼此之间的了解与信任，有效促进人际交往。热情的问候、友善的目光、亲切的微笑、文雅的谈吐、得体的举止等不仅能唤起人们的沟通欲望，彼此建立起好感和对信任的渴望，更有利于建立和发展和谐的人际关系。

二、协调改善人际关系

礼仪是化解矛盾、增进感情的催化剂。人际交往贵在有礼，贵在良好的沟通。礼仪和沟通是人际关系和谐发展的调节器。人们在人际交往中发生矛盾冲突是不可避免的，出现矛盾纷争后，遵守礼仪规范，应首先发扬"礼让"的美德，时刻保持有效沟通，消除误会，化解矛盾，使人际关系向良性方面发展。

三、塑造个人良好形象

形象是指交往双方在对方心目中形成的一种综合化的印象，最基本的判断就是对方的表情、体态、姿势、谈吐、衣着打扮等，而这些内容恰是礼仪规范的要求，在沟通中这些内容也都传递着各种各样的信息。优雅得体、自然大方的言谈举止，能给他人留下美好印象，获得他人的好感与信任。

四、美化生活

礼仪是人类美好生活经验的总结。礼仪讲究和谐，重视内在美和外在美的统一，使美好心灵与美丽仪表、优美举止形成一个有机的整体。由内在美与外在美和谐统一的个体组成的团体，其成员间会以礼相待；团体中的个体之间善于沟通，便能增进感情，化解矛盾及冲突，这些均可使生活在团体中的个体，关系更加和睦，其生活会更有序、更温馨。

五、维护社会稳定

礼仪是整个社会文明发展的标志，人们往往能够通过礼仪这种不成文的规则自觉地约束个人的行为。对礼仪原则约定俗成的遵从、矛盾冲突时及时有效的沟通，保证了人与人之间的相互尊重，有效促进了人际交往的和谐及社会的稳定。

六、促进事业成功

礼仪是一个人乃至一个民族、一个国家文化修养和道德修养的外在表现形式，是做人的基本要求；礼仪是一种无形资产，是参与市场竞争的重要筹码，是成功者的最好名片。事业成功是人心所望，而知礼、守礼、用礼及具备良好的沟通能力，不仅是做人的基本素质，也是成功的必备素质。孔子曾言："不学礼，无以立。"就是说一个人要有所成就，就必须从学礼开始。一个不懂礼节、不知道如何与他人进行有效沟通的人，不能成才，更无法收获事业上的成功。

 知识链接

礼仪与沟通——通向成功的通行证

据权威的《工商管理硕士就业指南》（1995 年英文版）所载，经过对全球近千家企业的调查分析，在 MBA 十项才能指标中，最为重要的 3 项是分析判断能力、商业经营思想和良好的沟通能力；美国普林斯顿大学曾对 1 万份人事档案进行分析，"专业技术"和"经验"因素只占成功的 25%，其余 75% 取决于良好的人际沟通；哈佛大学就业指导小组 1995 年调查结果显示，在 500 名被解雇的员工中，因人际沟通不良而导致工作不称职者占 82%；美国沃尔玛公司总裁山姆·沃尔顿说过："如果必须将沃尔玛管理体制浓缩成一种思想，那可能就是沟通。因为它是我们成功的真正关键之一。"1990 年，美国 Syracuse 大学管理学院的研究人员对《幸福》杂志所列的 100 家大公司的高级执行经理和人事主管同时进行了全面调查，调查结果显示：英国 93% 和美国 96% 的公司经理一致认为礼仪和个人形象对于一个人的成功非常重要。

考点：礼仪和沟通的作用

第三节 学习礼仪和沟通的意义

一、有助于提升个人修养

"做人先学礼"。礼仪是一个人内在素质和外在形象的具体体现，是个人心灵净化、身心愉悦、提升修养的保障。而个人修养的提升不是自发而成的，需要以沟通为桥梁，在交往实践中经过长期努力学习和培养逐渐形成。

二、有助于形成完美的人格

一般来说完美的人格是真、善、美的和谐统一，是各种良好人格特征的完美结合。它包括以下五点：①和谐的人际关系；②良好的社会适应能力；③乐观向上的生活态度；④正确的自我意识；⑤良好的情绪调控能力。良好的礼仪修养和有效的人际沟通，能帮助个体建立和谐的人际关系；有效的沟通能提高个体的社会适应能力；有效的沟通能使个体获得积极的信息，能帮助个体宣泄不良情绪，保持乐观向上的生活态度；良好的沟通有助于通过他人对自己的评价进一步了解自己，形成良好的自我意识。由此可见，礼仪和沟通对于个体形成完美的人格的作用是不可低估的。

三、有助于促进社会文明和谐

荀子曾强调："人无礼则不生，事无礼则不成，国无礼则不宁。"礼仪不仅可以有效地展现一个人的修养、风度和魅力，更是一个国家、民族文明程度的重要标志。礼仪通过沟通搭建互动平台，能提高全民族的文明程度，促进社会和谐发展。

 知识链接　　　　**周总理的外交礼仪**

1960 年，周总理应邀对印度、柬埔寨等国进行访问，访问印度途中忽然得知柬埔寨国王病逝的消息。周恩来指示外交部通知柬埔寨方面，他将率领代表团按期访问，专程吊唁逝世的老国王，并强调柬方在接待方面一切从简。为强调吊唁的丧葬肃穆气氛，周恩来特地紧急指示：按照中国传统治丧服装颜色，在北京为代表团全体成员赶制白色西服。周恩来的细心、诚意，对外交礼仪的重视，感动了整个柬埔寨。

四、有助于提高护理质量

护士学习礼仪与沟通，有助于实施整体护理，体现人文关怀；减少护患矛盾与纠纷，促进护患关系和谐；提升护士自身素质，提高护理服务质量。良好的礼仪修养及沟通能力已成为现代护士必不可少的基本素质之一。

考点：学习礼仪和沟通的意义

第四节　学习礼仪和沟通的方法

随着社会的发展和进步，人际沟通的作用越来越大。有效的沟通不但可以正确地传递信息，而且还可以促进人与人之间关系的融洽，为人们的生活、工作、学习创造一个优良的环境。规范的礼仪不仅能够保证沟通的有效进行，而且还能展现自我形象，为公众留下一个良好的印象，提高自身的价值，所以我们必须认识到这门课的重要性，端正学习态度，从思想上高度重视。

一、尊重他人是前提

学习礼仪与沟通，首先要以学会尊重他人为起点。礼仪本身就是尊重人的外在表现形式，"礼仪"从表现中来，表现从心中来，只有从内心尊重他人，才会有得体的言行举止；不尊重他人的人，即便进行礼仪训练，也不会真正和久远地提升礼仪修养。所以尊重他人是人与人接触的必要、首要态度。在人与人沟通交流中用礼仪来规范彼此的交际活动，才能更好地表达对对方的尊重之情，增进相互间的了解和友谊。周恩来同志一生鞠躬尽瘁，为了党和人民的事业贡献了毕生精力，但每次外出视察工作，离开当地时总是亲自和服务员、厨师、警卫员及医护人员等一一握手并道谢——周总理是尊重他人的典范。

二、注重细节是关键

生活中人们常常不经意间在穿衣、打招呼、递名片、入座、握手等司空见惯的生活细节中做出不符合礼仪规范的行为，正是这些被人们认为稀松平常的事却体现出了一个人的礼仪修养。如果表达不当，还会引起许多口角、摩擦、矛盾甚至是纷争。注重沟通与交流的细节，善用沟通技巧，可以创造一个和睦、友好的人际交往环境；良好的礼仪修养，可以塑造个人美好形象，激发他人沟通交流的欲望，促进人际关系的和谐，也可以美化人生，甚至美化社会。有言道：细节决定成败。因此学习礼仪和沟通要注意常常被人忽视的细节内容。

知识链接

小处不可随便

有一次，元世祖忽必烈召见应聘官员，应聘者中有一位学士叫胡石塘。此人生性粗心，不拘小节，歪戴着帽子也没有发现就进去面见元世祖。元世祖忽必烈看见他，问道："你有什么本事啊？说来我听听。"胡学士回答说："我有治国平天下的学识。"忽必烈听了哈哈大笑："你连自己头上的帽子都戴不平，还能平天下吗？"

三、实践锻炼是重点

学习礼仪与沟通，不能只停留在理论水平的提高上，更要将理论与实践结合起来，将礼仪与沟通技巧应用到生活及工作当中。所谓"纸上得来终觉浅，绝知此事要躬行"。学习礼仪与沟通重在实践，一个人的礼仪修养和沟通能力在具体实践活动中才能反映出来，也只有在具体的实践活动中得以形成和培养。每个人都要在理解礼仪与沟通要求的基础上，加强实践锻炼，在具体实践活动中提升礼仪修养、培养沟通能力。

四、长久坚持是根本

学习礼仪与沟通，不是一蹴而就的事情，应该"重在平时，贵在坚持"。个体礼仪素养的养成、文化底蕴的积淀、沟通能力的培养，绝非是一朝一夕之事，也绝非只是课堂学习之所能。只有将理论知识渗透到生活、工作当中，在时时刻刻、点点滴滴、潜移默化、耳濡目染、长久坚持之中；在日积月累、循序渐进之中；在感悟和体验之中；养成良好的行为习惯，内化为自身良好的素质，才能成为一个言行有礼、举止优雅、善于沟通、受人欢迎的文明人。

考点：学习礼仪和沟通的方法

小结	礼仪是指人们在社会交往中受历史传统、风俗习惯、宗教信仰、时代潮流等因素的影响而形成的，既为人们所认同，又为人们所遵守，以建立和谐关系为目的的各种符合"礼"的精神及要求的行为准则或规范的总和。礼仪的功能包括沟通功能、协调功能、教育功能。沟通是信息交流的过程。人际沟通是指人与人之间运用语言或非语言符号系统进行信息（思想、观念、情感等）交流的过程。人际沟通的功能包括生理功能、心理功能、社会功能、职业功能、决策功能。 礼仪和沟通的作用包括促进人际交往、协调改善人际关系、塑造个人良好形象、美化生活、维护社会稳定、促进事业成功。 学习礼仪和沟通有助于提升个人修养，形成完美的人格，同时也有助于促进社会文明和谐，提高护理服务质量。 学习礼仪和沟通的方法：尊重他人是前提；注重细节是关键；实践锻炼是重点；长久坚持是根本。

（王凤荣　宁文帅）

第二章 礼仪概述

学习目标

1. 熟记礼貌、礼节、仪表、仪式、护理礼仪的概念。
2. 阐述礼仪的含义。
3. 阐述礼仪的特点及基本原则。
4. 熟记护理礼仪的特征。
5. 举例说明护理礼仪在临床工作中的作用。

第一节 礼 仪

案例　　　　　是什么让他们失去机会?

　　一位老师带领应届毕业生参观某大公司,经理亲自接待,安排秘书为每位学生倒水。席间大多数学生坦然接受服务,没有表示感谢,甚至有位女生表示自己只喝可乐,只有王莹说了句:"谢谢,辛苦了。"参观结束后,经理赠送给学生纪念册,大多数学生伸手随意接过,没有起身也没有致谢,只有王莹起立双手接过经理递过来的纪念册,并客气地说了声:"谢谢您!"最后,只有王莹收到了这家公司的录用通知。有学生很疑惑:"她的成绩没有我好,为什么我没收到录用通知?"老师叹气说:"我给你们创造了机会,是你们自己失去了。"

　　思考: 1. 王莹被录用的原因是什么?
　　　　　 2. 王莹的行为最符合礼仪基本原则中的什么原则?

一、礼仪及相关概念

(一) 礼仪的含义

　　中国作为东方文化的发源地,素有"礼仪之邦"的美称。在中国文化中"礼"占有中心位置,礼仪是人们立身处世的无价之宝,从不同的层次体现人们的道德观念,规范人们的交往准则,指导人们的行动。

　　从个人修养的角度来看,礼仪是一个人内在修养和素质的外在表现;从道德的角度来看,礼仪是为人处世的行为规范、行为准则;从交际的角度来看,礼仪是人际交往中体现的一种艺术,也可以说是一种交际方式;从民俗的角度来看,礼仪是在人际交往中必须遵守的律己敬人的习惯形式,也可以说是在人际交往中约定俗成的以尊重、友好待人的习惯做法;从传播的角度来看,礼仪是一种在人际交往中进行相互沟通的技巧;从审美的角度来看,礼仪是一种形式美,是人的心灵美的必然外化。

考点：礼仪的含义

（二）礼仪相关概念

礼仪具体表现为礼貌、礼节、仪表、仪式。

1．礼貌 是指人们在交往过程中相互表示尊重和友好，通过语言和动作表现出敬意的行为规范，如尊称、主动打招呼、道谢等。礼貌是礼仪的基础，是一个人在待人接物时的外在表现，它反映了时代的风尚与道德水准，体现了人们的文化层次和文明程度。礼貌的核心是对他人的关心及尊重。

2．礼节 是指在日常生活中人们用以表示相互的问候、祝贺、致意、慰问、哀悼等的惯用形式，是礼貌本质的外化。礼节是礼貌的具体表现，没有礼节就无所谓礼貌，有了礼貌，就必须伴有具体的礼节。

3．仪表 是人的外在表现，主要包括容貌、姿态、服饰等。

4．仪式 是在较为庄重的场合为表示尊重、敬意、友好或隆重，举行具有专门程序的规范化活动，如各种会议、项目的开幕式、闭幕式、颁奖仪式等。

考点：礼貌、礼节、仪表、仪式的概念

二、礼仪的起源和发展

（一）礼仪的起源

原始宗教的祭祀活动是最早也是最简单的以祭天、敬神为主要内容的"礼"。这些祭祀活动在历史发展中逐步完善了相应的规范和制度，正式形成祭祀礼仪。随着人类对自然与社会各种关系的认识的逐步深入，人们将事神致福活动中的一系列行为，从内容和形式扩展到了各种人际交往活动，从最初的祭祀之礼扩展到社会各个领域的各种各样的礼仪。

（二）礼仪的发展

1．礼仪的萌芽时期 即夏朝以前（公元前 2070 年前）。礼仪起源于原始社会，在旧石器时代出现了早期礼仪的萌芽。大约在 50 万年前，北京周口店的山顶洞人用动物骨头、石块、草籽串成项链，用兽皮和树叶做成衣服打扮自己，形成了最早的服饰礼仪。到了公元前 1 万年左右的新石器时代，在西安附近的半坡遗址的公墓地，坑位排列与死者身份有关，代表了最早的等级尊卑观念。

2．礼仪的形成时期 即夏、商、西周三代（公元前 2070 年—公元前 771 年）。人类进入奴隶社会，统治阶级为了巩固自己的统治地位，将原始的宗教礼仪发展成符合奴隶社会政治需要的礼制。中国出现了早期的礼仪著作"三礼"，即《周礼》、《仪礼》、《礼记》，其中《周礼》是中国流传至今的第一部礼学专著。

3．礼仪的变革时期 即春秋战国时期（公元前 770 年—公元前 221 年）。这一时期，学术界形成了百家争鸣的局面，以孔子、孟子、荀子为代表的诸子百家对礼仪的起源、本质和功能进行了系统阐述，形成了隆礼重法的社会局面。孔子对礼仪非常重视，他认为"不学礼，无以立"，要求人们用礼的规范来约束自己的行为。孟子认为"恭敬之心，礼也"。荀子认为"人无礼则不生，事无礼则不成，国无礼则不宁"，他著有《礼论》，论证了礼的起源和社会作用。

4．强化至衰落时期 即秦汉到清末时期（公元前 221 年—公元 1911 年）。在我国漫长的封建社会中，礼仪一直为统治阶级所利用，成为维护封建社会等级秩序的工具。这一时期礼仪的重要特点是尊君抑臣、尊夫抑妇、尊父抑子、尊神抑人。西汉时期，董仲舒提出的"三纲"、"五常"被人们奉为日常行为的礼仪准则。在漫长的历史演变过程中，它逐渐变成妨碍人类个性自由发展、阻挠人类平等交往、窒息思想自由的精神枷锁，走上盛极而衰的道路。

5．现代礼仪的发展　即辛亥革命至今（公元1911年至今）。辛亥革命以后中国的传统礼仪受到强烈冲击，尤其是"五四"新文化运动，瓦解了森严的封建意识和等级观念，极大地促进人们思想解放。这一时期的礼仪，体现了自由、平等的原则，对当今中国社交礼仪产生了重大影响。新中国成立后，尊老爱幼、讲究信义、以诚待人、先人后己、礼尚往来等中国传统礼仪中的精华得到继承和发扬。改革开放以来，从推行文明礼貌用语到积极树立行业新风，各行各业的礼仪规范纷纷出台，讲文明、重礼貌蔚然成风。另外随着国际交往日益频繁，我国又吸取、借鉴国际上先进、文明的礼仪之长，从而丰富和完善了中华礼仪的内涵，与国际礼仪接轨。

三、礼仪的分类

礼仪根据适用对象、范围的不同，大致可以分为以下六种：

1．职业礼仪　亦称行业礼仪，是指职业人员在职业场所从事一定的职业活动时应该遵循的行为规范。职业礼仪包括服务礼仪、公务礼仪和商务礼仪。

2．社交礼仪　亦称交际礼仪，即社会各界人士在交际应酬之中所应当遵守的礼仪。

3．涉外礼仪　亦称国际礼仪，即在长期的国际往来中逐步形成的外事礼仪规范，也就是人们参与国际交往所要遵守的惯例。

4．宗教礼仪　是指宗教信仰者为对其崇拜对象表示崇拜与恭敬所遵循的各种礼节、举行的各种仪式和活动。

5．礼仪文书　是指人们在日常生活中用书面文字来表达情感的礼仪方式，是用来调整、改善、发展人与人之间相互关系的书面材料和文字。常用的礼仪文书包括邀请函、感谢信、礼仪电报、贺年卡片、讣告等。

6．家庭礼仪　是指为了维持家庭的幸福，家庭成员在长期的家庭生活中用以沟通思想、传递信息、联络感情的行为准则和礼节、礼仪的总称。家庭礼仪包括家庭称呼礼仪、家庭成员间的礼仪、祝贺礼仪、待客礼仪等。

四、礼仪的特点

（一）继承性

礼仪将人们交往中的行为定式以准则的形式固定并沿袭下来，这构成了礼仪的继承性。每一个民族的礼仪文化，都是在传承本民族固有传统礼仪文化的基础上，不断吸收其他民族的礼仪文化而发展并完善起来的。

（二）差异性

礼仪作为一种行为准则和约定俗成的规范，会受到地域、民族、政治、经济、文化因素的影响而存在差异。例如各民族的见面礼就各不相同，印度人采用合十礼，欧美人采用拥抱礼、亲吻礼表示亲近，日本人和朝鲜人采用鞠躬礼表示敬意。

（三）变动性

礼仪是一种社会历史发展的产物，会伴随时间、地点、环境、人物等方面的变化而变化。另外随着社会的发展和历史的进步，社交活动会出现更多的新特点、新问题，这也要求礼仪有所变化，与时代同步。

（四）实践性

礼仪来源于社会实践，并且直接服务于社会实践。礼仪具有很强的实践性、操作性，礼仪"贵在应用"。

（五）通用性

礼仪是公共道德的基础内容，是在人类公共生活的基础上产生、形成的，是同一社会中全体成员调节相互之间关系的一种行为规范，因此礼仪也应当成为社会中各民族、各阶级、各党派、各团体共同遵循的准则。

（六）规范性

礼仪是一种规范。礼仪规范的形成，是对人们在社会交往实践中所形成的一定礼仪关系，通过某种风俗习惯和传统的方式固定下来，通过专家集中概括出来，见之于人们的生活实践，形成人们普遍遵循的行为准则。这种行为准则不断支配人们的交往行为。

（七）限定性

在特定的时间、特定的场合、特定的范围内礼仪会行之有效，发挥良性作用。反之，离开了这个特定的时间、场合及范围，礼仪则未必适用，这一特性称为限定性。如"再见"在日常生活中是人们经常使用的礼貌用语，但是在医院这个特定场合，护士护送患者出院时说"再见"反而会引起患者反感。所以一定要明确礼仪使用的场合、范围及时间，否则可能会引起不必要的争端。

考点：礼仪的特点

五、礼仪的基本原则

（一）敬人的原则

敬人包括尊重他人，也包括尊重自己。孔子说"礼者，敬人也"，尊重他人是礼仪的核心内容之一，是建立和维持良好人际关系的前提，是礼仪的首要原则。人们在交际活动中，既要互谦互让、互尊互敬、友好相待、和睦共处，更要把对交往对象的重视、恭敬、友好放在第一位，做到敬人之心常存，处处不可失敬于人，不可伤害他人的尊严，更不能侮辱对方的人格。

（二）宽容的原则

人们在交际活动中运用礼仪时，既要严于律己，更要宽以待人，提高自身的容纳意识和自控能力。宽容就是要多容忍他人、多体谅他人、多理解他人，千万不要求全责备、斤斤计较、过分苛求、咄咄逼人，引起人际关系的疏远和恶化。

（三）自律的原则

自律（律己）是礼仪的基础和出发点。礼仪是待人处世之道，是靠人们的信念自觉维系的、靠社会舆论来进行监督的一种约定俗成的行为规范。学习、应用礼仪，最重要的就是要自我要求、自我约束、自我控制、自我对照、自我反省、自我检点，在严于律己中不断发展进步。

（四）诚信的原则

诚信是待人处世、立足社会的根本。在人际交往中运用礼仪时，务必诚实无欺、言行一致、表里如一、言而有信。只有如此，人们在运用礼仪时所表现出来的对交往对象的尊敬与友好，才会更好地被对方理解并接受，促进人际关系和谐发展。

（五）遵守的原则

在人际交往活动中，每一位参与者都必须自觉、自愿地遵守礼仪，用礼仪去规范自己在交际活动中的言行举止。任何人，不论身份高低、职位大小、财富多少，都有自觉遵守、应用礼仪的义务，否则就会引起人际关系恶化，甚至导致事业失败。

（六）适度的原则

应用礼仪时要注意把握分寸，适度得体。在人际交往中，首先要感情适度，既要彬彬有礼，又不能低三下四；其次是要谈吐适度，既要坦率真诚，又不能言过其实；再次要举止适度，既要优雅得体，又不能夸张做作。总之运用礼仪时要把握分寸，既不可消极懈怠，也要避免夸张。

（七）从俗的原则

由于国情、民族、文化背景的不同，对礼仪的要求也不同。在人际交往过程中人们必须尊重对方、入乡随俗，切勿目中无人、高傲自大、自以为是、唯我独尊或简单地否定其他民族和国家的习俗。

（八）平等的原则

礼仪是在平等的基础上形成的，是一种平等的、彼此之间的相互对待关系的体现。在人际交往中运用礼仪时人们应以诚相待，一视同仁，给予同等礼遇，不因交往对象之间的年龄、性别、种族、职业、地位、财富等方面的不同，而厚此薄彼、区别对待。

知识链接

礼仪小口诀

1. 仪表要大方，服饰要整洁，头发常梳理，指甲要常剪，长发要盘起，衫袖不折高，手不插裤兜，袜子无破损，面部化淡妆。

2. 脸要带微笑，态度要和蔼，说话要亲切，举止要谦逊。

3. "请""谢"不离口，称呼要得当，迎客要在前，送客要在后，客过要让路，同行不抢道，超越先致歉。

4. 站立要端正，不能手叉腰，两手要垂放，不要伸腿坐，行路要轻步，说话要轻声，轻拿又轻放。

5. 有问必有答，还要讲分寸，不讲粗言语，不可高声喊。

| **考点：** 礼仪的基本原则

第二节 护理礼仪

案例

护士小美的困惑

小美是位爱美的护士，工作有责任心，技术过硬。但她上班时总是梳着长发马尾辫，化着浓妆；与患者沟通时经常双手叉腰或抱胸靠桌而立，面无表情。患者对其很不满意。护士长多次提醒并让其认真学习护理礼仪条例，可其仍然我行我素。年终考核时，对照护理礼仪条例，小美被扣除护理礼仪考核分数，总评不及格。小美很困惑：我工作态度认真、技术过硬，还能不及格？她认为是护士长"太过认真和苛刻"，遂反映到护理部。护理部主任责成其加强学习，写出反思总结，并认真执行护理礼仪条例，否则将扣除年终奖金。

思考：1. 此案例中护士长及护理部主任的做法反映了护理礼仪的什么特征？

2. 护理礼仪在临床工作中有什么作用？

一、护理礼仪的含义

护理礼仪是护士在进行医疗护理和健康服务过程中，形成的被大家公认和自觉遵守的行为规范和准则。它是护士职业形象的重要组成部分，是护士素质、修养、行为、气质的综合反映，也是护士职业道德的具体体现。护理礼仪不仅包括一般交往礼仪的内容，还包括护士的仪表礼仪、人际沟通礼仪及各种护理活动中的行为规范。

在整体护理模式下，护士不仅要掌握娴熟、高超的护理技术，相应的医疗和护理知识，还应有渊博的人文知识、良好的礼仪规范及良好的沟通技能，为患者实施人文关怀。

护士作为专业技术性服务群体，礼仪服务在护理工作中显得尤为重要。良好的护理礼仪服务不但能使护士在护理实践中充满自信心、自尊心、责任心，而且其优美的仪表、端正的态度、亲切的语言、优雅的举止，可以创造友善、亲切、健康向上的人文环境，提高护理服务质量，满足患者的心理需求，甚至影响整个医院和医疗服务行业的社会形象。因此护理礼仪已经成为提高护士素质的一个重要方面。

> **考点**：护理礼仪的含义

二、护理礼仪的特征

护理礼仪除具有一般礼仪的基本特征外，还具有护理专业的文化特性，在适用对象、适用范围上存在显著的专业特征。护理礼仪的特征包括以下几个方面：

（一）规范性

护理礼仪是护士必须遵守的行为规范，它是在相关法律、规章制度、守则等原则的基础上，对护士待人接物、律己敬人、行为举止等方面规定的模式或标准。护理礼仪的规范性是由护理服务本身决定的，也是由护理服务对象的特殊性决定的。

（二）强制性

护理礼仪的各项内容是基于法律、规章、制度、守则和原则之上的，对护士有强制力、约束力，对不遵守者必须给予惩处，以保障护理礼仪的严肃和尊严。

（三）综合性

护理礼仪作为一种专业文化，是护士综合素质的体现。护理礼仪一是护理服务的科学性与艺术性的统一；二是人文与科技的结合；三是伦理学与美学的结合。总之，护理活动中必然会体现出护士的科学态度、人文精神和丰富的文化底蕴。

（四）适应性

护理礼仪的适应性是指护士对于不同的服务对象或不同文化的礼仪要有适应的能力。随着国际间友好往来的增多，护理工作面对的患者，其信仰、风俗、文化等各方面都有所不同，护士要在工作中尊重患者的信仰、文化、习俗，并在交往中相互融合、相互适应。

（五）可行性

护理礼仪注重的是切实有效、可行实用。因此，护理礼仪要广泛运用于护理实践，并成为工作中的行为规范，受到护理对象的认可和接受。

考点： 护理礼仪的特征

三、护理礼仪在临床护理工作中的作用

1．将礼仪渗透到护理工作中可以规范护士的言行，提高护士素质，完善护士形象。

2．护士端庄的仪表不仅能够有效地表达出对患者的尊重，还能赢得患者的尊重，是建立良好护患关系的开端。

3．护士优雅大方、规范的举止可使患者消除顾虑，减少紧张情绪，并有助于赢得患者的信任。

4．护士礼貌的语言能够帮助建立融洽、和谐的护患关系，使患者感受到温暖。

5．良好的护理礼仪服务能够唤起患者对美好生活的向往，增强其战胜病魔的勇气和信心，促进康复。

小结	礼仪的含义包括：礼仪是一个人的内在修养和素质的外在表现；礼仪是为人处世的行为规范、行为准则；礼仪是人际交往中体现的一种艺术；礼仪是在人际交往中必须遵守的律己敬人的习惯形式；礼仪是一种在人际交往中进行相互沟通的技巧；礼仪是人的心灵美的必然外化。 礼貌是指人们在交往过程中相互表示尊重和友好，通过语言和动作表现出敬意的行为规范；礼节是指在日常生活中人们用以表示相互的问候、祝贺、致意、慰问、哀悼等的惯用形式；仪表是人的外在表现，主要包括容貌、姿态、服饰等；仪式是在较为庄重的场合为表示尊重、敬意、友好或隆重，举行的具有专门程序的规范化活动。礼仪的分类包括职业礼仪、社交礼仪、涉外礼仪、宗教礼仪、礼仪文书、家庭礼仪。礼仪的特点包括继承性、差异性、变动性、实践性、通用性、规范性、限定性。礼仪的基本原则包括敬人、宽容、自律、诚信、遵守、适度、从俗、平等的原则。 护理礼仪是护士在进行医疗护理和健康服务过程中，形成的被大家公认和自觉遵守的行为规范和准则。护理礼仪的特征包括规范性、强制性、综合性、适应性、可行性。

（宁文帅）

第三章　生活社交礼仪规范

学习目标

1. 说出日常交往活动中的微笑礼仪、致意礼仪、拱手礼仪、称谓礼仪、介绍礼仪、名片礼仪、握手礼仪、鞠躬礼仪、电话礼仪、迎送礼仪的正确行礼方法。
2. 合理设计情境，熟练应用各种日常交往礼仪规范，完成社交练习。
3. 合理设计情境，熟练应用公共场所中的位次礼仪、宴会礼仪、会议礼仪、乘车礼仪。
4. 归纳面试礼仪的特点和技巧。
5. 具备学礼、知礼、用礼的意识，能将所学知识，应用于生活实践，提升人文素养，不断提高交际能力，创造文明、和谐的环境。

第一节　日常交往礼仪

案例

微笑的应用

在某城市，一位农民出身的竞选者竞选某公司总经理时，专门重金聘请公关顾问，为自己进行形象设计。本来，这位竞选者素来以"露齿微笑做商标"。但他的顾问认为，竞选时露齿而笑容易产生虚浮、骄傲、伪笑之嫌。于是，他给这位竞选者设计这样的形象：微笑时，嘴角两端略提起，微露上齿，塑造谦逊、真诚的形象。这位竞选者闭门苦练，后来参加竞选获得了成功。

思考：1. 如何正确施微笑礼?
　　　2. 谈谈微笑礼在行业中的作用。

日常交往礼仪是指人们在社会交往当中，符合社交实际需要的约定俗成的行为规范和准则。从古至今，受历史、文化、宗教、时尚、科技信息等多种因素影响，其内涵在不断丰富，外延在不断扩大。同时受到美学、人际交往、伦理、社会道德等学科的渗透，呈现多姿多彩的文化魅力。

一、微笑礼仪

人体最有魅力的表情语言就是微笑，它是礼貌待人的基本要求，是心理健康的标志，是各国通用的礼节（图3-1）。

真诚的微笑是内心真情的流露与优雅的面部表情的完美结合。

15

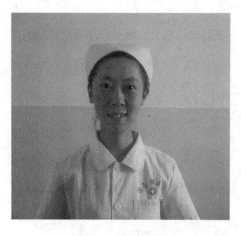

图 3-1 亲切的微笑

（一）微笑的方法（图 3-2）

1. 基本微笑法 口眼结合，眼中充满笑意。基本微笑的特征是笑不露齿，嘴角两端略提起，准备发"一"字音。

2. 标准微笑法 在基本微笑的基础上，心里想着愉快的事情，口角周围肌肉最大限度伸展，面容祥和，嘴角微微上翘，露出 6 ～ 8 颗牙齿。

（二）微笑练习

1. 第一阶段——放松嘴唇周围肌肉。

2. 第二阶段——给嘴唇肌肉增加弹性 张大嘴使嘴周围的肌肉最大限度地伸展，再闭合张开的嘴，拉紧两侧的嘴角，使嘴唇在水平面上紧张起来，并保持 10 秒，慢慢地聚拢嘴唇，保持 10 秒，可口中咬住筷子或对镜练习。

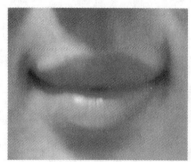
基本微笑

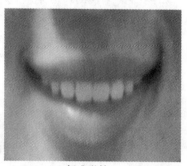
标准微笑

图 3-2 微笑的方法

3. 第三阶段——形成微笑。

4. 第四阶段——保持微笑 维持上面的表情 30 秒。

5. 第五阶段——修正微笑 避免嘴角上升时歪斜，避免笑时露出牙龈。

6. 第六阶段——修饰有魅力的微笑 反复练习，你会拥有迷人、独具魅力的微笑。

（三）微笑的作用

微笑似阳光可以驱散乌云；似春风可以驱散寒意。护士甜美的微笑胜似一剂良药，可安抚患者的情绪，缓解紧张的气氛，消除误会，减轻患者的痛苦，带给患者全身心的舒适。微笑用于各行各业，是企业成功的秘诀；微笑是最好的社交工具，可有效地缩短彼此之间的心理距离，给人们留下美好的印象。微笑的具体作用如下：

1. 调节心境 微笑可使心情愉快，心态平和。

2. 提高自信 微笑是最自然、最大方的礼节，在社交中面带微笑是对个人能力和学识有自信的表现。

3. 真诚友善 微笑体现一个人的亲和力，流露友好和善意。乐观包容的人会有真诚的笑容。

4. 乐于敬业 在工作中面带微笑是职业的需要，也体现一个人爱岗敬业的精神。

护士在工作中应善于控制自己的不良情绪，保持良好的心境，微笑服务于每一位患者，给患者留下美好、深刻的印象，建立和谐护患关系，提升护理质量，避免护患纠纷。

> **考点：** 微笑的方法和作用

二、致意礼仪

致意是一种问候方式，为日常交往中常用的见面礼节。致意礼用在熟悉和不熟悉的人之间，表示对对方的尊重、友善和关心。

（一）常用致意礼的方式

1. 挥手致意　有挥手打招呼和告别之意。其方法是身体直立，目视对方，面带微笑，伸出右臂，屈肘，掌心向对方，五指并拢或自然分开，手指向上，轻轻左右摆动。一般不发出声音，也不宜摇晃自己的身体。打招呼时手的高度以不超过额头为宜；告别时可据对方距离的远近适当改变，距离较远时，手可过头，摆动的幅度可稍大一些（图3-3）。

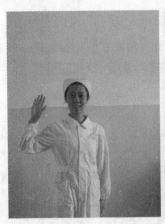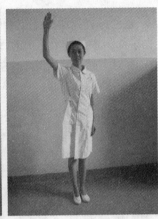

图3-3　挥手致意

2. 点头致意　点头礼又称颔首礼，是在公共场合用微微点头表示致意的一种方式，是中西方通用的礼节。

（1）适用场合：用于在公共场所遇到上级领导、长辈不宜主动握手时；与交往不深的人见面时；遇到陌生人不愿接近时；在会场、剧院、舞厅等距离较远的场所不宜用其他方式问候时；同一场合遇到多人无法一一问候时；随意场合无需行其他礼时。

（2）施礼方法：行礼者目光注视对方的面部，面带微笑，头部向下微微一低即可，幅度不要太大，不可摇晃头脑，也不能持续点头（图3-4）。

3. 微笑致意　会心一笑，向对方表示友好。

4. 欠身致意　身体的上部微微向前倾斜。

5. 脱帽致意　为西方国家常用的礼节，略微欠身，脱下帽子，将帽子放于与肩膀平行的高度，向对方行礼。若佩戴无檐帽，就不必脱帽，只需欠身

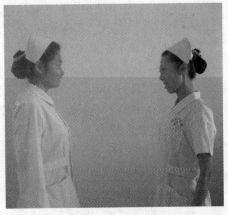

图3-4　点头礼

点头微笑即可。

（二）致意时应该注意的问题

1．应了解不同的致意方式适用于不同的场合。

2．致意要注意把握恰当的时间；脱帽致意时，一定要站在对方的正面向他人致意。

3．致意的基本礼则是男士先向女士致意；年轻者先向年长者致意；下级先向上级致意。

考点： 常用的致意礼方式及注意事项

三、拱手礼仪

拱手礼亦称抱拳礼，为我国的传统礼节。表示致谢、祝贺、歉意等。

（一）适用场合

拱手礼在中国传统节日和庆典中较常用，如婚礼、春节、庆功宴会中等。

（二）施礼方法

行礼者起身站立，上身为直立位，伸出两臂，一般情况下，男子右手握空拳，左手抱右手，女性则相反；在丧事礼节中，男女正好相反。两臂屈肘抬至胸前，目视对方，拱手齐眉，上下轻轻摇动几下（图3-5）。拱手致意时，往往与寒暄语同时进行，如"恭喜、恭喜"，"久仰、久仰"，"请多多关照"，"后会有期"等。

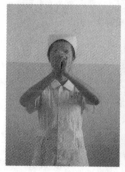 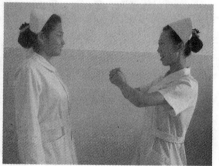

A．手上举齐眉 　　　　B．手下摆平胸

图3-5　拱手礼

四、称谓礼仪

称谓是指在人际交往中的称呼语，受道德和礼仪的双重约束。

（一）称谓的意义

1．缩短交际距离　恰当的称谓能取悦对方，打开心灵窗户，拉近彼此的心理距离，使交谈双方感情融洽、心灵互通，有利于深入交流。

2．彰显个人修养　正确得体的称谓是对他人的尊重，同时体现自身的修养水平。它是人际关系的枢纽，也显示一个社会的文明程度。

（二）称谓的原则

1．礼貌原则　恰当的称谓体现了对他人的尊重，是良好沟通的开始，也是个人礼貌礼节、修养风度的展示。称呼时常加敬称，如公主殿下、王市长等。

2．尊敬原则　在中国几千年的传统文化中，人们自古就有为大、为老、为高的心态。称谓比实际年龄、地位或辈分高一些，显示对对方的尊敬和礼貌；但对于女性来说，称谓比实际年龄小一些，会令对方开心。

3．适度原则　称谓要符合对方的年龄、身份和地位，做到恰如其分。

（三）称谓方式

常用的称谓分四类，即一般性称谓、职衔及职业称谓、他人及家人称谓和姓氏称谓（表3-1）。

表3-1　常用称谓

类别	称谓	用途	举例
一般性称谓	先生	成年男子	王先生
		地位较高的知识女性	宋庆龄先生
	夫人、太太、女士	对已婚女子的尊称	史密斯夫人（太太或女士）
	小姐、女士	对未婚女性的尊称，在不清楚对方婚姻状况时可泛称小姐或女士	丽娜小姐（女士）
	同志	我国过去对交往对象的通称，现在主要用于党内人士，带有较重政治色彩	小平同志
职衔及职业称谓	职衔＋阁下	部级以上的官员和女性高级官员	部长阁下
	军（警）衔＋先生	对军界、警界人士	警官先生、少校先生
	姓氏＋职业、职称	护士、律师等	王护士、张教授、李律师
	姓名＋神职，或神职＋先生	对宗教界人士或神职人员	大力神父、传教士先生
	陛下	君主制国家的君主	国王陛下
	殿下或头衔	国王、王后、王子、公主、亲王等	太子殿下、茜茜公主
	爵士、勋爵、阁下或先生	公、侯、伯、子、男等爵位	约翰勋爵
他人及家人称谓	您、尊、贵、令、兄、玉、金等	体现对他人的尊重	贵公司、玉体
	舍、犬、小	与别人谈话时对比自己辈分低的、年龄小的家人的称谓	犬子、小女、舍弟
	卑职、家等	与别人谈话时对比自己辈分高的、家里长者的人的称谓	家父、家兄
	奶奶、大妈、阿姨	对亲属或非亲属的称谓	奶奶、陈爷爷
姓氏称谓	老或小＋姓	对方和自己比较熟悉	老赵、小六
	姓＋老	对方是德高望重的老年男性	徐老、王老

（四）称谓禁忌

1．无称谓　没有称呼语，直接和对方交流，或以"哎"、"喂"等表不敬的词语开头。

2．不恰当的称谓　如"帅哥"、"美女"、"哥们"等。

3．不敬的称呼　如对年纪偏大的人称"老头子"、"老汉"等。

4．不恰当的简称　如张科长被称为"张科"、上海作家协会被称为"上协"等。

5．替代性称呼　在医院里，护士用床位编号替代患者的称呼，不仅影响护患关系，还可影响患者的心情和治疗效果。

6．绰号　公共场所禁用绰号，不用小名，如"胖子"、"大个子"、"鼻涕王"。

7．蔑称　禁用蔑称，如"小鬼子"、"乡巴佬"等。

8．昵称和小名　正式场所慎用昵称和小名。

> **考点**：称谓的原则、方式、禁忌

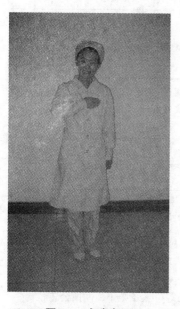

图 3-6　自我介绍

五、介绍礼仪

介绍是人际交往中与他人进行沟通、增进了解、建立友谊的一种最基本、最常规的方式。护士在迎接新入院患者时进行自我介绍和病友间相互介绍，可帮助患者尽快熟悉环境，消除陌生和恐惧感，便于护理工作的顺利开展。

（一）自我介绍

自我介绍是将自己介绍给他人，是自我认知的过程，也是人际交往中展现自我的一种技巧和艺术。

自我介绍要求：介绍前先向对方行礼问候，引起对方注意后再介绍自己。介绍时手（掌心向内）可以放在自己的左胸上，但不能用手指指自己。在进行自我介绍时，应仪表端庄、面带微笑、表情自然、举止优雅、亲切友善，语言描述准确真实，给他人大方、自信、真诚的印象（图 3-6）。自我介绍具体内容见表 3-2。

表 3-2　自我介绍内容一览表

分类	内容	举例
应酬式	敬语＋姓名	您好！我叫李洁。
工作式	敬语＋单位＋部门＋职务＋姓名	您好，我是武汉市中心医院外科护士方雅莉，有需要请一定告诉我。
交流式	敬语＋姓名＋单位＋部门＋职务＋特点	您好！我叫王丽平，是上海市静安区中心医院外科的护士。我是上海医科大学 99 届的毕业生。特长是唱歌、跳舞，听说我们是校友，请多关照。
礼仪式	敬语＋姓名＋单位＋籍贯＋学历＋爱好＋特长＋敬辞	您好！我叫李宁，与体操王子李宁同名，1956 年出生于哈尔滨，先后在北京师范大学完成英语本科和研究生阶段的学习。现在 XX 大学外国语学院任党总支书记。平时最爱旅游、打乒乓球、书法、绘画。有机会和各位相识是一种缘分，今天在这里和各位交流，如有不到之处，敬请各位批评指正。

（二）为他人介绍

为他人介绍，是将彼此不相识的甲、乙双方引见介绍的一种方式。

1．为他人介绍的姿势　介绍者一般应取直立位，伸出靠近被介绍者一侧的手臂，手掌向上，四指并拢，指尖朝向被介绍者，拇指微微张开，上臂略向外展并与身体呈锐角，目光跟随手势，面带微笑介绍他人。

被介绍者应报以微笑、致意、握手的举动予以回应。一般应站立，身体略向前倾，向对方点头微笑，用礼貌语言相互问候（图3-7）。

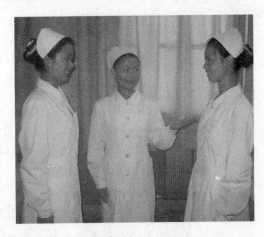

图3-7　为他人介绍

2．为他人介绍的顺序　遵守"尊者有优先了解情况的权利"的规则。在为他人介绍时，应先确定双方地位的尊卑，再进行介绍。一般情况下的顺序为：先介绍男士、后介绍女士；先介绍主人、后介绍客人；先介绍年轻者、后介绍年长者；先介绍职位低者、后介绍职位高者；先介绍家人、后介绍同事；先介绍晚到者、后介绍早到者。

考点： 介绍姿势、介绍顺序

六、名片礼仪

名片是涵盖个人身份信息的一张形象牌，经过精心设计，起着保持联系和介绍身份的双重作用。

（一）递交名片

递交名片应把握时机，应在交谈开始前、交谈融洽时或握手告别时递交名片。双手持名片，名片正面向上（图3-8），目光正视对方，头略低约15°，递上名片，并附"请多关照"、"请多指教"等寒暄语。递交名片时若有多人在场，应讲究先后次序：由近至远、先尊后卑；无尊卑顺序时，按顺时针方向。

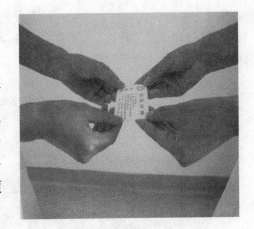

图3-8　递接名片

（二）接受名片

面含微笑，起身，双手或右手接过；表示感谢（如"认识您很高兴，以后多指教"）；看对方名片60秒（或阅读1～2遍），收藏到位；拿出自己的名片回敬对方，若没有则应加以说明，并表示歉意。

（三）索取名片

在社交中，如果想获得对方的名片，可用以下方法：

1．交换法　和对方不熟悉的情况下使用。如"李院长您好，非常高兴认识您，不知能否和您交换一下名片？"同时主动双手递上自己的名片。

2．谦虚法　向上级、长辈索要名片时，可先使用敬语，如"今后如何向您请教？可以留张名片吗？"

3．联系法　向平辈和晚辈索要名片时，可直接询问对方，如"以后怎么和你联系？方便留张名片吗？"

考点：递交、接受、索取名片的礼仪

七、握手礼仪

握手礼是当今各国最通用的最具表现力的礼节。

知识链接

握手礼的起源

握手礼起源于原始社会。当时人们用来防身和狩猎的主要武器就是棍棒和石块。由于环境险恶，即使在与人交往中手上也经常带有石块、木棒等武器，用来防身。如果交往双方都无恶意，为表示友好，说明自己未带武器，则放下手中的东西，伸开双手让对方抚摸掌心。后来，这种表达亲善友好的方式，就逐渐演变成今天的握手礼。

（一）握手的场合

握手用于被介绍相识时、故友重逢时、对别人表示祝贺时、给予对方安慰和问候时及一些必要公务应酬场合。

（二）握手的礼则

1．姿势　面向对方站立，头部微低，上身前倾，右手手掌与地面垂直，拇指与其他四指自然分开，四指并拢，掌心微凹，手掌和手指全面接触对方的手，稍稍用力一握，可上下轻晃 2～3 下（图3-9）。

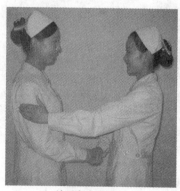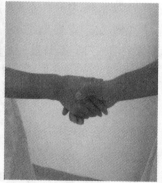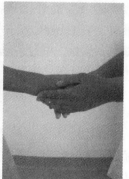

A．关系亲密者之间　　　B．单手相握　　　C．双手相握

图3-9　握手姿势

2．时间　握手的时间不宜过长也不宜太短，不宜超过 3 秒。时间过短显得应付差事不热情，时间过长特别是对异性是不礼貌的行为。

3．距离　握手时彼此之间的最佳距离为 1 米左右。

4．力度　用力适度。表示热情友好，可稍许用力。对亲朋故友力量可稍大些。与异性及初次见面者握手时，不宜过重。

5．神态　手到、眼到、语言到、表情到。即：目视对方，面含微笑，稍事寒暄，用力适度（图 3-10）。

知识链接

握手的方式

握手有单握式和双握式两种方式。

单握式有：①平等式：手心垂直于地面。常用于一般的交际场合。②抠心式：两手相握，双手掌相互缓缓滑离，手指在双方手心适当停留。常适用于关系亲密者之间。③捏指式：不是两手虎口相握，而只是握住对方的几个手指或手指尖部。有轻视之嫌，或比较封建的男士与女性握手。④控制式：掌心向下握住对方的手。表现为较强的控制欲，一般不可随意采用控制式握手。⑤亲密式：双方掌心相握。常常用于爱人之间。

双握式是指用右手握住对方右手后，再以左手握住对方手背、前臂、上臂或肩部。用于亲切者之间，也可出现在政治家之间的握手。

（三）握手的顺序

1．基本原则　遵循国际上通用的"尊者决定"的基本原则。

2．伸手顺序　行握手礼时，由谁先伸手很重要。

（1）上下级之间上级先伸手。

（2）长晚辈之间长辈先伸手。

（3）男女性之间女士先伸手。

（4）平级之间不分先后。

（5）先来后到者之间先到者先伸手。

（6）主人迎接客人时主人先伸手。

（7）已婚者与未婚者之间已婚者先伸手。

（四）握手禁忌

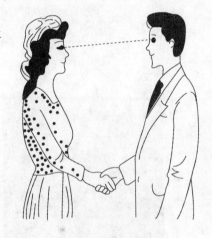

图 3-10　握手神态

握手禁忌包括：用力久握女士的手；双手与异性握手；左手或交叉握手（右手受伤时，可伸左手，但事先向对方说明情况，以免误会）；戴手套与人握手（地位高的女性或军人可以戴手套与人握手）；面无表情，口里吃东西或戴墨镜（除眼疾者）与人握手；用有污渍或水的手与人握手；医护人员在工作中与他人（含患者）握手；在厕所内握手。

考点：握手的方法、力度、时间、顺序、禁忌

八、鞠躬礼仪

鞠躬礼为东方国家所采用。它既适用于庄严或欢乐喜庆的仪式，又适用于一般社交场合。我国的鞠躬礼常用于演讲或领奖前后、婚礼、悼念活动、演出谢幕等场合。

（一）恭敬的鞠躬礼

施礼方法：脱帽，身体直立，两眼平视，双手自然下垂，行礼时身体上部向前倾

15°～90°。前倾幅度依行礼人对受礼人的尊敬程度而定——越尊敬，前倾幅度越大。鞠躬后恢复站立姿势。

（二）普通的鞠躬礼

施礼方法：自然站立或规范站立，双手分别置于大腿正面中上部或右手自然搭在左手之上，置于腹部或平脐，以腰为轴，头与上体呈一条直线，前倾15°～45°，随即恢复原态，只做一次。行礼时，应面带微笑，双眼应先注视对方，然后目光随身体下移自然下落，身体复原后，目光落在对方的脸上。受礼者应随即还礼（图3-11）。

（三）行鞠躬礼注意事项

1．行鞠躬礼时，不能只将头低下，而不弯腰。

2．鞠躬时，眼睛不能东张西望或只看地面，而始终不看受礼者。

3．行鞠躬礼时，两腿不宜分开。

4．不能出现驼背式鞠躬，鞠躬时不能看到驼起的后背。

考点：鞠躬礼的施礼方法和注意事项

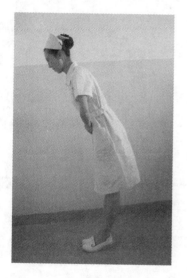

图3-11　普通鞠躬礼

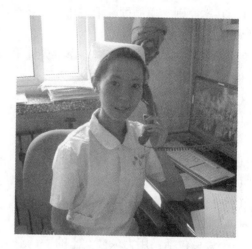

图3-12　打电话礼仪

九、电话礼仪

随着科技的进步，电话成为重要的通信工具。"只闻其声，不见其人"，往往通过声音来确定对方是一个什么样的人，故在家庭、办公室和社交活动中应注重电话语言形象。

（一）拨打电话的礼仪

1．语言形象　打电话应保持良好心境，声音中带有甜美微笑，声调适中，语气柔和，语言礼貌、文明，学会控制自己的不良情绪，给对方留下美好的印象（图3-12）。

2．拨打时间　按照国际惯例，选择最佳的拨打电话时间（表3-3）。

表 3-3　拨打电话的时间选择

日期	拨打电话的时间	注意事项
周一至周五	7：00 ~ 22：00	避开用餐及午休时间，若必须打电话，接通后也要表示歉意；处于不同地域时，应注意时差
周六、周日、节假日	9：00 ~ 22：00	尊重对方休息时间

注：拨打手机、发短信的时间和注意事项同拨打座机。

3．通话时长　遵守国际通话"三分钟原则"，公务事宜电话交谈的时间一般不超过 3 分钟。发话人应当自觉、有意识地控制通话时间，适可而止。

4．语言表达　语言表达应重点突出、言简意赅；当需要提出问题时，应简短而准确，不拖泥带水。

5．文明礼貌要求

（1）语言文明：使用"电话基本文明用语"（表 3-4）。拨通后说"您好"；问候后自报家门；结束说"再见"。注意应有始有终地礼貌待人。

表 3-4　拨打电话的口语艺术

模式	口语表达举例
敬称 + 姓名	您好，我是张玲。
敬称 + 单位名称	您好，这里是 × × 大学。
敬称 + 单位名称 + 姓名	您好，我是 × × 大学的张玲。
敬称 + 单位名称 + 职务 + 姓名	您好，我是 × × 大学学生办公室主任张玲。

（2）态度文明：通话过程中，无论遇到什么情况，都应保持平和的心态，善于应用抱歉和感谢的词语。

（3）举止文明：不要把电话夹在颈部，也不要边吃东西边打电话，受话人不先挂断电话。一般说来，长辈、领导先挂断电话，即使电话不是长辈、领导先打来的也应如此。

（二）接电话的礼仪

1．接听及时　遵循电话铃响"不过三原则"，因特殊情况铃响了很久才接电话，需向对方表示歉意。

2．应答得体　接电话时也应掌握一些口语技巧（表 3-5）。

表 3-5　接电话的口语艺术

口语表达内容	举例
自报家门	您好，方宏公司，我是王力。请问您有什么需要帮助的吗？
暂不能接电话	李护士现在无法接听您的电话，您能稍等片刻吗？
转接	我将为您转接到内一科。
回拨	能留下您的姓名和电话吗？我稍后再打给您。
需要留口信	我能为您留个口信吗？
再重复	请您再重复一次好吗？
感谢致电，结束通话	感谢致电，祝您愉快！
误打	对不起，您打错了。

3．主次分明　与工作无关的事应善于委婉拒绝，妥善处理。

4．态度认真　禁忌心不在焉，不出现接电话时与旁人聊天、吃东西、看报纸、上网等情况。

5．适当记录　对于重要的电话都要做详细的记录，包括来电时间、来电单位的名称及联系人、通话内容等。

（三）使用电话（含手机）注意事项

1．尊重隐私　不随意接听别人的电话，不能看他人的通话记录和短信留言，也不能随便打听别人的电话号码或将其号码转告他人。

2．遵守社会公德　在会议、剧院、图书馆等安静场所应关机或将手机调为震动模式。必须接听时应离开。公共场所使用电话时应小声侧身讲话，必要时用手遮捂。

3．礼貌待人　应及时接听电话，有未接来电或信息应及时回复。

> **考点**：接打电话礼则

十、迎送礼仪

在社会活动中，迎送礼仪是社交的需要，是来往与沟通成功的重要环节。护士在工作中因和不同层次的人交往，所以了解和掌握迎送礼仪尤为必要。

（一）迎接礼仪

对来访客人，应做好迎接工作，如接车、接机等。明确客人到达的时间，提前恭候客人的到来。迎接不认识的客人，应准备迎接牌，写明客人姓名，举牌迎候。客人到达时，要热情迎接；若坐车到达，等车辆停稳后，一手拉开车门，一手遮挡车门上框，以免客人头部碰撞到车门上框。提前为客人预订住宿，帮助客人办理好一切手续，并将客人领进房间，同时向客人介绍住处的服务、设施，将活动的计划、日程安排告知客人，并把准备好的地图、旅游图或有关活动的介绍材料送给客人，以使客人感觉到安全、放心。

（二）接待礼仪

对来访的客人，无论职务高低、是否熟悉，都应一视同仁，微笑相迎。请客人入座时，应请其入上座，主人在旁陪同。在接待客人时要做到谈吐文雅、举止大方、接待周到。

（三）送客礼仪

当客人打算告辞时，要等客人起身后，主人再起身热情相送，并送至门口或楼下。客人辞行时，应与客人握手道别，最后还要表示欢迎客人下次再来。若是在医院里送行患者，则应注意辞别用语，不要使用患者忌讳的语言，如"欢迎常来"等。

第二节　公共场所礼仪

案例

王先生乘车

某公司的王先生年轻肯干，点子又多，很快引起了总经理的注意，并拟提拔为营销部经理。在一次考察中，董事长驾驶自己的轿车带总经理和他一同前往。上车时，王先生很麻利地打开了前车门，坐在驾车的董事长旁边的位置上，董事长看了他一眼，但王先生并没有在意。回到公司，同事们知道王先生这次是同董事长、总经理一道出差，猜测着肯定提拔他，都纷纷向他祝贺。然而，提拔之事却一直没有被领导提及。

思考题：请指出王先生的失礼之处。

一、位次礼仪

在社交活动中，位次安排是否正确，是否符合礼仪规范，既反映自身的素养和见识，又反映了对交往对象的尊重和友善的程度。国际礼仪中的普遍性原则是"以右为尊"。

（一）行进中的位次礼仪

行进中并行时，尊卑位次应是内侧高于外侧，中央高于两侧，一般要让客人或尊者走在中央或者走在内侧；单行行进时，应是前方高于后方，如没有特殊情况，应该让客人或尊者在前面行进。在客人不认识路的情况下，工作人员应走在客人左前方约 1.5 米处引领，并一边用手势示意，一边用敬语关照。

（二）上下楼梯的位次礼仪

上下楼梯时，宜单行行进，以前方为上，把选择前进方向的权利让给客人；男女同行上下楼时女士则居后。

（三）出入房门的位次礼仪

通常应由位高者先进、先出。门需向里侧推开或室内灯光昏暗时，陪同人员应先进去为客人开门、开灯。在门需向外侧拉开的情况下，出门时陪同人员要先出去为客人拉门引领。

（四）出入电梯的位次礼仪

出入无人值守的电梯，一般宜请客人后进、先出，陪同者先进、后出，以控制电梯；出入有人值守的电梯则相反。

（五）会议主席台座位位次礼仪

其座位安排原则为：居中为上，以右为上，前排为上。职位最高者坐在前排中间，其他人员遵循尊卑位次右高左低的原则，以此类推于两侧就座。

（六）会客位次礼仪

会客时宾主对面而坐，面门为上，面对房间正门者为客位，背对房间正门者为主位；宾主并列而坐时，以右为上，客人应坐在主人的右边；难以排列时，可自由择座。

（七）悬挂旗帜位次礼仪

重要场合需要悬挂旗帜时，国旗与旗帜同时使用，则国旗必须居于尊贵位置（即居中、居右、居前、为高、为大）。中国国旗与其他国家国旗同时使用时，如活动以我方为主，则外国国旗为上；如活动以别国为主，则中国国旗为上。

（八）谈判位次礼仪

双方谈判时，应使用长桌或椭圆形桌子，宾主分坐于桌子两侧。谈判桌横放，面对正门的方向为上，属于客方；谈判桌竖放，应以进门的方向为准，右侧为上，属于客方。

（九）签字仪式位次礼仪

签字仪式的签字桌应横放，双方签字者面门而坐，宾右、主左。其他参加者列队站于签字者之后，尊卑顺序是中央高于两侧、右侧高于左侧、前排高于后排。

> **考点：**位次礼仪规则

二、宴会礼仪

宴会是指宾主欢聚一堂、饮酒吃饭等较为隆重的社交场合。常用于庆祝节日、生日、纪念日，或洗尘与饯行等活动，以表达对亲朋好友的祝贺、感谢、欢迎或欢送等情感，是人际交往的重要方式之一。

（一）应邀赴宴

1．了解情况（人员、规格），适当修饰。

2．遵守时间，如约而至（提前5分钟左右）。

3．向主人、客人问候、致意。

4．按位就座，一般以正对门的位次为上座，尊卑位次为右高左低，依次两边分开入座（图3-13），左进左出。

5．举止文雅，善于交流。

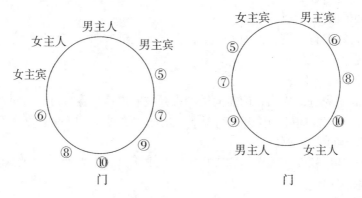

图 3-13　中餐座次礼仪

（二）文明进餐

1．宴会开始之初，当主人和主宾致祝酒词时，应目视发言者，以示认真聆听。

2．主人招呼，方可开始进餐，就近夹菜。

3．饮酒留有余地，不可强求或来者不拒。

4．食态文雅，吃、饮不出声，当众不剔牙，口中有食物不讲话。

5．让菜不布菜，敬酒不劝酒。

6．骨、刺、皮等物不可随意吐在餐桌上或地下，应放在自己面前的小碟中。

7．席间不化妆、不整仪、不中途退场，若确实需要离开，应向主人说明原因并致歉，离开时，不必惊动其他客人。

8．离席致谢，握手告辞。

> **考点：**赴宴及进餐礼仪规则

三、会议礼仪

会议，是指将特定范围的人在特定时间、场合组织起来，有目的性地进行讨论、研究、解决问题的一种形式，是一种有效的沟通方式。

（一）会前准备

会前准备应做到以下几点：①成立会务小组；②确定会议主题；③拟定会议时间；④确定参会人员；⑤拟发会议通知；⑥准备会议材料；⑦布置会场；⑧安排会议座次；⑨准备辅助设施；⑩会议接待。

（二）会中礼仪

会议中应做好如下工作：①会议服务；②编写简报；③合影纪念；④强调会风。

（三）主持人礼仪

主持人应思维敏捷、口齿清晰、相貌端庄、精神饱满、着装规范、发型简单。主持人应及时维护会场秩序，适当调节会场气氛。

（四）发言者礼仪

会议发言是会议的主要内容，它直接关系到会议的效果。所以发言者应遵循一定的礼仪规范：①准备好发言稿；②合理安排时间；③掌握口语技巧；④注意表情和眼神。

四、乘车礼仪

（一）座次礼仪

由主人亲自驾驶的双排座轿车，副驾驶座为上座，第二排位次由尊到卑为后排右座、左座，中间为末座。三排座轿车，前排有两个座位时，副驾驶座为上座，第二排有两个座位时，位次由尊到卑为第三排右座、第三排左座、第三排中座、第二排右座、第二排左座。三排座轿车前排有三个座位时，第一排右侧为上座，中间次之；当后两排均为三个座位时，座次由尊到卑为第二排右座、第二排中间、第二排左座、第三排右座、第三排中间、第三排左座（图3-14）。

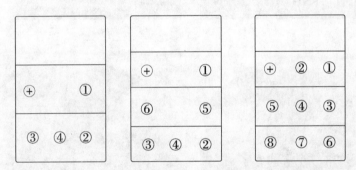

图 3-14 由主人亲自驾驶的双排座轿车与三排座轿车的座位次序

乘出租车时，上座为第二排右座，前排副驾驶座为最次位，通常由次位置人员来付费（图3-15）。

对于私家车，主人在主驾驶位置，副驾驶座为上座，第二排从右向左尊卑位次依次递减（图3-16）。

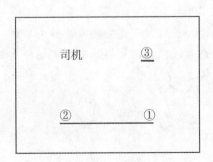

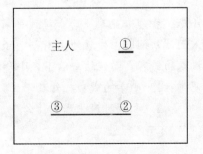

图 3-15 乘出租车时的座位次序　　　　**图 3-16 乘私家车时的座位次序**

（二）入座礼仪

送上司、客人坐轿车外出，应首先为上司或客人打开右侧后门，并以手挡住车门上框，同时提醒上司或客人小心，待其坐好后再关门。如果和上司同坐一辆车，座位由上司决定，待其坐定后，自己再任意选个空位坐下，但注意不要坐后排右座。抵达目的地后，应首先下车，然后绕过车身为上司或客人打开车门，并以手挡住车门上框，协助上司或客人下车。

（三）入座及离座姿势

上车入座时仪态要优雅，姿势应为"背入式"，即将身体背向车厢入座，坐定后即将双脚同时移进车内（如穿长裙，应在关上车门前将裙下摆抚平）（图3-17）。下车离座时应将身体尽量移近车门，一脚先着地，然后再将整个身体移离车外，再踏出另一只脚（如穿短裙则应将两只脚同时踏出车外，再将身体移出，双脚不可一先一后）。

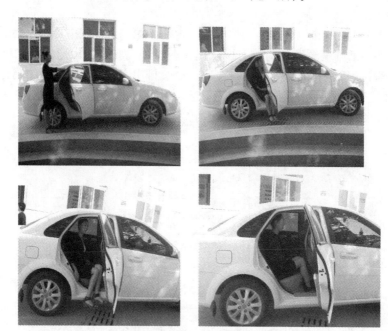

图3-17　轿车入座姿势

第三节　求职礼仪

案例

细节决定成败

小李，护理专业毕业后，接到一家医院的面试通知。她做了充分的准备前去参加。在她进入面试房间时，发现地上有一个纸团，便捡起来放进门后的垃圾篓内，现场评委都露出了满意的笑容。面试结束后不久小李就收到了录取通知。

思考：1. 小李的成功之处在哪里？

　　　2. 面试时应注意些什么？

在日益激烈的就业竞争中，毕业生要想获得一份工作，必须参加应聘考试，才能被用人单位择优录取。应聘考试分为笔试和面试两部分。

一、书面求职方法

（一）笔试

笔试是用人单位对应聘者所掌握的基本知识、专业技能、文化素质和心理健康等综合素质以书面形式考核的方法。

（二）自荐信

自荐信即求职信，是自荐者向用人单位以书面的形式请求录用的一种自我推荐信。

（三）个人简历

应简明扼要地将自己的一般资料、求职意向、教育背景、所学专业、资格证书、社会实践、语言能力、特长等方面的信息以书面形式做详细的描述。

二、面试礼仪

（一）面试前的准备

1．做好心理准备。

2．保持充沛精力。

3．牢固掌握专业基础知识。

4．适当了解招聘单位的情况。

5．面试时的着装与仪容的准备：

（1）面容适当修饰，化妆清新自然，端庄得体，切忌浓妆艳抹。

（2）服饰礼仪遵循"朴素典雅"的原则。服装要合体，讲究搭配，正统而不呆板，活泼而不轻浮。男士应着西装、衬衫、黑色皮鞋；女士应着朴素得体的裙装、套装或职业装。

（二）面试中的礼仪

1．语言、仪表礼仪　面试中，应注重庄重、自信、文明、高雅的仪表仪态形象的树立；同时注意语言形象，如言谈应把握礼貌、准确、简洁、中心明确、自谦、文雅的原则，能体现自身的文化修养、精神面貌、情操和性格特征，建立良好的第一印象（图3-18）。

2．遵守面试礼仪　面试时应注意：①面试时应遵守时间；②对工作人员礼貌相待；③进入面试室前先敲门；④主动向面试人员问好；⑤必要时要行握手礼；⑥对方说"请坐"时再入座；⑦自我介绍时应表现出自信、真实、自谦，缺点点到即可。

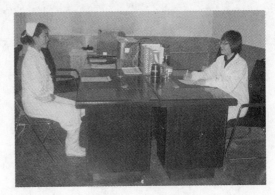

图3-18　面试现场

（三）告别的礼仪

告别时应把握：①适时结束；②保持风度；③礼貌告别。

（四）面试后的礼仪

面试结束后1～2天，发一封致谢函。致谢函应简洁明了，篇幅不超过1页，内容应体现求职者对面试人员的谢意，以示对对方的尊重；重申自己对该工作的渴望和能够胜任该工作的能力；并表示为该单位的发展会尽其所能。

考点： 面试中应遵守的礼仪

小结	日常交往礼仪是人们在日常生活、工作和交往中所应遵循的行为规范。通过各种日常交往礼仪，建立良好的人际关系；常用的有微笑礼仪、致意礼仪、拱手礼仪、称谓礼仪、介绍礼仪、名片礼仪、握手礼仪、鞠躬礼仪、电话礼仪、迎送礼仪，各自均有其正确的行礼方法。会议、乘车、赴宴等场合对选择座次也有一定的要求。在求职面试中应注意面试前的准备、面试中的礼仪要求和技巧及面试后的礼仪。 　　护士应掌握各种日常交往礼仪规范，学礼、知礼、用礼，不断提升人文素养和交际能力，为建立良好的人际关系及获得事业成功创造有利的条件。

（祁　玲）

第四章 涉外礼仪

学习目标	1. 说出涉外礼仪的概念。
	2. 阐述涉外礼仪的功能。
	3. 阐述涉外礼仪的基本原则。
	4. 能正确运用涉外礼仪的基本规范与外籍人士进行沟通与交流。

第一节 涉外礼仪概述

在全球信息化的时代背景下，国与国之间的交流合作日趋密切。随着我国改革开放的不断深入，与外籍人士接触的机会更加频繁，在彼此的交往中，形成了相应的礼仪体系。为适应我国护理走向国际化，现代护士应当掌握涉外护理有关知识，了解外籍人士的习俗、习惯，实施人性化护理，塑造完美护理形象。

一、涉外礼仪的概念

涉外礼仪是指在长期的国际往来中，逐步形成的外事礼仪规范，也就是人们参与国际交往所要遵守的惯例，是约定俗成的做法。它强调交往中的规范性、对象性和技巧性。

二、涉外礼仪的本质

涉外礼仪的本质是在交往中，如何维护国家的主权，体现国家尊严，而不是注重以什么样的形式进行交往。因此，凡是表达尊重、以示友好的行为和规范，都符合涉外礼仪的本质要求。

三、涉外礼仪的功能

1. 可促进世界各国人民在思想、文化诸领域的交流与合作。
2. 可成为展示一个国家和民族精神文明的窗口。
3. 可加强各国人民的友谊，促进团结。

第二节 涉外礼仪的基本原则和规范

案例

"谦虚"

一位来华办事的美国商人生病住院治疗，期间得到了护士小张细心的照顾。1个星期后，患者出院时，非常感谢小张的精心护理，称赞道："你是最棒的护士，工作很出色！"

小张连忙谦虚地回答："哪里哪里，做得不好，照顾得不周到。"患者非常奇怪：她还有哪些做得不好的吗？

  思考题：1. 小张如此回答恰当吗？

      2. 结合中西方文化的差异，请你描述涉外护理语言应注意哪些方面。

一、涉外礼仪的基本原则

涉外礼仪的基本原则是指人们在接触本国以外的人时，应该了解并遵守的有关国际交往惯例中的基本原则。由于各国礼仪文化存在差异，所以护士在交往中应把握以下基本原则：

（一）维护形象

在国际交往中，人们应十分重视维护个人形象，包括六个要素，即仪容、表情、举止、服饰、谈吐、待人接物。个人形象真实地体现着他的个人修养和品位、精神风貌、生活态度、对对方重视的程度、所在单位的整体形象，还代表着其所属国家、民族的形象。

（二）不卑不亢

在外籍人士面前，既不应该表现得畏惧自卑、低三下四，也不应该表现得狂妄自大、放肆嚣张。这关系到国格、人格的大问题。

（三）以右为尊

在正式的国际交往中，将多人进行排列时，最基本的规则是右高左低，即以右为上，以左为下；以右为尊，以左为卑。

（四）求同存异

求同，就是要遵守礼仪的国际惯例，即遵守礼仪的"共性"；存异，即对他国的礼俗不可一律否定，不可忽视礼仪的"个性"，在必要的时候，要了解和尊重交往对象所在国的礼仪与习俗。

（五）入乡随俗

在涉外交往中，对外国友人要表达尊敬、友好之意。首先就要尊重对方特有的习俗，这是因为世界上的各个国家、地区、民族，在其历史发展的进程中，形成了各自的宗教、语言、文化、风俗和习惯，相互之间存在着不同程度的差异。这种"十里不同风，百里不同俗"的局面，是不可以人的主观意志为转移的，也不能强求统一。

（六）尊重隐私

在国际交往中，以下被视为个人隐私，不宜询问：收入支出、年龄、恋爱婚姻、身体状况、家庭住址、个人经历、信仰政见、所忙何事。

（七）信守约定

在现代社会中，诚信就是效率，诚信就是形象，诚信就是生命。对于一个人、一个组织、一个民族乃至一个国家，都是如此。护士在涉外交往中，须做到以下三点：

1. 许诺必须谨慎 不管是答应交往对象所提出的要求，还是自己主动向对方提出建议，或者是向对方许愿，都一定要深思熟虑，量力而行，一切从自己的实际能力以及客观可能性出发，切勿草率行事。

2. 承诺必须兑现 要真正地做到"言必信，行必果"，让外籍人士确信"中国人说话历来都是算数的"。

3．失约必须致歉　万一由于难以抗拒的因素，致使自己单方面失约，或是有约难行，需要尽早向有关人员进行通报、解释、致歉，千万不可避而不谈，甚至拒绝向交往对象道歉。

（八）热情有度

在同外籍人士打交道时，要把握好待人热情友好的具体分寸，即热情有"度"。要切记一切都以不影响对方、不妨碍对方、不令对方感到不快、不干涉对方的私生活为限。因此，必须把握以下四个方面的度，即关心有度、批评有度、距离有度、举止有度。

（九）女士优先

"女士优先"是国际社会公认的一条重要的礼仪原则。在一切社交场合，每一名成年男子，都有义务自觉主动地尊重女性、照顾女性、关心女性、保护女性，并且还要想方设法为女性排忧解难，否则都是失礼行为。

（十）不必过谦

西方人喜欢直率坦诚，过度谦虚、客套，会使人产生自己能力低下、缺乏自信或虚伪做作的印象。

考点： 涉外礼仪的基本原则

二、涉外礼仪的基本规范

（一）见面礼仪

见面礼仪中除了常见的握手礼、致意礼、鞠躬礼、拱手礼以外，还有拥抱礼、合十礼、亲吻礼等。

1．拥抱礼　在欧美国家常用，是表示庆祝、欢迎和感谢的一种礼仪。其方法是：双方相对而立，各自右臂向上，左臂向下；右手扶在对方左后肩，左手扶在对方右后腰，首先各向对方左侧拥抱，然后各向对方右侧拥抱，最后再一次各向对方左侧拥抱，共拥抱3次（图4-1）。

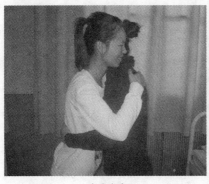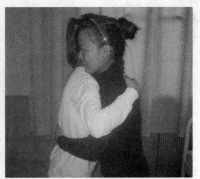

A．向左相拥　　　　　　　　　　B．向右相拥

图4-1　拥抱礼

2．合十礼　又称合掌礼，流行于信奉佛教的国家，如印度、尼泊尔等。行礼时，两掌合拢于胸前，十指并拢向上，略向外倾斜，头略低，表情自然或面带微笑（图4-2）。

3．亲吻礼　包括吻手礼和接吻礼。接吻一般分为三个部位：一是面颊；二是额头；三

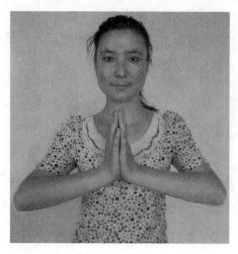

图4-2　合十礼

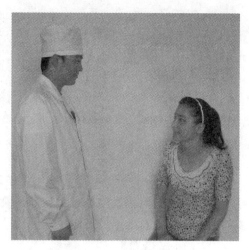

图4-3　医护人员迎接患者

是嘴唇。长辈对晚辈一般是吻面颊，或者是额头；平辈、异性之间，宜轻贴面颊；仅情人或夫妻才以嘴唇相吻。

行亲吻礼时，要做到动作轻快，不宜过重、过长，或出声；年轻者、地位低者，不要急于抢先施亲吻礼。

考点： 拥抱礼、合十礼的方法

（二）迎送礼仪

迎接外籍人士时应尊重对方，平等对待，依据具体情况确定接待规格。护士在迎接外籍人士入院时，不仅要掌握好国际交往的一般性礼仪规范，还要尊重来访外宾所在国家、民族特有的风俗、习惯，使外籍人士到我国后有"宾至如归"之感，让他们充分感受到中国人民的友好热情，体会到中国是"礼仪之邦"（图4-3）。

送别时依据迎送规格确定规模、方式；送别外籍患者时医护人员可同时送别患者出院，以示友好和礼貌（图4-4）。

（三）举止礼仪

在涉外交往中，举手投足的细节动作不仅代表个人形象，更体现民族素质和修养，是文化信息传递的重要形式。护士在涉外活动中，应态度亲切、稳重大方；举止得体、优雅；自觉约束自我行为。在与外籍患者交谈时，应语音柔和，音量、语速适中；语言清晰；面带微笑；表情、手势不夸张；不出现禁忌手势（图4-5）。

（四）馈赠礼仪

1. 亚洲国家馈赠的讲究　亚洲国家馈赠的讲究相对西方国家要多些：①形式重于内容；②崇尚礼尚往来；③讲究馈赠对象，如阿拉伯人最忌讳别人给自己的妻子赠送礼品，他会认为这是对其隐私的侵犯和对其人格的侮辱；④忌讳多，不同国家对礼品数字、颜色、图案等有不同的忌讳，如日本、朝鲜等国民对"4"字有忌讳，把"4"视为预示厄运的数字；朝鲜人对3、5、7、9等奇数颇为青睐；日本人不喜欢"9"；阿拉伯人忌讳动物图案，特别忌讳有猪等动物图案的物品；而日本人则忌讳狐狸和獾等图案。

2. 西方国家馈赠的特点　西方国家与东方国家不同，在礼品的选择、喜好等方面没有太多讲究，其礼品多姿多彩。其特点是：①实用的内容加漂亮的形式；②赠受双方喜欢共享

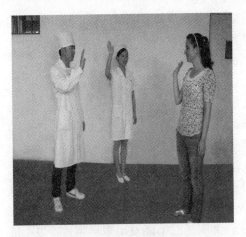

图 4-4 医护人员送别患者

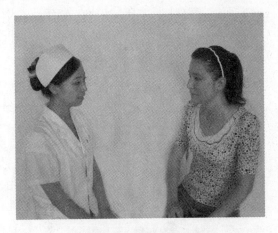

图 4-5 与外籍人士交谈

礼品带来的愉悦；③讲究赠礼的时机；④赠礼的忌讳较少。

（五）西餐礼仪

有位哲人说："感受餐桌上的就餐气氛，就可以判断这个国家国民的整体个性。"护士在与外籍人士共同进餐时，应当维护自我形象、职业形象和民族形象，应当遵循下列就餐礼仪。

1. 餐桌座次礼仪 西餐座次为长桌摆放，男女主人分开而坐。

2. "刀叉语言" 进食西餐时，基本原则是右手持刀或汤匙，左手拿叉。将叉头与刀刃相对，成"八"字形平架在盘子两边，意味着在用餐过程中暂时休息，还要继续用餐（图 4-6）；若叉齿向下、刀叉合拢平行放在盘中，则表示停止进餐，可以把餐盘拿走（图 4-7）。

护士应依据外籍患者的习惯提供正确的布餐方式，为外籍患者摆台时应尊重对方的习惯，把刀放

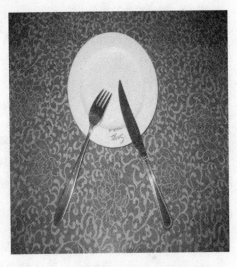

图 4-6 继续进餐

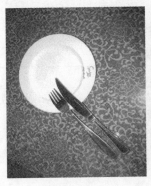

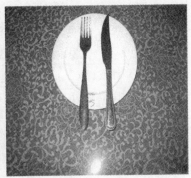

图 4-7 停止进餐

在右面，刀刃对着盘子，叉放在左面，叉齿向上；主餐盘放于刀和叉之间；餐巾放于摆台的中央或左侧；如有汤菜，汤匙应放在刀的外侧（图4-8）。

> **考点：**西餐的"刀叉语言"

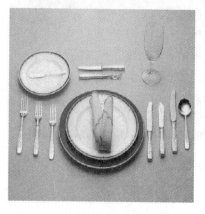

图4-8　西餐餐具的摆台方法

3. **上菜的次序**　正式的全套西餐上菜顺序是：①前菜和汤；②鱼；③副菜；④肉类；⑤乳酪；⑥甜点和水果；⑦饮料、咖啡和茶，还有餐前酒和餐酒。

4. **西餐的吃法**　西餐的正确吃法是：①面包应在上汤后食用，可用手撕下一块，用刀涂上奶油或果酱。把整个面包托在手上或用叉子叉面包吃，或把面包泡在汤里吃都不符合西餐吃法。②喝汤时不能发出啜食声音，也不能端起汤盘喝，喝汤必须借助汤匙。③吃鱼、牛肉、鸡肉时，应用刀切开，以叉取食，用手去撕扯是很失礼的，只有在得到主人示意后才可采用这个方法。鱼刺、鸡骨应该用餐巾捂嘴轻轻吐在叉上放入盘内，用手去剔鱼刺、鸡骨，或吐于桌上是失礼的表现。④吃其他食物及水果也要用刀叉，不宜用手去拿，更不要用手去为别人拿取食物。

知识链接

饮咖啡的礼仪

盛放咖啡的盘应当放在饮用者的正面或者右侧，杯耳应指向右侧。坐着饮咖啡时，盘子放在桌上，右手拿着咖啡杯的杯耳饮用；站着饮咖啡时，左手轻轻托着咖啡盘，右手拿着咖啡杯的杯耳饮用。不宜满把握杯、大口吞咽，不要发出声响。添加咖啡时，不宜拿起咖啡盘中的杯子。

5. **正确使用餐巾**　点完菜后，在前菜送来之前的这段时间把餐巾打开，往内折三分之一，使三分之二平铺在腿上，盖住膝盖以上的双腿部分。最好不要把餐巾塞入领口。

（六）交往禁忌

在国际交往中应尊重各国家、民族的民俗、民风，避开各民族的各种禁忌，使国际间交往顺利，促进民族团结。

1. **花卉禁忌**（表4-1）

表4-1　花卉禁忌举例

花卉名称	国别	忌讳或意义
山茶花	日本	在探望患者时，忌用山茶花、仙客来、淡黄色花及白色花
荷花	印度	忌以荷花作馈赠品，因为印度人多以荷花为祭祀之花
菊花	日本	日本人忌用菊花作室内装饰，认为菊花是不吉祥的
郁金香	德国	德国人认为它是无情之花
黄玫瑰	英国	黄玫瑰象征亲友分离
黄色花	法国	黄色花象征着不忠诚
紫色花	巴西	巴西人惯以紫色花作为葬礼之花

2．西方人日常禁忌

（1）床位禁忌：严忌将床对着门摆放。

（2）扶老禁忌：欧美的老人，多忌讳由别人来搀扶。他们认为这有损于体面，是受轻视的表现。

（3）数字禁忌：忌讳"13"，甚至星期五和每月的13日也被忌讳，认为这些数字包含着凶险。西方人却对"3"和"7"很喜欢，认为这两个数字包含着吉利。

（4）询问禁忌：忌讳询问别人的年龄、工资、家室以及其他私事。在老人面前，忌说"老"字。

（5）碎镜禁忌：严忌打碎镜子，认为碎镜能使人走背运。若犯此忌，则可趁月圆之时，暗自将衣袋内的硬币翻过来，以示解救。

（6）颜色禁忌：欧洲人多忌黑色，认为黑色是葬礼之色。

（7）衣物禁忌：西方人对自己的衣物及行装，有随意乱放的习惯，但忌讳别人乱动。

（8）礼节禁忌：一切礼节均应先女后男，切忌相反。

（9）折柳禁忌：切忌折断飘来的柳条，认为此忌可以防止失恋之苦。

（10）婚期禁忌：除英国人外，多数西方人严忌星期六结婚，认为此日不吉祥。

（11）拉手禁忌：在许多拉美国家的街道上，男女之间可以相挽拉手而行，但在同性者之间忌讳携肩挽手。他们认为，公然搭肩携手的同性者，必是令人鄙视的同性恋者。

（12）摸头禁忌：佛教国家把摸头看作是对人身权利的侵犯。

护士应掌握一定的交往禁忌，尊重外国人的习俗，减少摩擦，增进友谊，更好地为外籍患者服务，维护个人、单位、国家的形象。

> **考点：** 各国礼仪禁忌

小结	涉外礼仪是指在长期的国际往来中，逐步形成的外事礼仪规范，也就是人们参与国际交往所要遵守的惯例，是约定俗成的做法。其功能有：可促进世界各国人民在思想、文化诸领域的交流与合作；可成为展示一个国家和民族精神文明的窗口；可加强各国人民的友谊，促进团结。 涉外礼仪有维护形象、不卑不亢、以右为尊、求同存异、入乡随俗、尊重隐私、信守约定、热情有度、女士优先、不必过谦10个方面的基本原则。在见面、迎送、举止、馈赠及西餐等方面都有相应的礼仪规范，且各国有相应的花卉及日常禁忌。

（祁　玲）

第五章 护士的仪表礼仪

学习目标

1. 熟记仪表、仪容的概念。
2. 说出护士仪表礼仪、仪容修饰的基本原则。
3. 举例说明护士发型、面部、肢体修饰礼仪。
4. 归纳护士的化妆礼仪。
5. 归纳着装原则，说出服装款式、色彩与脸型、体型的搭配技巧。
6. 正确穿着护士服。
7. 规范练习并正确应用护士基本体态礼仪和护理工作中的举止礼仪。

第一节 仪表礼仪概述

案例

不拘小节的刘护士

小刘是骨外科上岗不久的年轻护士，容貌俊美、身材高挑、活泼外向、不拘小节。在护士长外出开会的几天里，她经常穿大红风衣，穿走起路来"咯咯"作响的高跟鞋进出病区，在病区的走廊里与人谈笑风生，其"爽朗"的笑声不时会引起人们的注意；工作中与患者交谈时也经常有很多夸张的手势，情绪高涨时还在患者的肩上拍拍打打，曾引起患者的反感和误会。

思考：1. 小刘违反了护士仪表礼仪中的哪些原则？
2. 小刘日后应该怎样做？

一、仪表的概念和构成

（一）仪表的概念

仪表者，外观也。仪表，即人的外表，是"仪"和"表"的合称。"仪"指仪容、仪态；"表"指外表和表情。仪表包括个人的外部轮廓、容貌、发型、表情、姿态、举止、服饰等。仪表是人从视觉接受到的信息，从美学角度来讲仪表是形式美的表达。

《礼记·冠义》中说："礼仪之始，在于正容体，齐颜色，顺辞令。"意思是，礼是从人的仪表开始的。仪表虽指人的外在表现，但却反映个体的精神面貌、文化修养、内在气质、性格内涵。仪表也是个人基础礼仪和个人形象的重要组成部分。在社会交往中，仪表礼仪是一门艺术，同时它又是文明的表现。

镜箴自鉴

　　天津南开中学的入门处，立着一面醒目的大镜，镜子上方篆刻着南开中学创始人张伯苓先生订立的"容止格言"："面必净，发必理。衣必整，钮必结。头容正，肩容平。胸容宽，背容直。气质勿傲勿暴勿怠，颜色宜和宜静宜庄"。短短几十个字，却令人回味无穷。

　　考点：仪表的概念

　　（二）仪表的构成

　　1．静态仪表　静态仪表是指人的天然特点，亦指自然长相，是仪表中比较稳定的部分，包括五官、脸型、身材等特征。

　　2．动态仪表　动态仪表即动态变化部分，包括发型、服饰、妆容等外饰形象及姿态、举止和表情等。动态仪表能不同程度地反映出一个人的内在品质及精神内涵。

二、仪表礼仪的作用

　　1．有利于塑造个人良好形象　一个人的仪表不但表现出他的文明修养程度，也能反映出他的审美能力。得体的服饰、优雅的举止，能赢得他人的信赖，给他人留下良好的印象。相反，穿着不当、举止不雅，常常会损害个人的形象。

　　2．有利于获得尊重、建立自信　每个人都有尊重自我及获得他人的关注与尊重的需要。只有注重仪表礼仪修养，从个人形象上反映出良好的修养与蓬勃向上的生命力，才有可能受到他人的称赞和尊重；同时会获得良好的自我评价，增强自信。

　　3．有利于建立和发展良好的人际关系　"人不可貌相"这句话虽有道理，但是人的外表在人际交往中所起到的作用，是不容忽视的。在人际交往中，一个人的仪表会被对方直接感受，并由此反映出一个人的个性、修养及工作作风、生活态度等最直接的个人信息，将决定对方心理的接受程度，继而影响进一步的沟通与交往。因此，从某种意义上讲，仪表是成功的人际交往的"通行证"。

　　4．有利于塑造护士良好职业形象　南丁格尔说："护士是没有翅膀的天使，是真善美的化身。"护士美好的仪表体现了自然、和谐、亲切、和悦、乐观、生机，它可以将青春的活力传递给患者，使患者获得良好的视觉及精神享受，唤起患者对美好生活的向往，增强战胜疾病的信心和勇气。

三、护士仪表礼仪的基本原则

　　仪表礼仪在礼仪体系中占据了重要的地位，是形成良好礼仪形象的基本要素。护士的仪表在护理职业中起着举足轻重的作用，它不仅塑造了护士的个人形象，还塑造了医院团体乃至医疗服务系统的形象。护士在仪表礼仪当中应遵循以下基本原则：

　　（一）护士的仪表应庄重大方

　　医院是向患者及处于特定生理状态的健康人群提供医疗护理服务的特殊场所。患者处于各种病痛之中，需要心灵美、语言美、行为美、仪态美、技术精湛的护士提供优质的护理服务。护士面带微笑、举止端庄，不但体现出护士优美大方、沉稳严谨的气质，更凸显护士职业的圣洁，所以护士仪表一定要以庄重为首要前提。如护士在着装上不符合要求，浓妆艳抹，言语、举止随便、轻浮，不仅会给患者造成不良影响，还会使患者失去对护士的信任，影响良好护患关系的建立，从而影响治疗和护理效果。

（二）护士的服饰应规范整洁

护士在上岗前应该搞好个人卫生，按要求、规范着工作服、戴护士帽、穿护士鞋（具体要求详见本章第三节）。护士进出病区的便装应与工作环境相关，以秀雅大方、清淡含蓄的颜色为主色调，体现美丽端庄、亲切自然之感。不穿走路发出响声的硬底鞋、拖鞋进出病区。男性护士不穿背心、短裤，夏天忌光脚穿鞋。

（三）护士的举止应规范优雅

护士不但应规范着装，表情、举止方面更要落落大方。立、坐、行、蹲及操作中的动作要规范、流畅、优雅，符合美学要求和节力的原则；在护理活动中要举止稳重、动作敏捷；快而不乱、忙而不慌；谈笑要有节制，交谈时用词要委婉、得体，注意倾听。

考点： 护士仪表礼仪的基本原则

（赵　颖）

第二节　护士仪容礼仪

案例

护士的仪容修饰

小李是一位临床护士，上班时穿护士服、戴燕式帽，非常讲究，还常常化浓妆，涂抹较浓的香水。小李自认为这样可以显得精神焕发，赢得患者的好感和信任。但是护士长经常对她说："小李，你的护士仪容有不及格的地方呀。"

思考：1. 小李护士仪容礼仪中存在哪些问题？如何改进？

　　　2. 结合所学知识，怎样为自己设计护士职业形象和生活中的形象？

一、仪容的概念

仪容，通常指人的外貌或容貌，主要包括头部和面部。它由发型、面容以及人体所有未被服饰掩盖的肌肤（如手部、颈部）等内容所构成。仪容传递出最直接、最生动的第一信息，反映出个人的精神面貌。在交往过程中，仪容会引起沟通对象的特别关注，并影响到整体评价。因此，仪容是仪表问题中的重要内容。

考点： 仪容的概念

二、仪容美的含义

1.仪容自然美　是指仪容的先天条件较好，天生丽质。尽管以相貌取人不可取，但先天姣美的容貌，无疑会令人感觉愉快，赏心悦目。

2.仪容修饰美　是指依照仪容规范与个人条件，对其进行必要的修饰，扬长避短，塑造出美好的个人形象，增强个人交往的自信，在沟通中也显示出对他人的尊重。

3. 仪容内在美　是指通过努力学习，不断提高个人的文化、艺术素养和思想、道德水准，培养出自己高雅的气质，塑造美好的心灵，使自己秀外慧中，表里如一。

在这三者之间，仪容的自然美是人们的普遍心愿；仪容的修饰美是仪容礼仪关注的重点；而仪容的内在美则是人们追求的最高境界。仪容美应是三个方面的高度统一。

三、仪容修饰的基本原则

（一）整洁的原则

这是仪容修饰的前提。仪容的整洁是一个人仪容美最基本的条件。试想，一个人尽管五官俊美，但蓬头垢面，在外观上仍会使人不堪入目，感觉不良。

（二）美观的原则

漂亮、美丽、端庄的仪容是形成良好形象的基本要素。要使仪容达到美观的效果，首先应了解自己的特点，对孰优孰劣要心中有数；其次要进行淡妆修饰，做到扬长避短，变拙陋为俏丽。

（三）自然的原则

美化仪容要依赖正确的技巧、合适的化妆技巧；要一丝不苟，井井有条；要讲究过渡，体现层次；要点面到位，浓淡适宜，各部位的修饰要与整体协调一致，通过修饰达到"含而不露"自然美。

（四）协调的原则

仪容修饰的协调原则包括：①妆容要浓淡协调；②与五官轮廓协调；③要与发型、服饰协调，力求取得完美的整体效果；④与身份、角色协调，作为职业人员，应注意仪容修饰要体现端庄、稳重的气质；⑤与年龄协调；⑥与场合协调，不同的场合应进行不同的修饰。

知识链接

仪容修饰的作用

1960年9月，尼克松和肯尼迪在全美的电视观众面前，举行他们竞选总统的第一次辩论。当时，这两个人的名望和才能大体相当，可谓棋逢对手。但大多数评论员预料，尼克松以经验丰富的"电视演员"著称，可以击败比他缺乏电视演讲经验的肯尼迪。但事实并非如此。为什么呢？肯尼迪事先进行了练习和彩排，还专门跑到海滩晒太阳，养精蓄锐。结果，他在荧幕上的表现是：精神焕发、满面红光、挥洒自如。而尼克松没听从电视导演的规劝，加之一段时间以来十分劳累，更失策的是面部化妆用了深色的妆粉，因而在屏幕上显得精神疲惫、表情痛苦、声嘶力竭。正如一位历史学家所形容："他让全世界看来，好像是一个不爱刮胡子和出汗过多的人带着忧郁感等待着电视广告告诉他怎么不要失礼。"正是仪容仪表上的差异与对比，帮助肯尼迪取胜，使竞选的结果出人意料。由此可见仪容修饰的作用是很大的，不可忽视。

考点：仪容修饰的基本原则

四、护士的仪容修饰礼仪

医护人员礼仪素质的高低，反映了医院的整体水平。仪容修饰是护士应具备的一项基本素质，是护士塑造职业形象的基础。护士良好的仪容既是自我尊重的体现，也能体现出对他人、对社会的尊重。护士整洁简约、文雅端庄、规范得体的仪容会给患者留下良好的第一印象；护士朝气蓬勃、大方热情，可使患者产生亲切感；护士容光焕发、精神振作，可使患者产生可信赖的安全感。因此，护士重视塑造自身良好的仪容，是护士维护自身形象和职业形象的关键。

（一）护士的发型修饰

在正常情况下，一般人习惯"从头开始"观察和注意他人。位居头顶之处的头发，处于人体的"制高点"，自然不会被错过，而且还经常会给他人留下十分深刻的印象。所以，仪容修饰要"从头做起"。

1．头发的护理

（1）定期清洗：头发必须经常地保持健康秀美、清爽悦目的状态，必须注意头发的梳洗、养护。定期清洗头发，通常每周清洗 2～3 次。头屑多者应酌情增加洗发次数，保持清洁。

（2）定期修剪：根据自身气质特点和脸型选择合适的发型，并定期修剪。

（3）梳理整齐：应每天梳理头发，且在头发乱后随时梳理。梳理时应注意不宜当众梳理，应用梳子梳理，不宜用手，断发、落发、头皮屑不宜乱扔。

2．发型修饰

（1）发型与脸型：脸型是决定发型的最重要因素之一，而发型由于其可变性又可以修饰脸型。人的脸型一般可分为方形脸、圆形脸、长脸、三角形脸等。

①方形脸型：也就是俗称的国字脸，脸的宽度接近脸的长度，轮廓清晰。方形脸的特点是棱角突出、下颌稍宽，显得个性倔强，缺乏温柔感。因而，在选择发型时，应掩盖太突出的棱角，增加柔和感，使方中见圆（图 5-1）。

②圆形脸型：接近于孩童脸，双颊较宽，因此应选择前部或顶部半隆起的发型，可以在视觉上冲淡脸圆的感觉。适合垂直向下的发型，使人显得挺拔而秀气（图 5-2）。

③长脸型：长方形的脸型上下的长度较大，横向距离又小，且额头较宽。应选择优雅可

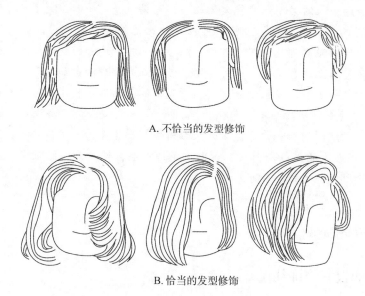

A. 不恰当的发型修饰

B. 恰当的发型修饰

图 5-1 方形脸型的发型修饰

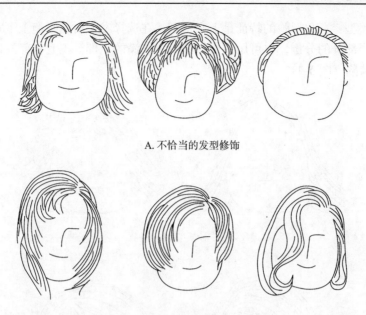

A. 不恰当的发型修饰

B. 恰当的发型修饰

图 5-2　圆形脸型的发型修饰

爱的发型冲淡脸的长度。顶发不宜太丰隆，前额处的头发适当下斜，两颊部位适当蓬松，可以留长发，也可以齐耳，发尾要松散流畅，也可以做成自然卷曲状，以发型宽度来缩短脸的视觉长度（图 5-3）。

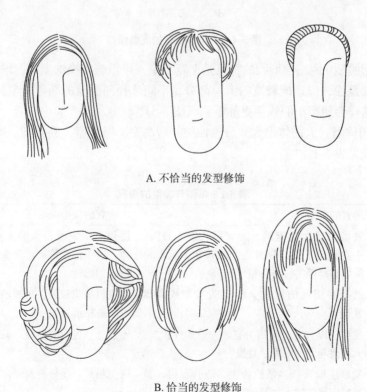

A. 不恰当的发型修饰

B. 恰当的发型修饰

图 5-3　长脸型的发型修饰

④三角形脸型：三角形脸的特征是上窄下宽。在选择发型时应平衡上下宽度，可用波浪形发卷增加上半部分的分量，也可用头发掩饰较为丰满的下部。不宜将额发向上梳，以免暴露额头太窄的缺陷（图 5-4）。

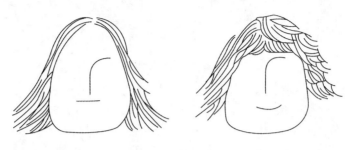

A. 不恰当的发型修饰

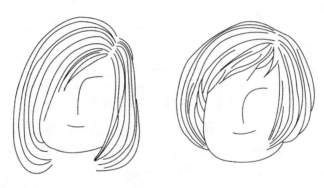

B. 恰当的发型修饰

图 5-4　三角形脸型的发型修饰

⑤倒三角形脸型：倒三角形脸的特点是上宽下窄，可以选择掩饰上部、增宽下部的发型，面额旁的头发要蓬松，以遮掩较宽的上半部分。不应选择向上梳的高盘发型、直短发和长发等自然发式，这样会使窄小的脸部更加单调（图 5-5）。

（2）发型与体型：人的体型大致分为四类：瘦高型、矮胖型、高大型、矮小型。体型与发型的适宜搭配见表 5-1。

表 5-1　体型与发型的搭配

体型	适宜的发型	不适宜的发型
瘦高型	发型要求生动饱满，适宜留长发、直发，头发长至下颌与锁骨之间较理想，且要使头发显得厚实、有分量	避免将头发梳得紧贴头皮、削得过于短薄；过于蓬松或高盘于头顶上，造成头重脚轻的感觉
矮胖型	选择有层次的短发、运动式发型或高盘发型	不宜留披肩长发、大波浪发型，头发不宜过于蓬松或过宽
高大型	发型应以大方、简洁为宜，一般选择直发、大波浪卷发、束发、盘发	不宜选择过短的发型，头发不宜过于蓬松
矮小型	发型应以秀气、精致为主，适合盘发、烫发时应将花式、块面做得小巧、精致	避免粗犷、蓬松的发型，不适宜留长发

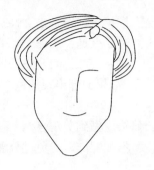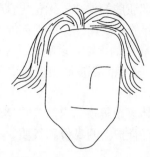

A. 不恰当的发型修饰

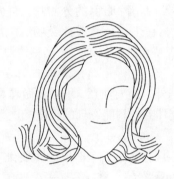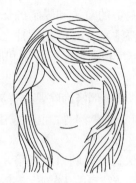

B. 恰当的发型修饰

图 5-5　倒三角形脸型的发型修饰

（3）护士工作中的发型修饰

①女性护士：女性护士在工作中需戴护士帽，戴护士帽时应采取戴帽时特殊的发型（详见本章第三节）。

②男性护士：男性护士不能光头、留长发、留辫子，头发应前不过额头，后不及领口；男性护士一般以两边的头发不超过两耳为准，不宜留大鬓角。男性护士要注意经常修剪头发，给人以饱满的精神面貌。

绝大多数中国人都具有"黑头发、黑眼睛、黄皮肤"等共同的种族特征，按照亚洲各国的审美标准，医护人员均不宜将黑发染成其他颜色，尤其是黄发、红发、紫发、绿发等，不但与医疗工作不相适宜，也会为医患、护患交往增添麻烦。

（二）护士的面部修饰

面部是最为动人之处，仪容在很大程度上指的是人的面容，可见面部修饰在仪容修饰之中占有举足轻重的地位。为提高护士群体的整体形象，体现奉公敬业、朴实高尚的护理职业精神，护士应进行适当的面部修饰。适当的面部修饰既是一种礼貌，也是自尊和尊重他人及社会的表现。

1. 面部修饰的要求

（1）讲究面部卫生：护士在日常生活中，每天应做好面部的清洁工作，使用洁面乳和温水洗面，早晚各一次，洗面时要认真细致。注意清洁耳后、鼻孔、眼角、颈项等容易忽略的地方，保持面部干净清爽。

（2）加强面部肌肤的保养：无论男性护士还是女性护士，尤其是女性护士，都应对面部肌肤进行合理的保养和护理，保持面部滋润与健康。其要点是：保证充足的睡眠；多吃富含维生素 A 及维生素 C 的食物；多喝水；保持愉快的心情；应根据自身皮肤四季特点选用护肤品，尤其是冬季，避免面部皮肤出现脱皮和干裂现象；如果面部出现痤疮、疱疹应及时诊治，避免感染。

（3）修饰应体现出美观、自然、得体的原则：修饰应做到美观自然、整洁简约、庄重雅致、朴素实用，符合护士的身份和气质。不化浓妆，不戴配饰，避免过分雕琢，切忌追求新奇怪异。

2．面部的局部修饰

（1）眼部："眼睛是心灵的窗户"。在人际交往中，眼睛是被他人注视最多的地方之一，所以护士应重视眼部的清洁和眼睛的保养。要及时清除眼部的分泌物，注意眼病的预防与治疗。戴眼镜者要注意及时清理镜片上的污垢；在工作场所或社交场所一般不要戴太阳镜或墨镜。眉毛修饰应根据自己的脸型和眉形轮廓特点进行修饰，达到整体协调、和谐美观的效果。

（2）耳鼻部：耳鼻部修饰除要保持局部清洁外，还要注意：不当众做耳鼻部的清洁动作，如掏耳朵、挖鼻孔、擤鼻涕等；也不应让鼻毛及耳毛长到能看到的程度，这些都是不雅行为，应予以避免。

（3）口部：保持良好的口腔环境，是保持护士良好工作形象的重要细节。每天定时刷牙，保持牙齿的清洁和口腔无异味。在上班及交际之前，忌吃葱、蒜、韭菜等气味较重的食物，不吸烟，不饮酒。再者，护士上班时间应避免发出哈欠、喷嚏、出声吐痰、打嗝等不雅的声音。男性护士还要定期剃净胡须，保持清爽整洁的形象。

（4）颈部：颈部是面容的自然延伸，是容易被人忽略的地方。在颈部修饰中除应保持清洁外，重要的是防止颈部皮肤过早老化、失去弹性，与面容出现较大的反差，故应重视颈部的保养。

考点： 护士的面部修饰

（三）护士的肢体修饰

肢体作为礼仪的载体，是礼仪活动的重要组成部分。护士在工作中的肢体活动影响着个人形象及护理质量，故而不能忽视对肢体的修饰。

1．手与手臂　手和手臂往往被人们视为交往中的"第二张名片"。护士在工作中通过手和手臂为患者提供服务的机会很多，故对手和手臂的修饰尤为严格。首先，护士要勤于洗手，保持清洁。其次，护士要经常修剪指甲和洗涮指甲，不允许染甲、美甲、佩戴首饰等。长指甲、染成各种颜色的指甲不但不符合护理工作的要求，会藏污纳垢，带来细菌，使患者增加感染的机会，还会给人以庸俗、不稳重之感。再次，护士应注意手臂皮肤的保养，使手臂保持细腻润滑，给人以健康的美感。

2．腿及脚部　女性护士在上班时应穿长裤或过膝的裙子，不穿短裤或超短裙；男性护士上班时，不允许穿短裤。护士应保持脚部卫生，勤洗鞋袜，避免异味；不穿残破的鞋袜；不在他人面前脱鞋；护士在工作及其他正式场合不得穿拖鞋，也不能赤脚穿鞋，上班时应穿规定的护士鞋。

考点：护士的肢体修饰

（四）护士的化妆礼仪

化妆是人类美化自身的一种重要手段，其目的是在自然美的基础上强化个性独特的美。护士自然、亲切、和悦、娇美的面容，给人以健康、富有生机的美感，对患者来说具有美的感召力。护士适当的淡妆修饰，能够展示出护士自然柔和之美，还能体现出得体大方的职业风貌。

知识链接

化妆术的起源与发展

化妆术最早起源于古埃及，当时那里的妇女们使用一种叫做"燕支"的植物所开的花，捣碎以后涂在脸上，这是最早的化妆，后来谐音称为"胭脂"。中华民族是最早懂得和使用化妆品的民族之一，传说中尧、舜、禹三代以铅作化妆粉；《礼记》中有"以丹注面"的记载；宋代高承《事物记源》中有"秦始皇宫中悉红妆翠眉"之说；到了汉朝，女子化妆更为普遍；三国时期有专门从事制作化妆品的人；到了唐代，已经出现了很多化妆名称，如催妆、红妆、晓妆、醉妆、泪妆、桃花妆、仙娥妆等，唐代的化妆术已相当发达。

1．化妆的要求

（1）扬长避短：在化妆时要注意适度矫正，做到修饰得体，以使自己化妆后能够扬长避短。

（2）真实自然：化妆要求美化、生动，更要求真实、自然，切忌浓妆艳抹。应达到化妆的最高境界，做到"妆成有却无"、"雕而无痕迹"，即没有人工修饰的痕迹，显示出天然的美丽。

（3）整体协调：高水平的化妆，强调的是整体效果，应使妆容协调、全身协调、场合协调、身份协调，以体现出自己的不俗品位及高雅的气质。

（4）体现职业特点：护士化妆要求以表现健康、和谐为主，整体给人的感觉应是洁净、高雅、庄重、自然、大方，充分体现护士职业特点。切不可偏离职业定位，追求新奇、怪异、神秘、潮流、出格的妆容，这些都会损害护士的职业形象。

考点：化妆的要求

2．化妆的禁忌

（1）勿当众化妆：在正式场合，应提前定妆，不宜当众化妆；在工作岗位中化妆，往往会给人留下三心二意、用心不专的印象；在国际交往中，则会被他人误会；在异性面前化妆容易使自己的形象失色，有失稳重。如有特殊情况，可在化妆间或洗手间进行化妆。

（2）日常生活、工作岗位不宜化浓妆：日常生活、工作岗位上应化淡妆，体现优雅、端庄的气质，不宜浓妆艳抹。

（3）不要妨碍他人：有人将自己的妆化得过浓、过重，令人窒息。因此化妆要注意与地点、场合相协调，不要过浓，使用的化妆品气味要淡雅。

（4）适时补妆，不要使妆容残缺：由于出汗、流泪等因素使妆容出现残缺时，应及时补妆，保持妆容完美。补妆应在洗手间进行，避免当众补妆。

（5）不借用化妆品：化妆品应专人专用，不应借用他人的化妆品，既不卫生又失礼貌。

（6）不要评论他人的妆容：由于个人文化修养、皮肤及种族差异，每个人对化妆的要求及审美标准都是不同的，所以对他人的妆容不应妄加评论，以体现对他人的尊重。

> **考点**：化妆的禁忌

（赵　颖）

第三节　护士服饰礼仪

案例

护士着装

小李是一位新上岗的护士，平素对着装很感兴趣，穿着时尚。上班第一天，李护士穿了紫色大翻领衣服、黑色长裙，将衣领放到护士服的外面，裙下摆超出了护士服的下边缘，还配了一双休闲时尚的短靴。结果护士长委婉地告诉她着装不合适。

思考：1. 李护士着装有哪些不恰当之处？

2. 结合护士职业说说护士如何规范着装。

3. 谈谈你对服饰文化的理解。

一、服饰礼仪概述

孔子曰："人不可以不饰，不饰无貌，无貌不敬，不敬无礼，无礼不立。"在原始社会中，猿人以树叶、兽皮遮蔽身体。随着社会的发展，服饰不再单一用来遮体，而是体现一种社会文化，体现着一个人的文化修养和审美情趣，是一个人的身份、气质、内在素质的无言的"介绍信"。服饰是一门艺术，是社会文明进步的标志。

（一）服饰的功能

1. 保护功能　服装的保护功能主要是指对人体皮肤的保洁、防污染，防护身体免遭机械外伤和有害化学药物、热辐射烧伤等的护体性能。

2. 遮羞功能　在人类有了性意识和羞耻意识后，便开始用衣服来遮盖身体。

3. 标志功能　服装的颜色和款式既反映一个国家、民族的政治、经济、文化和科学的水平，又反映穿着者的身份和所从事工作的性质，如元帅服、海关制服、军装、铁道制服、邮政制服、警察制服、税务制服、护士服等。

4. 表达功能　衣着和修饰可以反映一个人的性别、年龄、民族、社会地位、职业、个性、爱好和价值观等。正如莎士比亚所说："衣裳常常显示人品。"

5. 审美功能　衣着打扮可有修身、装点、美化自己的作用。恰当的着装能展现一个人的体型容貌美和人格魅力，带给他人美好感受。

在现代服饰中，保护功能、遮羞功能是服饰的基本功能，而标志功能、表达功能和审美功能则占主导地位。

> **考点**：服饰的功能

（二）着装的基本原则

1．TPO 原则　国际着装标准，即 TPO 原则。TPO 是三个英文单词的缩写，它们分别代表时间（time）：如早晚、季节、时代等；地点（place）：如地点、场合、位置、职位；目的（object）：如目的、对象。即着装应该与当时的时间、所处的场合和目的相协调，才能给人以美好的感觉。

（1）时间原则

①符合时代要求：着装应顺应时代发展和潮流趋势要求，勾起人的审美情趣。过分超前和滞后都会使他人产生不悦情绪，影响彼此的沟通和交流。

②符合季节的更迭：服装的选择要适合季节、气候的特点。夏天应以透气、吸汗、凉爽为原则；冬天的服饰应以保暖、御寒、庄重为原则，要避免因穿着过于单薄而发抖、面色嘴唇发绀，影响自我形象。

③符合时间的变化：注意白天和晚上穿衣的不同。白天工作时，女性应穿着较正式或职业套装，以体现严肃、专业性，晚上可随意一些。若出席酒会，就需加一些修饰，如穿晚礼服、高跟鞋，戴上有光泽的配饰。在西方，男性午前或白天不能穿小礼服，夜晚不能穿晨礼；女性在日落前不应穿过于裸露的服装；另外，一些温差比较大的地方，早晚要注意服装的变化。

（2）地点原则

①与地点相适应：因地域、民族、文化、宗教信仰、自然条件、风俗习惯的不同，着装有很大差异。着装应尊重所处地区的服饰礼俗，如到相对传统或保守的地区，如阿拉伯国家，更应注意，以免失礼。

知识链接

旗　袍

旗袍是民国时期的女性时装，由满族女性的长袍演变而来。由于满族人被称为"旗人"，故将其称为"旗袍"。

旗袍是女性传统服饰之一，20 世纪上半叶由民国服饰设计师参考满族女性传统旗服和西洋文化的基础上设计的一种时装，是东西方文化糅合的具象。在部分现代西方人的眼中，旗袍具有中国女性服饰文化的象征意义。

到了 20 世纪 20 年代，受西方服饰影响，改进之后的旗袍逐渐在广大女性中流行起来。这种旗袍是汉族人在吸收西洋服装样式后，通过不断汉化改进，才进入千家万户的。旗袍的样式很多，开襟有如意襟、琵琶襟、斜襟、双襟；领有高领、低领、无领；袖口有长袖、短袖、无袖；开衩有高开衩、低开衩；还有长旗袍、短旗袍，夹旗袍、单旗袍等。改良后的旗袍在 20 世纪 30 年代，几乎成为中国女性的标准服装。

②与环境相适应：若在自己家里接待客人，可以穿着舒适整洁的休闲装，如果是去单位拜访，穿职业装会显得专业；外出时要顾及当地的传统和风俗习惯，如去教堂或寺庙等场所，不能穿过于暴露或过短的服装。

（3）目的原则：在交际场合，着装是带给他人自身信息的"介绍信"，对社交成功起到至关重要的作用。如应聘面试、业务洽谈、会议场所等，穿职业装会给对方留下自信、干练、真诚、大方的印象，能得到对方的认可，所以着装的选择带有一定的预期目的。

2．**适体性原则**　服饰应与年龄、肤色、体型相适宜。不同年龄段的着装要求不同。青少年穿着以自然、质朴、大方为原则，凸显热情、单纯、健康的青春美，避免珠光宝气、华丽俗气；中年人的着装应体现成熟、庄重、高雅的气质；老年人可巧用服饰掩饰自己的年龄和体型，选择有色彩但色彩较暗的，如砖红色、驼色、玫瑰紫色等，款式相对休闲的服装显现华贵、优雅的风韵。肤色与服饰的色彩相映衬，对整体形象起到完美的展现作用。同时还应量体裁衣，也就是据体型选择服装，扬长避短，隐丑显美，提升自信心。因此，选择服装时，应根据肤色不同进行搭配，可增加服饰的表达功能。

3．**个性化原则**　着装的个性化原则，主要指依个人的性格、年龄、身材、爱好、职业等要素着装，力求反映一个人的个性特征。正如索菲亚·罗兰所说："你的服装往往表明你是哪一类人物。它们代表着你的个性。一个和你会面的人往往自觉不自觉地根据你的衣着来判断你的为人。"选择服装时因人而异，着重点在于展示所长，遮掩所短，显现独特的个性魅力和最佳风貌。

4．**整体性原则**　穿着打扮应从头到脚统筹考虑和精心搭配，使各部分相互辉映，自成一体，色彩、结构、质地等方面体现完美、和谐。例如，穿西服时应配同色系的皮鞋，而不宜穿布鞋、运动鞋、拖鞋等。

5．**整洁性原则**　服饰整洁反映一个人的卫生习惯。在社交场合，服饰整洁是对他人尊重的最基本体现。衣服不能沾有污渍，不能有绽线的地方，更不能有破洞，纽扣等配件应齐全，尤其是衣领和袖口处要注意整洁，否则都显失礼。

考点：着装的基本原则

（三）服装的修饰礼仪

日常生活中，脸型轮廓完美的同时体型结构比例也适当的人不多，我们常通过服饰色彩、款式、面料来衬托脸型和体型特点，弥补某些脸型、体型缺陷。在生活中，应掌握正确的着装方法和技巧，注重服饰对人体的修饰作用。

1．脸型与服装衣领的搭配（表 5-2）

表 5-2　脸型与服装衣领的搭配

脸型	适宜的衣领	不适宜的衣领
圆形脸型	V 形领、方领	圆领
三角形脸型	小圆领、V 形领	方领
长脸型	小圆领、船形领、一字领	方领
椭圆形脸型	所有的衣领都适合	
倒三角形脸型	所有的衣领都适合	
方形脸型	U 形领	圆领
菱形脸型	小圆领、方领	V 形领

2．体型与服装款式和色彩的搭配　衣服的结构和线条可以使体型的比例发生变化，产生匀称的视觉效果（匀称的人体比例一般是上、下身比例为 3∶5，即上身是三个头的长度，

下身是五个头的长度）。同时，服装的面料质地及花型也对躯体线条产生一定的影响：粗厚的面料、大花型、横条纹等均有增宽效果，使人显得丰满，使胖人显得更胖；小花型、竖条纹有收缩作用，使人看上去苗条一些，适合胖人选用。色彩对身体曲线的影响是选择衣服时不可忽略的元素，在生活当中应善于应用服饰的色彩和款式来显示身材特点，巧妙的搭配可扬长避短，收效颇佳。

3．服装色彩的搭配　服装色彩的搭配是一门学问，没有不美的色彩，只有不美的搭配，下面介绍常见配色方式。

（1）粉红色配黑色、紫红色、灰色、墨绿色、白色、米色、褐色、海军蓝色。

（2）红色配黑色、白色、蓝灰色、米色、灰色。

（3）橘红色配白色、黑色、蓝色。

（4）咖啡色配米色、鹅黄色、砖红色、蓝绿色、黑色。

（5）黄色配紫色、蓝色、白色、咖啡色、黑色。

（6）绿色配米色、黑色、白色、暗紫色、灰褐色、灰棕色。

（7）墨绿色配粉红色、浅紫色、杏黄色、暗紫红色、蓝绿色。

（8）蓝色配白色、粉蓝色、酱红色、金色、银色、橄榄绿色、橙色、黄色。

（9）浅蓝色配白色、酱红色、浅灰色、浅紫色、蓝灰色、粉红色。

（10）紫红色配蓝色、粉红色、白色、黑色、紫色、墨绿色。

（11）紫色配浅粉色、黄绿色、蓝灰色、白色、紫红色、银灰色、黑色。

（四）饰品的佩戴

饰品可分为头饰、手饰（臂饰）、胸饰、脚饰、佩戴饰五部分，如戒指、耳饰、胸针、手镯、手链、丝巾、腰配饰、手表等，男装配饰还有领带夹、表链、票夹、皮带扣、打火机、烟盒等。它们对人们的衣着打扮起着辅助、烘托、陪衬、美化的作用。在佩戴饰品时，应与人的气质、容貌、发型、体型、肤色等浑然一体，彰显整体风采。

1．饰品佩戴规则　在较为正规的场合使用恰当的饰品不但起到美化外在形象的作用，同时还能向他人传递一个人的内涵和修养，在佩戴饰品时应遵循以下规则：

（1）数量规则：饰品数量上的规则是以少为佳。没必要佩戴的情况下，可以一件也不佩戴。若有意同时佩戴多种饰品，也不应该超过3件，多戴难免会产生浅薄庸俗之感。除耳饰、手镯外，同类饰品不超过一件。唯新娘可以例外。

（2）色彩规则：饰品的色彩应以同色为佳。若同时佩戴两件或两件以上饰品，应使其色彩一致。戴镶嵌饰品时，尽可能与主色调保持一致，忌色彩斑斓。

（3）质地规则：饰品的质地以同质为好。假如同时佩戴两件或两件以上饰品，应使其质地相同。戴镶嵌饰品时，应使被镶嵌物质地一致，托架也尽可能协调一致。另外还须注意，高档饰品，尤其是珠宝首饰，多适用于隆重的社交场合，在工作、休闲时佩戴是不合适的。

（4）季节规则：佩戴饰品时，饰品应与季节相吻合。一般而言，季节不同，所戴饰品也应不同。金色、深色饰品适于冷季佩戴；银色、艳色饰品则适合暖季佩戴。

（5）身份规则：饰品的佩戴，要与自己的身份、性别、年龄、职业、工作环境相适宜，不能相差太远，也不能只顾自身的爱好。

（6）体型规则：戴饰品时，要使饰品为自己的体型扬长避短。

（7）搭配规则：戴饰品时，要尽力使服饰协调。佩戴饰品，应视为服装整体搭配中的一个环节。要兼顾同时穿着的服装的质地、色彩、款式，并努力使之在搭配、风格上相互协调。

(8)习俗规则：不同国家和地区、不同民族、不同宗教信仰对佩戴饰品也有很多的考量和讲究。如在西班牙，女孩不戴耳环就好比没穿衣服一样。

2．常用饰品的佩戴

(1)领带：领带配衬衫与西装是男士在正式场合的必备品，正式社交场合穿西装均应系领带，否则是失礼行为。领带颜色的选择应与使用者的年龄相协调，同时，还应注意领带和西装配色的协调，以增加优雅脱俗的良好效果。除此之外，还必须与使用者的体型与肤色、季节相匹配。领带过长或太短，都是不雅观的；适当的领带长度，是领带的尖端恰好触及皮带扣，不能长也不能短，标准的长度是140～142厘米，可据身高和打法而定。领带夹一般在衬衣第三和第四粒纽扣之间，穿毛衣时，领带应放在毛衣内。

(2)丝巾：丝巾用来修饰女性的颈部及全身，是女性必备的饰品。女性一定要学会巧用丝巾，扬长避短，据个人肤色、体型、衣服的款式及色彩的不同，所选用丝巾的类型和色彩也随之而改变。在社交场合，丝巾的搭配应与一个人的气质、容貌、发型、装饰浑然一体，彰显女性迷人的魅力。

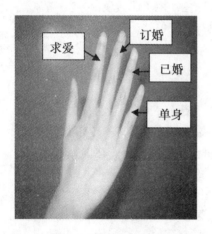

图5-6　戒指佩戴含义

(3)戒指：戒指的佩戴有一定的讲究。在很多地区，戒指戴在左手示指（食指）上被认为代表求爱；在中指则表示订婚；环指上的戒指被认为是结婚戒指；在小指表示无恋爱或终身单身；拇指通常不戴戒指（图5-6）。在不少国家，未婚女子的戒指戴在右手而不是左手。在古罗马，戒指作为印章，是权利的象征。

(4)耳饰：耳饰可分为耳环、耳链、耳钉、耳坠等。佩戴耳饰时应兼顾脸型、气质和肤色，通常被女性成对使用，但在国外，男子也有戴耳饰的，习惯做法是左耳上戴一只，右耳不戴；双耳皆戴者，会被人视为同性恋。

(5)项链：项链是首饰中常用的一种，在各个场合都可以佩戴，项链的恰当佩戴能够起到扬长避短的修饰作用。在佩戴项链时，需注重搭配技巧，应与年龄、身份、服装、肤色相协调；同时，项链应搭配同色、同质地的耳饰或手镯，这样可以收到最佳效果。

知识链接

戒指代表的亲人关系

为什么结婚戒指要戴在环指上？——奇妙的生理现象。将两手中指向下弯曲，指背跟指背对靠在一起，其他四指指尖对碰。下面开始游戏：①请分开拇指，拇指代表我们的父母；②请合上拇指，再分开示指，示指代表兄弟姐妹；③请合上示指，再分开小指，小指代表子女；④请合上小指，再试着分开环指，环指怎么也分不开——代表夫妻。

(6)手镯和手链：佩戴手镯时可只戴一只，也可以同时戴上两只。戴一只时，通常应戴于左手。戴两只时，左右各一；也可以都戴在左手上。不能在一只手上戴多只手镯。男性一般不戴手镯。手链与手镯不同的是，男女均可佩戴手链，但一只手上仅限戴一条手链，并应戴在左手上。不宜在一只手上戴多条手链、双手同时戴手链或手链与手镯同时佩戴。在一些国家，所戴手镯、手链的数量、位置，可用以表示婚否。手链、手镯和手表不能同戴于一只手上。

护士在工作中应规范穿着护士职业服装，为方便操作、防止病原微生物的传播和塑造统一的行业形象、显示对护理对象遭受病痛之苦的同情和理解，护士不允许佩戴耳饰、戒指、手镯、手链、脚链等饰品。

二、护士的服饰礼仪

（一）护士服的问世与发展

护士服（图 5-7）起源于南丁格尔时代，在 19 世纪 60 年代问世；南丁格尔首创护士服，此后，世界各地的护士学校皆仿而行之。20 世纪初，护士服陆续在我国出现；20 世纪 20 年代后，护士帽被赋予高尚的意义，如帽子代表护士的职业，寓意健康与幸福等；20 世纪 30 年代后期，护士为蓝衣、白裙、白领、白袖、白鞋、白袜、白色燕式帽，衣裙下摆一律离地 25 厘米，统一制作的半高跟网眼帆布鞋，走路舒服、无声；1948 年，中国护士会规定，护士必须穿白色服装及戴白帽。随着社会的进步，多元化护理模式出现，人们更加注重人文护理、人文关怀，在护士服的色彩上也更加凸显温馨、和谐。由蓝、白两色发展为暖色系列，低纯度色彩更显柔和，如淡粉、淡紫、淡黄、淡蓝等。近几年，在全国某些医院的人文护理中，对护士服进行了大胆的尝试和改革，款式与色彩和空乘人员服装接近，让人耳目一新，受到当地患者的好评。

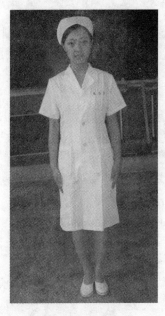

图 5-7　护士服

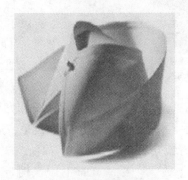

图 5-8　护士帽

（二）护士工作时的穿着礼仪

1. 护士帽　护士帽（图 5-8）是护理工作的职业象征，是崇高的、神圣的。护士佩戴护士帽，职业责任感便油然而生。

（1）护士帽的种类：护士帽有三种：燕式帽、圆帽和头巾式帽。燕式帽上檐加有蓝色杠，一道杠代表护士长，两道杠代表科护士长，三道杠代表护理部主任。

（2）着帽要求

①燕式帽：前面观：头发前不过眉，帽檐距前额发际2～5cm。后面观：头发后不过领。长发可用发网或发簪盘起。使用与帽子颜色接近的发卡固定燕式帽。侧面观：额角不留头发，发卡不能露于燕式帽的正面（图5-9）。头发散落肩部或发卡颜色对比大都是不规范的（图5-10）。

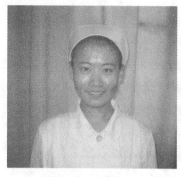
A. 前面观

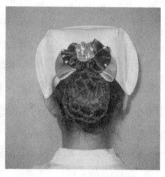
B. 后面观

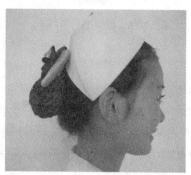
C. 侧面观

图 5-9　着燕式帽礼仪

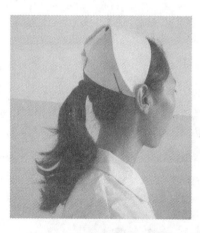

图 5-10　错误的着燕式帽方法

②圆帽：戴帽时，帽檐不遮眉毛。头发不露出圆帽外，中缝不要偏斜，应与后正中线对齐（图5-11）。

2．口罩　护士选择口罩时应与自己的脸型大小相适宜，佩戴时罩住口鼻，上班期间口罩要勤换，用过的口罩及时处理（图5-12）。

3．护士服　护士在护理工作中穿护士服，是护士职业的象征，是护士形象的表达。

（1）护士服的种类：按不同的分类方法，护士服可以有以下几种：

①按季节分为：夏装、冬装。

②按样式分为：围裙式、裙装式、分体式。

③按颜色分为：白色是传统的护士服色彩。目前还有多种颜色：淡粉红色，适合导诊护士和妇科、儿科护士；淡蓝色，适合内、外科护士；淡绿色，适合手术室及急诊科护士；淡黄色，适合传染科护士。

（2）着装要求：护士服要求简洁、美观，穿着合体，松紧适度，衣扣整齐，便于操作；面料挺阔、透气、易清洗；上班之前，护士应做好个人卫生，护士服要求清洁、平整、无污渍。扣好衣扣，内衣不外露，穿裙子时裙边不超过护士服。取下配饰，戴好帽子和口罩。

①长袖护士服：穿长袖护士服时，衬衣领口不宜过大、过高、过厚，层次不宜过多，不能露出护士服领口之外；下配白色长裤，衬衣袖边不宜露于护士服外（图5-13）。

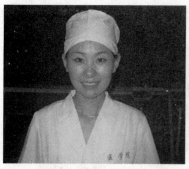
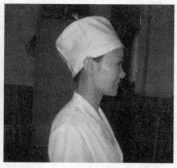
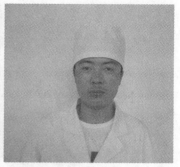

A. 前面观　　　　　　　　B. 侧面观　　　　　　　　C. 男士着圆帽

图 5-11　着圆帽礼仪

②短袖护士服：在夏季，护士多选择短袖裙装护士服。上身衣领、衣袖不能超过护士服的衣领和衣袖，颜色为低纯度色彩或无色彩；下身应穿着裙装，颜色以浅色为宜，裙摆的长度不能超越护士服下边缘（图 5-14）。

③手术服：手术服由内衣、内裤和外衣组成，要求无菌。要求佩戴手术圆筒帽和口罩（图 5-15）。

④隔离服：由在传染病区和重症监护病房（intensive care unit，ICU）等环境工作的护士穿着，款式为中长型，后背系带，松紧袖口。现多为一次性隔离服。要求佩戴手术圆筒帽和口罩（图 5-16）。

（3）护士服的不当穿法（图 5-17）

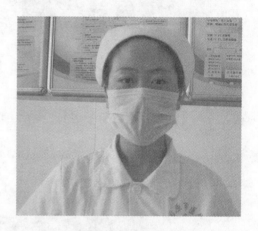

图 5-12　口罩的戴法

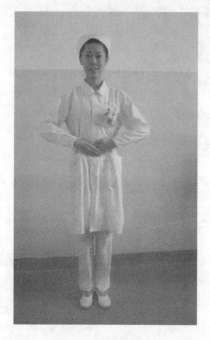

图 5-13　长袖护士服

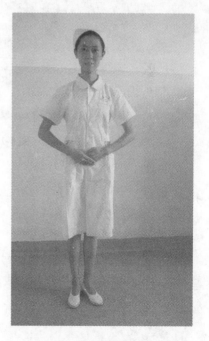

图 5-14　短袖护士服

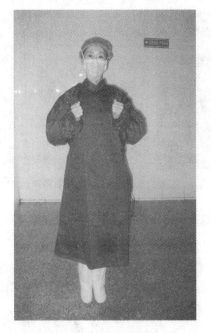

图 5-15　手术服

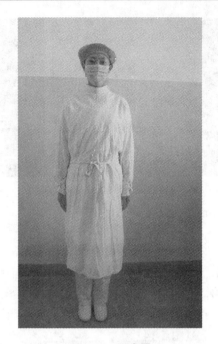

图 5-16　隔离服

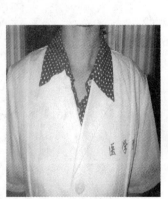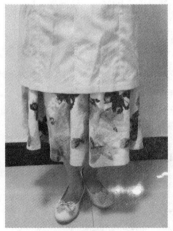

图 5-17　护士服的不当穿法

4．鞋和袜

（1）护士的穿鞋礼仪：护士鞋应为软底，坡跟或平跟；颜色应为白色、米色或乳白色（图 5-18）。

（2）护士的穿袜礼仪：以肤色袜最佳，还可选白色和浅色。穿长筒袜时，袜口一定要高于护士服下边缘，袜沿不得露出裙边或裤边。切忌穿破损或缝补过的袜子（图 5-19）。

考点：护士正确着装着帽的礼仪

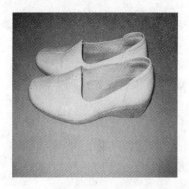

图 5-18　护士鞋

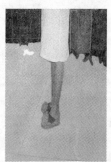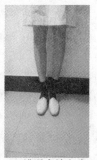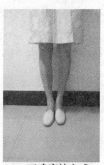

A. 错误穿鞋方式　　B. 错误穿袜方式　　C. 正确穿袜方式

图 5-19　鞋袜礼仪

（祁　玲）

第四节　护士仪态礼仪

案例

小李的"烦恼"

小李是新上岗的护士。一天，她忙碌了一上午，感觉很累，在和患者进行交谈时，她双手抱胸，身体斜靠在墙边，以缓解疲劳。正巧，护士长巡视病房看见了此情景。回到护士办公室，小李被护士长批评教育，小李感到委屈，觉得护士长不理解自己工作有多累。

思考：1. 小李问题出在哪里？
　　　 2. 请谈谈护士在工作中如何保持良好的仪态。

一、仪态礼仪概述

仪态通常是指人们身体呈现出的各种姿势以及人们在各种行为中所表现出来的风度。人们在日常生活中的动作和表情，如站、立、走的姿态，一举手、一投足、一颦一笑，都反映出个人特有的气质。无声的体态语言有时比有声的语言所表现的内容更丰富、更真实，能更好地表达情感，是构成个体风度的主要方面。"行为举止是心灵的外衣"，它不仅反映一个人的外表，也反映一个人的品格、修养和气质。正确的仪态礼仪要求做到自然舒展、充满生气、端庄稳重、和蔼可亲。如培根所说："论起美来，状貌之美胜于颜色之美，而适宜且优雅的动作之美又胜于状貌之美。"

护士的基本仪态礼仪是指护士在护理活动中的姿势和动作，是护患沟通的重要形式，是护士精神面貌的外在展示，是护士职业的象征。护士良好的仪态包括站姿、行姿、蹲姿、坐姿等多方面。

二、基本仪态礼仪

（一）站姿

站姿又称立姿，是人最基本的姿态。护士在工作中大多数是站立的，正确的站姿不仅给人以美感，且会给人留下庄重大方、精力充沛的印象。

59

1．站姿种类

（1）基本站姿：是人们在自然直立时所采取的正确姿势。基本站姿要求：站立时头正颈直、面带微笑、双眸有神、平视前方、颌收肩平、收腹挺胸、立腰提臀、双肩下沉外展。双手指尖向下，双臂伸直贴于两腿裤缝处，双膝与双脚跟紧靠，双脚呈立正姿势或脚尖稍稍分开约一拳宽（图5-20）。此种站姿适合比较庄严隆重的场合。

（2）规范站姿：女性护士脚尖分开呈"V"字形，双手虎口相对，右手自然搭握在左手四指之上，左手四指指尖不露出，双手拇指弯曲向内，置于小腹部或平脐，其余同基本站姿。男性护士左手握空心拳，右手握住左手手腕，放于腹部或身后，两脚分开与肩同宽（图5-20）。

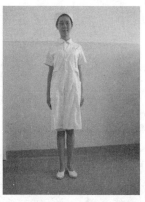 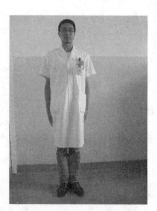

A．女性护士基本站姿　　　　　B．男性护士基本站姿

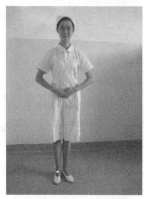 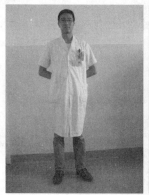 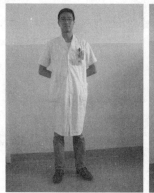

C．女性护士规范站姿　　　　　D．男性护士规范站姿

图5-20　护士基本、规范站姿

（3）丁字步站姿：女性护士在规范站姿的基础上，将右脚向后移动，使左脚跟微贴于右脚窝处，略呈45°的"丁"字形，其余同规范站姿（图5-21）。此种站姿与上述规范站姿适合于迎接客人或会议服务及护理查房与交接班。

考点：基本、规范、丁字步站姿要求

2．禁忌站姿（图5-22）

（1）身体歪斜：站立时身体要直立，偏头、斜肩、含胸、弓背、翘臀等，均是禁忌站姿，这样站立不仅没有曲线美，且给人以精神萎靡、意志消沉之感。

（2）两腿分开：这样站立对他人是很不礼貌的行为，女性在穿裙装时，这是最为不雅之举。男士即使两腿分开也不能宽于本人肩部。

（3）膝盖弯曲：站立时，习惯于一腿弯曲的人，在社交场合给人以不严肃、浮躁之感。

（4）以手抱胸：是手位不当中最为常见的一种，作为护士，此举为不雅和失礼的姿态。

另外，双手叉腰、手插衣兜、两脚交叉、蹭踏式等都是有损形象的站姿，在生活和工作中应注意避免。

3．实训要求

（1）"背靠墙"训练法：两脚并拢，背部靠墙。头后枕部、肩胛骨、臀部、小腿、脚跟都靠在墙上，两臂下垂，掌心贴于墙面。

（2）"背靠背"训练法：两人一组，背靠背站立。将两人的枕部、双肩、臀部、小腿、脚跟靠在一起进行练习。

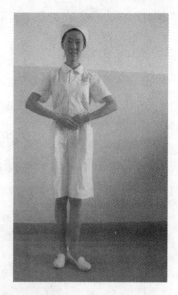

图 5-21 丁字步站姿

（3）"顶书站"训练法：按标准站姿站好后，将书顶在头上，头正颈直，两膝间夹一本书，对镜练习。

（4）"照镜子"训练法：通过照镜子，检查并纠正自己的站姿。

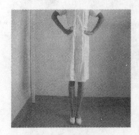

A．双手插腰

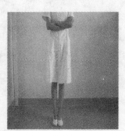

B．以手抱胸

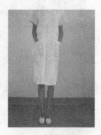

C．手插衣兜

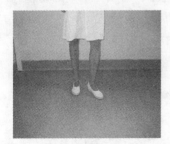

D．膝盖弯曲

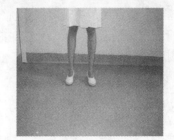

E．两腿分开

图 5-22 禁忌站姿

以上方法长期坚持可形成优美的站姿。

考点： 禁忌站姿及站姿实训方法

（二）行姿

行姿也称为走姿，是指人们在行进中展示的姿势。良好的行姿可展示一个人的优雅、干练的形象。护士在工作中行姿矫健、步伐轻盈显示动态美，带给人朝气和生机。

1．行姿基本要求

（1）全身挺直，头正，颈直，下颌微收，双目平视，双肩放平，收腹挺胸；行走时，身体重心自然前移于前脚掌上，在脚落于地面时，膝关节应伸直。

（2）双臂在身体两侧自然前后摆动，摆动幅度前摆约35°，后摆约15°。

（3）行走时脚尖要向正前方伸出，女士两脚内侧缘在一条直线上。男士两脚踏出的应是平行线。步幅适中，前脚脚跟与后脚脚尖的距离约一脚长，同时每一步的距离应保持一致（图5-23）。

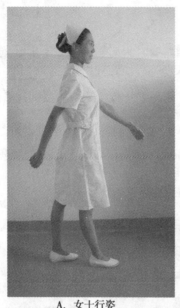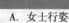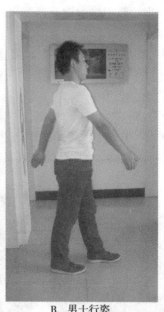

A．女士行姿　　　　　　　　B．男士行姿

图5-23　行姿礼仪

（4）行进的速度保持均匀、平衡，步伐快慢适中，可根据不同的场合进行调整。把握节奏，腰、背、腿部保持直线，展现轻快、优雅、协调、挺拔的姿态。

（5）变向行走：①后退时，面向交往对象后退两三步后转动身体和头颈，继而转向行走；②侧行时，应侧肩侧行，避免背朝对方。

2．禁忌行姿

（1）身体不正：行走时避免头颈不正、肩膀歪斜、身体前后摇晃、低头含胸、仰头、挺胸过度、松腹后仰。

（2）步态错误：避免腰部左右扭动、脚呈"内八字"或"外八字"步、落脚声过大等。

（3）体态错误：行走时避免双臂横向摆动或者摆动幅度过大或过小、边走边吃东西或与人同行时勾肩搭背等。

3．实训要求　可两人一组，相互纠正对方不足，指出缺点后再进行练习；可面对镜子走直线练习或头顶书练习平衡感等，同时配合音乐，培养行进中的节奏感。

考点：行姿的方法及实训要求

（三）蹲姿

1．蹲姿基本要求

（1）下蹲姿势：①在基本站姿的基础上，左脚原地不动，右脚后退半步。两脚平行，右脚脚尖着地，脚跟提起。②微向右转头颈和身体，双手展平工作服，上身直立下蹲，右膝低于左膝（女士两腿靠紧，男士两腿分开）。③左腿在前，右腿在后。左手在下，右手在上且重叠平放在左侧大腿的中上 1/3 处（男士左右手分别放在左右膝盖上）。④拾物时，行至物体的侧边，在基本蹲姿基础上，保持颈椎和胸椎平直，不驼背、不低头，右手或左手拾物（图5-24）。

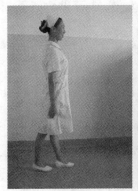
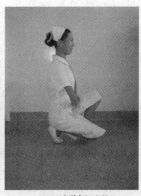
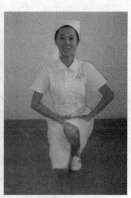

A. 右脚后退　　　　B. 展平下摆　　　　C. 下蹲侧面观　　　　D. 下蹲前面观

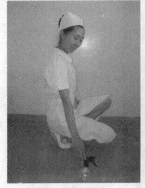
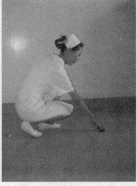
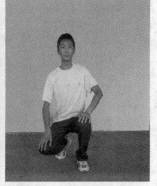

E. 正确拾物方法　　　　F. 错误拾物方法　　　　G. 男士蹲姿

图 5-24　蹲姿礼仪

（2）起身姿势：上身直立，重心放在双下肢，双腿发力，直立站起。避免双臂用力和上身过度前倾。双手和右脚还原成基本站姿或规范站姿或丁字步站姿。

2．禁忌蹲姿

（1）直接面对他人下蹲，使他人不便；背对他人下蹲，是对别人的不尊重；恰当的方式是侧身相向下蹲。

（2）与他人距离过近时下蹲，忽略对方距离，会出现迎头相撞的情况，是失礼行为。

（3）双腿过于分开下蹲，特别是女士穿裙装时，容易出现走光现象；下蹲时腰部要挺直，避免翘臀、弓背的不雅姿势。

（4）避免两脚"内八字"或"外八字"式下蹲。

（5）避免快速下蹲或重心不稳。

（6）避免翘臀起身。

考点：蹲姿的基本要求及禁忌

（四）坐姿

坐姿，指人在就座后所呈现的姿态。坐姿可分为基本坐姿和常用坐姿。

1．坐姿基本要求　入座又称就座，是从走向座位到坐下的过程。入座时注意以下几点：

（1）座位适当：在公共场所或社交场所入座时，应坐在椅子、凳子上，而不能坐在桌面、窗台、地板等非座位处。

（2）讲究顺序：入座和离座时，都要讲究先后顺序，礼让长者、女士，与平辈之间也应礼让对方，切忌抢座。

（3）注意方位：不论是从正面、侧面还是背面走向座位，一般遵循"左进左出"的原则。离座同入座。

（4）入座无声：入座过程中，应把握"轻、缓、稳"，不宜推动座椅，入座的整个过程中不应发出响声，否则都是失礼行为。

（5）落座有姿：坐下后，应注意保持身体"直、立、挺"，既有精神，又庄重高雅。

2．就座方法　就座时应背对座位、面向他人入座。如距椅子较远，可向后轻移右腿，右腿感知椅子的位置后，左脚跟上，轻轻入座。

（1）基本坐姿：入座时，先立在椅后，侧身迈左脚行至椅前。坐下时右腿向后退半步，双手展平工作服，上身挺直，顺势轻轻坐于椅子的前 1/3 ～ 1/2 处，右脚还原紧靠左脚，双膝并拢；左手在下，右手在其上重叠，放于小腹下两腿之间；上身与大腿、大腿与小腿、小腿与地面均呈 90°（图 5-25、图 5-26）。男士两脚自然分开，与肩同宽，手指尖向前自然平放在大腿前 1/3 处（图 5-27）。坐定后上体及面部表情要求与站姿相同。

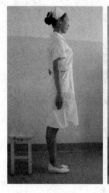 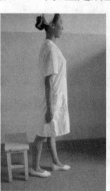 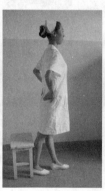 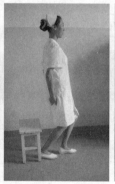 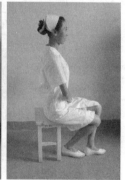

A．站立　　　B．右腿后退　　　C．展平下摆　　　D．准备入座　　　E．入座

图 5-25　坐姿礼仪

（2）常用坐姿（图 5-28）

①曲直式：在基本坐姿的基础上右脚前伸，左小腿向后屈回，膝关节至大腿并拢，整个右脚及左脚前部着地，两脚之间距离一脚远。

②单脚后点式：在基本坐姿的基础上，提起右脚向后拉一小步，左右脚呈平行状，左脚跟与右脚尖距离约一脚远，膝盖至大腿靠拢。

③重叠式：在基本坐姿的基础上，双腿一上一下叠放在一起，悬空的脚尖指向地面。

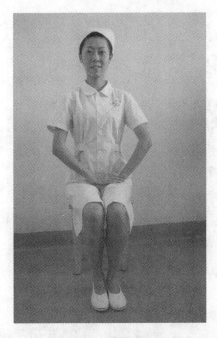

图 5-26 女士基本坐姿

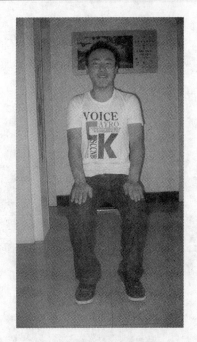

图 5-27 男士基本坐姿

④双腿斜放式：在基本坐姿的基础上，双腿和两脚并拢，两腿向左或向右斜放，双手自然叠放于腹下两腿之间。

⑤侧挂式：在双腿左侧斜放式的基础上，提起右脚向后向左，右脚面贴住左踝外侧，双膝并拢。头和身体向右斜出。

⑥双腿叠放平行式：双腿叠放平行，脚与地面呈 45°，双手自然叠放在大腿后 1/3 处。

3．离座方法　在基本坐姿基础上，将右腿后退，双腿用力支撑身体轻轻站起，双手和右腿还原呈立正姿势，侧身左转，迈左脚，转到椅后，呈基本站姿或规范站姿。离座时若旁边有人在座，应向对方示意后方可离座；与他人同时离座时，尊者优先。轻稳离座，切勿给他人带来不便。

4．禁忌坐姿　在社交场所应随时注意自己的坐姿礼仪，保持良好形象。坐姿中禁忌以下行为（图 5-29）：

（1）头部姿势不当：将头后靠在座背上，或是低头、仰头、歪头、扭头、左顾右盼、闭目等不雅行为。

（2）上身姿势不当：坐定后上身过分前倾、后仰、侧趴、双手端臂、手抱脑后等都有损形象，一定要注意养成良好的坐姿习惯。

（3）下肢姿势不当：坐下后双腿分开；两腿前伸；两腿分开，双脚交叉；脚抬得过高，小腿架在大腿上；脚尖指向他人；随意脱鞋、袜等是极为不雅的行为。在生活和工作中要严格要求自己，以免给他人带来不悦。

考点：坐姿基本要求、就座方法及禁忌坐姿

（五）手姿

手姿主要运用手指、手掌、手臂的动作来传递信息，具有信息量丰富、表现力强的特征。

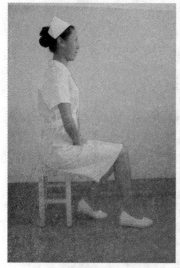
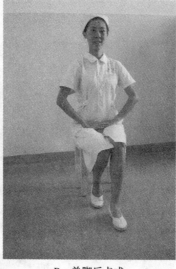
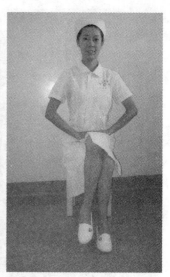

A. 曲直式   B. 单脚后点式   C. 重叠式

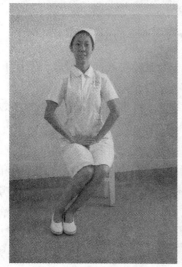
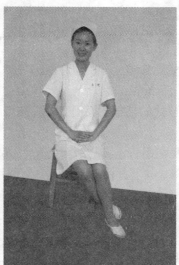
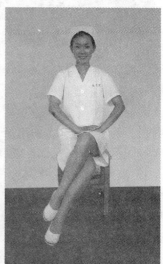

D. 双腿斜放式   E. 侧挂式   F. 双腿叠放平行式

图 5-28 常用坐姿

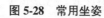
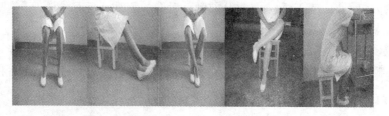

图 5-29 不雅的坐姿

1. 常用手姿

（1）正常下垂：是最基本的手姿，两手自然垂放，在基本站姿中用此方式（见护士基本站姿）。

（2）变换手姿：两手相握，放于脐部或小腹前；男士可双手相握交于背后、掌心向外，或放于腹前、掌心向内。

（3）递送物品：递送或接受物品是护理工作中常用的姿势。在递送物品时，主要注意以下几点：

①双手：在递送物品时，一般要采用双手递送。如不方便双手递送，以右手为佳。左手递物，被视为不礼貌的行为。

②姿势：在递送物品时，上身前倾，以递送到别人手中为宜。所以在递送物品时，如距对方太远，应主动前行；若是坐位，应起身递送。应将文字正面面向对方。

③安全：递送带尖、带刃或锐利易伤人的物品，应当将尖、刃朝向自己。将危险留给自己，将安全留给别人。

（4）鼓掌手姿：常用来表示欢迎、祝贺、欣赏、赞同等内容的一种手姿。方法是左手四指并拢、掌心向上，用右手除拇指外的其他四指（并拢）有节奏地轻拍左手掌部（图5-30）。必要时，可起身站立鼓掌。在社交场合喝倒彩是失礼行为，应当避免。

（5）夸奖手姿：这种手姿用来表扬他人。方法是伸出右手，翘起拇指，指尖向上，指腹面向被称赞者（图5-31）。

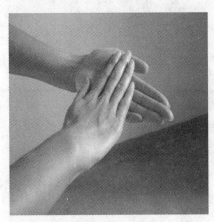

图 5-30　鼓掌手姿

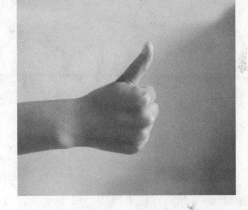

图 5-31　夸奖手姿

（6）指示手姿：用以引导来客和指示方向的手势。方法是右手或左手抬到一定高度，五指并拢，掌心向上，以肘部为中心，手眼同步向目标指去（图5-32）。

（7）道别手姿：见挥手礼。

2．禁忌手姿

（1）不恰当的手姿：两手随便抱于胸前，表现出自高自大的样子；掌心向内，由内向外摆动手臂，表示极不耐烦之意；勾动示指或除拇指外的其他四指招呼别人及用手指指点点都是失敬于人的手姿，指点他人，有指责、教训之意，尤为失礼；在指示手姿中掌心未向上，在他人面前搓手、抠指甲等均是不礼貌的手姿，均应禁止。

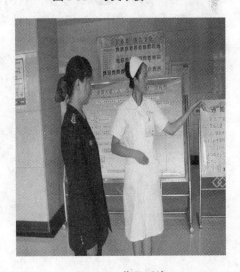

图 5-32　指示手姿

（2）不卫生的手姿：在他人面前搔头发、抠眼睛的分泌物、掏耳朵、抠鼻孔、剔牙齿、抓痒痒、摸脚趾等手姿，既不卫生，又不礼貌，生活中应注意避免。

（3）不稳重的手姿：双手乱动、乱摸、乱扶、乱放，或是折衣角、咬指甲、抬胳膊、抱大腿、拢头发等手姿，均属于不稳重的手姿。在他人面前，尤其是正式场合及面对尊者和长者时，更应禁止。

考点：手姿礼仪

三、护理工作中的仪态礼仪规范

（一）持病历夹

1. 持病历夹方法　持病历夹有两种方法（图5-33）：

（1）方法一：左手持病历夹的上 1/3 和下 2/3 交界处，肘关节屈曲，病历夹的夹面向上，下端紧贴于腰部，使病历夹与上身躯干呈锐角。

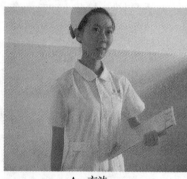
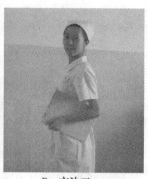

A. 方法一　　　　　　　B. 方法二

图 5-33　持病历夹方法

（2）方法二：将病历夹放于身体的左侧，紧贴于躯干，病历夹的前缘略向上，夹面向内，肘关节屈曲，左手持病历夹中上部，右手下垂或自然摆动。

2. 打开病历夹记录　左手持病历夹于胸前，右手放在病历夹的右下角（图5-34A），打开病历夹（图5-34B）。处理医学文件时，取笔书写（图5-34C），再将笔和病历夹还原。

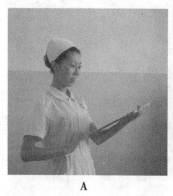
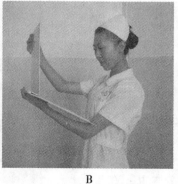
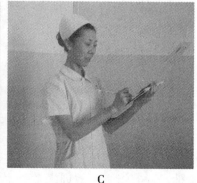

A　　　　　　　　　　B　　　　　　　　　　C

图 5-34　打开病历夹记录

3．注意事项

（1）持病历夹行走时不可肘关节伸直、手持病历夹一角、来回摇摆。

（2）病历夹不能随意乱放。

考点：持病历夹的方法及注意事项

（二）端治疗盘

1．端治疗盘的基本方法　端治疗盘是护士最常用的工作手姿。其方法是：在站姿或走姿的基础上，双手托于治疗盘底两侧边缘的中部（根据盘的重心做适当的调整），两拇指放在治疗盘的两侧面，其余四指自然分开，托住盘底；治疗盘内缘距躯干 4 ～ 5cm；双肘紧靠两侧腋中线，肘关节呈 90°，前臂同上臂及双手一起用力，保持治疗盘平稳（图 5-35）。

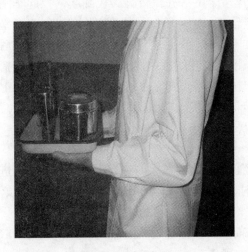

图 5-35　端治疗盘

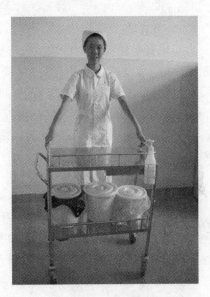

图 5-36　推治疗车

2．注意事项

（1）拇指不能触及治疗盘的边缘及内面；盘内缘不能触及工作服。

（2）取放治疗盘时，上身保持直立，必要时两腿屈膝，不可弯腰翘臀。

（3）端治疗盘开门时不能用治疗盘推门或用脚踢门，可用两侧肩部或后背肩胛部推门进入病房。注意礼让他人。

（4）时刻保持治疗盘平稳。

考点：端治疗盘的方法及注意事项

（三）推治疗车

1．推治疗车的方法　推车时身体位于车后，身体与治疗车保持 15 ～ 30cm 距离，双手扶住车把，双臂均匀用力平稳前进。行进时，抬头，收腹挺胸，背直，躯干略向前倾（图 5-36）。

2．注意事项

（1）行进中不能用手反拖着车行走。

（2）入室前停稳车，用手轻推开房门后，再推车入室，不可用车将门撞开，入室后应将门关上，再推车至床边。

（3）随时观察车内物品，注意周围环境，礼让他人。

（4）防止因两臂用力不均匀造成车体左右摇晃。

（5）防止推车过程中发出声响，形成噪声。

考点：推治疗车的方法及注意事项

（四）推平车

平车用于急需运送抢救的急危重症患者，或手术前后的患者。推平车和推治疗车有相似之处，求快求稳。在运送患者时，使患者的头部置于大车轮一端，以减少对患者头部的震荡，小车轮一端位于前方，这样容易把握方向，也便于对患者面部情况进行观察（图5-37）。

（五）推轮椅

协助患者坐轮椅时，将轮椅推至床旁，使椅背与床尾平齐，将脚踏板翻起，拉起车闸以固定车轮，如无车闸，护士应站在轮椅后面固定轮椅，防止前倾。扶患者上轮椅，患者坐稳后，翻下脚踏板，嘱患者把脚踏在脚踏板上。推轮椅时，嘱患者手扶轮椅扶手，尽量靠后坐。嘱患者身体勿向前倾或自行下车；下坡时要减慢速度并注意观察病情。协助患者下轮椅时，将轮椅推至床旁，固定好轮椅，翻起脚踏板，扶患者下轮椅。护士两手扶轮椅扶手，上身保持直立，身体略向前倾，两手臂用力均匀，推轮椅求慢、求稳，以免患者不适或发生意外（图5-38）。轮椅在医院中的使用很广泛，应经常检查轮椅，保持其良好的性能。

（六）搀扶

搀扶是指医护人员用自己的一只手或双手去轻轻架扶服务对象的一只手或上臂共同行进的方法。在医院环境中，当遇见身体虚弱的患者时，作为医护人员应该主动给予关心照顾，以保证患者的安全。护士在对患者进行搀扶帮助时，应注意：

1．了解患者身体情况　护士在搀扶患者行进前，要评估患者的身体情况，以决定采取

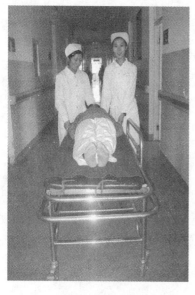

图5-37　推平车

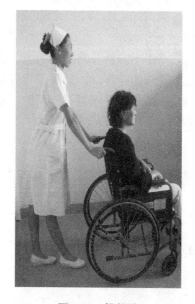

图5-38　推轮椅

何种搀扶的方法，达到既安全又节力的目的。

2．征求患者的意愿　护士在搀扶前需征得患者的同意，以免伤害患者的自尊心。

3．选择恰当的方法　正确搀扶的手法是以一只手臂穿过对方的腋下，架扶其上臂，再以另一只手扶在其前臂上共同行进（图 5-39）。

4．速度适宜　护士搀扶患者行进时，要注意步伐不宜过快，应该与对方保持一致，否则，会使患者感觉不舒适或缺乏安全感。

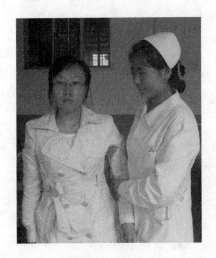

图 5-39　搀扶

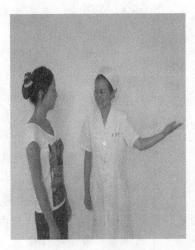

图 5-40　指示引导

（七）指示引导

指示是给他人指明地点、方向。引导是指在行进中带领着服务对象。护士经常需要陪同引导患者一同行进（图 5-40）。在陪同引导患者行进时应该注意以下问题：

1．位置选择　若护患双方平行前进，护士应该位于患者的左侧；若双方单行前进，护士应该位于患者左前方 1.5m 左右；上下楼梯时护士应走在前面；到了病房门口先为患者打开房门，让患者先行。在行进中与患者交谈时，应将头部和上身转向患者与之沟通交流。

2．行进速度　在引导患者前行时，速度应该保持与患者同步，特别是在引导老年患者和虚弱患者时更应注意。切勿时快时慢，以免患者产生不安全感和不被尊重的感觉。

3．注意关照和提醒　陪同行进过程中要注意以患者为中心，在照明欠佳、转弯、上下楼梯等环境时，应该随时以口语提醒并使用手势，为患者正确指引方向，并给予适当的照顾，以防患者跌倒受伤。

考点： 推平车、推轮椅、搀扶、指示引导的方法及注意事项

小结	仪表即人的外表，包括个人的外部轮廓、容貌、表情、举止和服饰。仪表不仅表现个体的文明修养程度，而且在人际交往中起着重要作用：有利于塑造个人良好形象；有利于获得尊重、建立自信；有利于建立和发展良好的人际关系；有利于塑造护士良好职业形象。护士仪表在护理职业中起着举足轻重的作用，因此护士仪表礼仪应庄重大方，护士的服饰应规范整洁，护士的举止应规范优雅。

小结	仪容，一般指静态的仪表。仪容美包含了仪容自然美、仪容修饰美、仪容内在美。仪容修饰应遵循整洁、美观、自然、协调的原则。护士的仪容修饰礼仪包括发型修饰、面部修饰和肢体修饰。护士适当的淡妆修饰，能够展示出护士自然柔和之美，还能体现出得体大方的职业风貌。护士化妆的要求有扬长避短、真实自然、整体协调，而且要体现出护士的职业特点。护士要遵守以下化妆注意事项：勿当众化妆，不化浓妆，化妆不要妨碍他人，适时补妆，不要使妆面残缺，化妆品应专用，不要评论他人的化妆。 服饰的功能有：保护功能、遮羞功能、标志功能、表达功能、审美功能。着装的原则有：TPO 原则、适体性原则、个性化原则、整体性原则、整洁性原则。护士的着装均有具体明确的要求，应按要求规范着装，避免错误穿法。 仪态通常是指人们身体呈现出的各种姿势以及人们在各种行为中所表现出来的风度。护士的基本仪态礼仪包括：站姿、坐姿、走姿、蹲姿和手姿等，各自均有其标准和要求，应做到站姿挺拔、坐姿端庄、行姿轻快敏捷、蹲姿优雅、手姿有礼、持物安全节力美观。 护士在工作中的仪态礼仪规范有：持病历夹、端治疗盘、推治疗车、推平车、推轮椅、搀扶、指示引导等的规范，都有具体的礼仪要求。护士应严格遵守礼仪规则，树立良好的职业形象。

（祁 玲）

第六章 不同岗位护理工作礼仪

学习目标	1. 归纳门诊、急诊、病房、手术室护士工作礼仪的基本要求。 2. 运用门诊接待和治疗中的礼仪规范，进行门诊接待和治疗工作。 3. 归纳急诊护理工作礼仪，高效开展急诊护理工作。 4. 能正确运用礼仪规范为入院、住院、出院患者开展护理工作。 5. 能正确运用礼仪规范为手术患者开展护理工作。

第一节 门诊护士工作礼仪

案例

小王做得对吗？

小王是一名临床实习的护士，忙碌的护理工作，使她不是很适应。临下班时，内科门诊来了一位中年女性就诊，小王认真地为其测量血压。记录血压时，疲惫的小王不经意间叹了口气，患者焦虑地问道："护士，我的血压是不是不正常？"

思考：1. 小王哪里做得不对？

2. 在门诊工作时应注意哪些问题？

门诊是医院面向社会的窗口，是患者来医院就诊的第一站。医护人员的言谈举止及工作质量的高低反映出一个医院的整体水平和精神面貌，也会给患者留下非常深刻的印象。护士是患者进入医院的第一接待人，在门诊与患者接触最多的也是护士，所以门诊护士是医院的形象使者，肩负着沟通医患关系、展现医院形象的重任。患者来医院就医，面对医院陌生的环境，难免会产生孤独感和恐惧感，此时患者最希望得到医护人员的理解和关心，因而他们对医护人员的言谈、举止、表情甚至下意识的动作都非常敏感。因此，门诊护士必须有端庄稳重的仪表、和蔼可亲的态度、高雅大方和训练有素的举止、良好的交际礼仪修养，为更好地服务于患者奠定良好的基础。

一、门诊接诊礼仪

（一）接诊礼仪的基本要求

1. **仪表端庄稳重**　护士的仪表应文明端庄，做到着装合适得体；不化浓妆，不戴首饰；燕式帽佩戴端正、梳妆整齐、短发不过衣领、长发需盘髻；工作服清洁平整、无污渍、无缺损；佩戴的胸牌清晰、端正；站、坐、行、蹲及操作的动作规范优美——这些都可增加患者对护士的信任，给患者留下良好的第一印象。

2. **态度热情主动**　在门诊工作的护士应热情主动地为患者服务，即主动迎接、主动问候、主动询问、主动接诊、主动导医、主动帮助、主动服务、主动配合。热情主动的服务可消除患者的陌生感和恐惧感，给患者留下良好的第一印象。

3. **语言规范礼貌** 护士与患者接触时必须做到语言文明、礼貌、规范，表达准确；语气亲切、和蔼；语调柔和、悦耳；音量、语速适中，使患者能够听清楚。这是门诊护士最基本的礼仪要求，它有利于护患关系的融洽，增加患者的亲切感，消除患者对医院的恐惧心理。

4. **表情自然真诚** 护士与患者接触时，应面带微笑，目光热情、亲切、自然、真诚，表达出对患者由衷的关爱之情。护士热情地微笑，患者感受到的是热诚和欢迎；热情、慈祥的目光，能使患者信心倍增、精神振奋。

（二）门诊导诊礼仪

1. **热情接待，主动介绍** 大多数患者都对医院有一种陌生感。患者都有一种共同的心理需求，那就是希望能够得到重视、同情和理解，希望医护人员能主动与他们交流，希望了解医院的环境、医疗技术等相关问题，希望能马上见到接诊医生。尤其是在候诊室等候期间，容易情绪焦躁。此时，护士应理解患者的心情，在接待每一位患者时应该主动热情地与患者打招呼，询问是否需要帮助，合理安排和维持就诊秩序。如时间允许，可以根据患者关心的问题向患者介绍一些医院专科特色、专家诊疗特色及出诊时间，以及宣传相关疾病预防的常识和基础知识等，营造一个温馨、友善、互助、有序的就诊环境，使患者感受到医护人员对他的关心和重视，从而增加患者对医护人员的信任感，消除陌生感。

2. **就医指引，提供方便** 患者从挂号开始，到就诊、做各种检查、取药、治疗等，都需要经过几个不同的环节及场所，需要医护人员耐心详细地给患者做好就医指引，以方便患者和减少患者不必要的麻烦。遇到行走不便的高龄患者或病情较重的患者时，导诊护士应酌情简化就医程序，予以关照。如：主动协助患者挂号并护送患者到诊室等候，必要时用轮椅或平车护送，或主动向其他待诊患者做好解释，征得理解及同意后，协助患者提前就诊或做相关检查等。

3. **沟通协调，化解纠纷** 对前来投诉的人应稳定其情绪，耐心倾听其诉说，对由于医护人员行为不当引起的投诉应向就诊者致歉，并做好解释工作，必要时请相关部门协助解决。如投诉者投诉时情绪激动，护士可亲切地安抚患者，给投诉者让座、倒水，并配以安慰性语言，如："您好！请问有什么可以帮助您的吗？""您请坐，先喝点水，别着急，慢慢说。"护士应耐心倾听患者的诉说，认真记录。在患者陈述事件后，可说："请您放心，您的建议我会及时转告相关部门，不断改进我们的工作。"最后对患者说："谢谢，请慢走。"事后及时向相关部门或上级汇报情况。

4. **准确介绍，配合救治** 随着医学事业的飞速发展，人们对就诊的要求也在提高。这就要求导诊护士要具备一定的综合素质。必要时护士不仅要向患者介绍医院的环境、设施、科室分布等情况，还要介绍各科室的新技术、新业务以及各科疾病的基本特征、好发部位、临床表现等医疗知识；介绍各科的常规检查价格；常用药的价格、药理作用及用药后的不良反应；各项检查之前的准备及注意事项。在与患者的接触中要最先敏锐地了解患者的病情，以最快的速度了解患者的需求，严密观察患者的病情变化，以准确地确定到哪个相关的科室就诊，最大限度地缩短患者就诊时间。同时对一些急危重症患者要及时、准确地发现情况，尽快与相关科室联系，施行相应的抢救措施，为急救赢得时间，配合医生进行抢救；护送危重患者到各科室就诊，既能挽救患者生命，又可避免医疗事故的发生。

5．健康宣教，耐心解释　患者在候诊室候诊时，护士可利用候诊时间，采用口头、电视录像、图片、板报或赠送宣传小册子等形式开展健康教育；对患者提出的各种问题给予耐心解释和说明；主动与候诊患者进行沟通，询问是否有需要帮助的事情；对候诊时间较长、情绪烦躁的患者应给予理解，并语言安慰："请您再耐心等一会儿，今天患者确实很多，我们会尽快安排的。"切不可置之不理，冷漠对待。

二、门诊治疗护理工作中的礼仪

到医院就医的患者中，有相当一部分是在门诊接受治疗的，在为患者进行治疗护理过程中，除了规范、娴熟的操作外，还应注意工作中的文明礼貌。

1．治疗前科学解释　进行治疗护理操作前应礼貌地对患者做一些关于治疗措施的科学解释，让患者了解治疗措施的意义，充分体现对患者知情权的尊重。例如，要给一位发热患者进行肌内注射退热药时，应这样向患者说明："您好，您正在发热，长时间高热会消耗体内大量水分，同时会损害人的大脑，这对您的健康很不利，所以现在我要按医嘱给您注射退热药，这是安痛定，退热效果比较好，请您把裤带松开，将裤子解下，让我来为您做肌内注射好吗?……"注意在整个治疗操作过程中要求患者配合时一定要"请"字当先，不能以命令式的口气对患者说话。

2．治疗中礼貌冷静　进行治疗护理操作时既要严格执行操作规程，又要做到动作轻柔、神情专注、态度和蔼。当患者配合治疗结束后，还应当向患者致谢，并给予适当的安慰。如："谢谢您的配合。您现在需要好好休息，用药后一会儿就会感觉好些的，请不必担心。如果有什么不适可随时叫我。"整个治疗过程中都应注意保持举止有度，言谈有礼，即使遇上某些患者挑剔、为难也要保持冷静，具有耐心，始终以礼相待。

3．治疗后嘱咐送别　患者在门诊治疗结束离开前，除了必需的医嘱交代外，还需礼貌地关心、嘱咐患者注意保重身体，给患者留下急需帮助时的联系方式，把患者送到诊室门外，送上几句祝福、送别的礼貌语，如："您请走好，注意按时服药，保重身体，有何不适请随时与我们联系或来诊，药袋上有我们的联系电话。祝您早日康复！"让患者来时痛苦、焦虑，去时舒畅、满意。

> **考点：**门诊护士工作礼仪

（杨纪芳）

第二节　急诊护士工作礼仪

案例

急救中的礼仪规范

患者王某，男，58岁，因胸闷、上腹烧灼感伴左臂麻木，由家人陪同来院就诊。在候诊的过程中突感心前区剧烈疼痛，面色青紫，从椅子上跌倒在地，即刻进入急诊室进行抢救治疗，医生诊断为急性心肌梗死。患者有濒死感、深感恐惧，家属也非常紧张。

思考：1. 护士在抢救患者时应该注意哪些礼仪规范？

2. 应该如何安慰紧张的患者及家属？

急诊患者是随时可能发生生命危险的特殊个体，患者和家属大都有紧张、焦虑、恐惧的心理，他们把每一丝生的希望都寄托在医护人员的身上。急诊护士作为首先与患者及家属接触的医护人员，她的工作不仅直接关系到患者对医院的信心，也关系到患者生命的转归。所以，一名优秀的急诊护士，应以高尚的思想品德、良好的心理素质和精湛熟练的护理技术取得患者的信任，还要以优良的身体素质和礼仪修养及沉着冷静、敏捷果断的工作作风来完成急诊护理工作。

一、急诊护理工作礼仪基本要求

急诊科是收治急危重症患者的场所，患者起病急，病情复杂多变，生命垂危，并且急诊患者心态各异，所以急诊护士应具有特殊的基本工作礼仪要求。

（一）全面的专业知识和娴熟的护理技术

急诊患者病情重而复杂，护士必须掌握丰富的理论知识，如疾病特点，抢救要点，抢救程序及各种抢救药品的摆放、剂量、使用方法、不良反应及作用机制、配伍禁忌等。丰富的专业知识是做好急诊工作的重要前提。在此基础之上，具备娴熟的操作技能又是做好急救护理工作的保障，如各种抢救器械使用操作要领、各种抢救程序及各种临床操作技能等。动作应娴熟敏捷、正确、忙而不乱，以赢得抢救生命的宝贵时间。

（二）无私的奉献精神和高度的责任感

急诊工作不但量大，而且抢救危重患者的工作紧张、劳苦、具有风险。因此，急诊护士应具有无私的奉献精神和高度的责任感，及时了解和满足患者的心理需求，满怀同情心，为抢救患者生命、减轻患者痛苦而努力工作。

（三）良好的急救意识和团队协作精神

急救意识是护士对患者所特有的病情时刻保持警惕和对抢救患者过程时间性的一种特殊反映。面对种种急诊患者，急诊护士必须敏锐、准确地判断，及时实施适当的救治措施。急诊科是风险最高的科室，患者及其家属情绪易激动，甚至医护人员的安全也会受到威胁。在危急时刻，急诊护士要与医生配合，齐心协力抢救患者，及时沟通，分工合作。积极做家属工作，说明病情的危险性和积极抢救的重要性，使患者和家属的情绪得到控制，患者得到及时救治，尽快脱离危险。

（四）良好的礼仪修养和沟通技巧

急诊患者是比较特殊的护理对象，他们对护士的举止、表情、态度十分敏感。在与急诊患者较短的接触时间里，护士洁净整齐的着装、高雅大方的仪表、稳重端庄的举止、体贴入微的言谈、良好的工作态度，对患者的心理有着明显的安抚作用。在急诊科，因为患者病情急、危、重，发病突然，变化迅速，个别患者及家属表现得很不冷静，在这种特殊情况下，护士应用良好的沟通技巧，护理工作将收到事半功倍的效果。

（五）良好的身体和心理素质

急诊护士是体力劳动者，又是脑力劳动者。扶、抬、拉、背患者，常需护士辅助或独立完成，并且护士除完成日常轮班工作外，遇有重大抢救或意外事故还要加班加点。没有健康的体魄，则无法胜任急诊工作。急诊护士面对的急危重症患者，病情危重、差异大、变化快，个别患者及家属常常心情焦躁，所以护士应敏锐观察、沉着冷静、灵活应变、处变不惊、忙而不乱、机智果断，根据具体情况，做出正确的判断和处理。

（六）高度的法律意识

随着社会的发展、国家法律法规的健全，患者的法律观念日益增强，对医疗服务质量、护理安全要求不断提高，护理工作稍有疏忽，就会造成患者的不满和投诉，甚至医疗纠纷。因此，急诊护理工作应严格遵循各项操作常规，牢固树立"安全第一、质量第一"的观念，增强法律、法规意识，依法执业。在沟通过程中，不能随意承诺或保证预后等，以免使自己的工作处于被动局面。

二、急诊接待礼仪

（一）安慰解释，稳定情绪

急诊患者由于病情急，来势猛，缺乏心理准备，从而引起情绪紧张、惊恐不安。护士应在紧张环境中积极果断、快速有序地开展救治工作。要富有同情心，且以简洁明了的语言给患者和患者家属以必要的、适当的安慰和解释，尽快使患者和患者家属消除紧张情绪，以利于对病情做出进一步处理。如"您好，您哪儿不舒服？""您好，您别着急，请您简单谈一下发病的经过。""不要紧张，到了医院，我们都会尽力来帮助您的，您放心。"

（二）抓住时机，果断处理

急诊护士对患者的病情有大致的了解后，应立刻实施必要的救治措施，抓住抢救的最佳时机，积极救治。救治工作的方法要正确、决策要果断、措施要得力，充分体现护士处理问题的针对性、及时性，增强患者对护士的信任度。

（三）紧急不失礼节，有效沟通信息

急诊患者心理活动比较复杂，总伴有一定的紧张和绝望感，如果护士再表现出紧张和慌乱，无疑会加重患者的紧张和恐惧，使患者丧失生存的信心。所以急诊护士态度要更为温和、礼貌，繁忙中仍不失礼节，表情自然从容，语言礼貌诚恳。急诊护士在实施紧急抢救的同时，还应注重与患者进行沟通，了解他们的需求，给予亲切的安慰。患者病情稳定后，动态关注患者的心理变化，以精湛的急救技术和良好的沟通技巧来赢得患者和家属的信任。同时还要注意，在进行暴露性操作时，要保护好患者的隐私，对清醒患者要适当地进行解释、安慰和遮挡，如"现在需要导尿，我帮您把裤子解下来，我会为您遮挡好，您别紧张。"

三、急诊救护礼仪

急危重症患者一旦入院，应该迅速地铺设"绿色通道"。急诊护士应将平时学习、积累的知识和经验充分发挥出来，在第一时间实施恰当的急救措施，做到稳中求快，忙而不乱。

（一）急而不慌，忙而不乱

急诊工作具有紧急性和不稳定性，应随时做好救护的物品和心理准备。物品准备要做到"五定"，即定点放置、定人保管、定数量品种、定期消毒灭菌、定期检查维修。熟悉抢救设备的性能和使用方法。救护时应具有较强的应变能力，要做到沉着应战，临危不乱，始终保持急而不慌、忙而不乱、从容礼貌的工作态度，以稳定患者和家属的情绪，争取得到他们更好的配合，有利于进一步地实施救护。

（二）团结协作，密切配合

急诊救护涉及医疗、护理、实验室检查（化验）、放射、收费、药房及行政等多个方面，这些工作往往是一环扣一环的。在涉及多个科室的合作救护时，护士应协助做好各科之间的协调工作，以救治患者为中心，相互间紧密配合、团结协作；救治过程中护士应以大局为重，服从救护工作的安排，注重同事间的文明礼貌，互相理解、互相尊重，不要因言语不慎、行为过激而伤害同事感情，影响对患者的抢救。

（三）缩短抢救时间，稳定患者情绪

尽量安排检查、治疗和护理操作相对集中地进行，避免医疗救治时间的拖延，减少患者的痛苦与潜在危险。使患者尽可能处于安静、舒适的状态，安抚患者的心理，缓解其紧张情绪，以达到最佳治疗效果。

（四）及时通报，消除顾虑

尊重患者及家属的知情权，及时向他们解释或通报病情、治疗方案和预后，耐心倾听家属的诉说，对其疑问及时予以解答，尽量消除其顾虑，促进相互理解。注意保护患者的隐私，维护其身心的完整性，促进患者的康复。对抢救无效死亡的患者，做好家属的心理疏导，严肃、认真地做好死者的善后护理，体现出对死者的关爱、同情与尊重。

（五）给予理解，获得支持

由于患者起病急、病情重，家属往往在短时间内无法接受当前的现实，常表现出焦虑、坐立不安，极度担心亲人的病情，急于了解患者的一切相关信息，甚至想亲临急救现场等。此时护士应充分理解家属焦急的心情，在抢救的同时，给予患者家属适当的安慰，切忌态度生硬，要耐心解答家属提出的各种问题，对家属的过激言行，要冷静对待、充分理解。为保证抢救秩序，劝说家属及护送人员在急救室外和家属休息室等候，并及时通报患者的病情；在特殊情况下，可让家属陪伴患者，消除患者的孤独感与无助感，使患者心理得到支持。指导患者家属如何配合医疗护理工作，及对患者给予关心与支持。如果有可能抢救无效，应事先通知家属，使他们有一定的心理准备。

 知识链接

急救室陪伴管理

急救室是急危重症患者的集聚地，是否适宜家属陪伴是值得探讨的问题，原则上应当从患者利益出发，只要利于患者的病情转归，可视情况而定。

1. 家属不陪伴　因家属陪伴会影响急救人员及患者的情绪，患者会觉得自己已经危在旦夕，会产生放弃抢救的心理暗示；而急救人员会有心理压力，继而影响急救质量。

2. 必要时家属陪伴　对特殊患者，如语言沟通困难、小儿、有自杀倾向等特殊情况时，在病情允许情况下，可视情况允许家属短期陪伴。

3. 实行封闭式管理　封闭式管理有利于医疗护理安全，会让环境更有序，忙而不乱，工作井然有序，从而更利于患者的利益。

4. 温馨提示语与宣传栏的应用　可在急救室外设立告知家属的温馨提示，让患者家属理解抢救患者是争分夺秒的严肃事件，让患者家属信任医护人员并取得其理解及配合。

5. 设立家属等候区　家属因担心患者，身心皆疲惫与不安，可让家属适当休息。

考点： 急诊护士工作礼仪

（杨纪芳）

第三节　病房护士工作礼仪

案例　　　　　　　　　　**热情的刘老师**

在校实习护士小张，患急性肺炎住院。虽然见习时曾多次来过医院，可是作为患者，小张还是觉得非常紧张。当她一进到病区，责任护士刘老师立即微笑着迎上去，把她带入病房，并关心地问她哪里不舒服、有什么要求，并给她做介绍，使在外求学的小张备感亲切。住院期间，每位护士都给予她无微不至的关怀，她提出的问题也得到详细的解答。她积极地配合治疗，很快就痊愈了。出院时，刘老师又给她详细地介绍注意事项，并帮她办理出院手续。送她出病房时，刘老师开玩笑地对小张说："以后可一定要注意身体啊，多参加体育锻炼，增强体质，再来病房时可要作为一名护士来，不能再来当患者了！""嗯，一定注意！"小张使劲点头回答着。

思考：1. 从刘老师那里你学会了什么？
　　　2. 在面对入院、住院和出院的患者时，应遵循哪些礼仪规范？

病房是患者在医院接受进一步检查、治疗和护理的主要场所。住院患者有各种复杂的心理活动，护士作为病房内的主要医护人员，其言行举止会对患者产生重要的影响。所以护士应掌握各种不同情况下的护理工作礼仪，为患者提供优质的护理服务。

一、病房护士工作礼仪的基本要求

病房护士在工作中应做到热情接待、彬彬有礼、落落大方、体贴关怀、沟通良好，严守规章制度，建立良好的护患关系，为患者创造安静整洁的环境，营造温馨和谐的氛围，掌握娴熟过硬的技术，提供优质满意的服务。

知识链接　　　　　　**优质护理服务的具体礼仪要求**

1. "三化"　操作规范化、护理人性化、管理制度化。
2. "六多"　多一声问候、多一句解释、多一点理解、多一份关注、多一些笑容、多一声祝福。
3. "七声"　患者初到有迎声、进行治疗有称呼声、操作失误有歉声、患者合作有谢声、遇到患者有询问声、接电话时有问候声、患者出院有道别声。

二、患者入院护理礼仪

当患者需要进一步住院治疗时，护士应热情礼貌地接待、宽慰患者，有利于缓解患者焦虑不安的情绪，使即将开始的医疗护理工作有一个良好的开端。

（一）办理入院手续

患者需住院检查或治疗时，护士应做到热情、亲切地接待，耐心、细致地指导。如指导患者或家属持住院通知单到住院处办理入院手续；指导患者及家属填写登记表格、缴纳住院押金等，并对患者患病的不幸表示同情和关心。应杜绝冷淡、漠不关心、不耐烦，甚至是冷眼相对、斥责患者及家属的态度和行为。

（二）护送患者进入病区

办理好入院手续后，门诊护士要电话通知病房护士，并护送患者进入病区。护送过程中护士应满腔热情地关心患者，嘘寒问暖，主动与患者沟通交流，为患者介绍病房情况，耐心、细致地解答患者或家属的提问，使患者能尽快地适应角色的转变。护送过程中，对能步行的患者可扶助步行；对不能行走或病情危重的患者可用轮椅或平车护送，并根据病情安置合适卧位，护送过程中注意保暖，不中断输液或给氧，密切观察患者的病情变化，保证患者安全。送入病区后，护送人员还要礼貌、耐心、详细地与病房值班护士就患者的病情、物品进行交接，做到有始有终，服务环环相接。

三、患者进入病区后的护理礼仪

护士文明礼貌的行为举止，是实施整体护理的要求，是护士良好职业道德修养的体现。

（一）接待新入院患者的礼仪

1. 迎接新入院患者的礼仪　得知患者将进入病区，护士应在病区门口迎候，这样易使患者及家属备感亲切和温暖。护士要和蔼地与患者打招呼："您好，我们接到住院处通知了，让我来帮您拿东西。"当患者来到护士站时，办公室护士要起身迎接，面带微笑，一边安排患者坐下，一边给予亲切的问候并做自我介绍："您好，我是办公室护士，请您先把病历交给我。"同时双手接过病历以示尊重。如同时还有其他护士在场，也应抬起头来，面向患者和家属，亲切微笑，点头示意，以示欢迎。在引导患者进入病房的过程中，要主动帮助患者分担重物，对于急症患者或行动不方便的患者，如年老体弱者、孕妇、小儿，应尽快地使患者处于最佳舒适体位。

2. 对新入院患者做介绍的礼仪　对新入院患者进行入院介绍时，责任护士首先向患者简单介绍自己及医生的情况；在带领患者进病房过程中视患者的病情介绍病区环境，如护士办公室、医生办公室、卫生间、治疗室、处置室等；患者在病床安顿好后，视病情向患者介绍病友，病房设备，呼叫器的位置、功能和使用方法；介绍住院的有关制度如作息时间及住院规则等。护士在介绍时应注意语气和措辞，尽可能多用"……可以吗？""请""谢谢""为了您……"等征得患者同意、文明、客气的语句；避免使用"不准……""必须……"等命令式的语言，使患者在愉悦的心境中接受护士的介绍，指导患者逐渐适应患者角色。这样才能消除患者的紧张、恐惧情绪，取得患者良好的配合。

（二）患者住院期间的护理礼仪

在护理工作中，护士的行为举止直接影响患者的情绪和心理活动，进而影响治疗效果，这就要求护士进行护理活动时必须做到亲切、轻柔、稳重、准确、快捷。同时应做到以下几个方面：

1. 自然大方　护士在站、坐、行、蹲等各种姿态及各种操作中应姿势规范，动作优美、舒展。比如：行走时庄重自然、轻盈快捷；端治疗盘、推治疗车平稳；开关病房门动作轻；各项操作轻快准确等。这些都能给患者以安全、优雅、轻松、细腻、灵巧、清新的感受。护士镇静、自然的神态能使患者对护士的水平和能力产生信任感，如果护士在患者面前表现得惊慌失措或举止浮躁，会加重患者的害怕、恐惧及不信任，从而对医院的治疗水平和工作质量产生质疑。

2. 亲切温柔 新入院患者进入病房，都存在一个适应新环境的过程，护士微笑的面容、亲切的语调、关怀的问候最能使患者感到温暖，是患者摆脱孤独感的最重要因素。查房、治疗时先亲切地道一声问候，给予一个亲切的称呼；要求患者配合时说声"请"，得到患者配合后说声"谢谢"；在与患者交谈时温柔地看着患者，因为患者感觉这"看着"的意义远远大于"说着"的作用；一杯水、一个搀扶的动作或一个表示关怀的触摸，都可使患者产生一种亲近、温暖、信任和敬重之情，可缩短与患者之间的距离。同时护士要善于控制和调节自己的情绪，不能将不良情绪带到工作中，更不能在患者面前表露出来。

3. 敏捷准确 护士快速及时、安全贴心的服务不仅能迅速解决患者的问题，还会获得患者的信赖和尊重。护士在临床护理中，必须做到思维敏捷、动作准确无误。特别是在患者病情紧急、突变的情况下，凭借科学的态度和丰富的知识与经验，给予及时准确的判断和处理，能为患者进一步的治疗赢得时间。

4. 技术娴熟 患者都有一种强烈的安全需要，他们希望医护人员的医疗护理水平、医疗护理措施能保障其健康安全；渴望能通过医护人员的诊断、治疗和护理减轻或消除病痛，恢复身心健康。护士娴熟的技术是消除患者顾虑、赢得患者满意、树立信心和满足安全感的重要因素，同时也是护士完成护理任务的关键。因此，一名合格的护士，要熟练掌握操作技能，并不断钻研业务，学习掌握广博的科学知识，掌握现代护理新理念、新技术。

5. 满足患者的合理需要 对患者的不同需要，要尽量给予满足，对不合理或无法满足的应委婉地予以解释和说明。例如，给患者提供营养丰富、适于治疗的饮食，保证患者充足的睡眠，提供良好的有利于治疗和休养的环境，对缺氧患者给予吸氧等，满足患者的生理需要；提供保障患者生命、健康及心理安全的环境和措施，提供有关疾病的各类信息，满足患者对安全及信息的需要；关心、爱护患者，为慢性病患者提供娱乐的环境，促进病友间沟通与交流，满足患者对归属和爱的需要；理解、尊重患者，鼓励患者自强、自护，适时遮挡患者，保护患者隐私等，满足患者对尊重和自尊的需要。

四、患者出院护理礼仪

患者通过治疗恢复健康或因其他原因需要离开医院时，护士应按护理礼仪规范，做好出院前的各项工作，增加患者的满意度，维护医院声誉和护士职业形象。

（一）祝贺出院并征询意见

患者出院前，首先对患者的康复（或好转）表示由衷的祝贺；感谢患者在住院期间对医护工作的理解、支持和配合；对自己工作的不足之处、对患者关照不到的地方表示歉意；谦虚地征询患者对医院或医护人员工作的意见和建议；表达对患者一如既往的关怀之情，并表示随时都会为患者提供力所能及的帮助等。

（二）做好出院指导

患者出院时，责任护士要做好出院指导。指导和主动帮助患者办理出院手续；介绍出院时的病情；指导患者出院后如何服药、如何随访、如何进行康复锻炼、如何控制自己的饮食起居、如何调节和保持愉快的情绪；介绍出院后的注意事项和复查的时间；耐心回答患者咨询的问题等。有些指导不仅需要护士的口头嘱咐，还需要在具体操作上给予患者示范指导，做到井井有条、细致周到。

（三）礼貌送别患者出院

患者的出院手续全部办清，必要的医嘱、健康指导详细交代妥当后，准备出院时，责任护士可协助患者整理个人用物，将患者送到病区门口，道别语一般不说"再见"，通常可说"记得按时服药""回去后多注意休息""有问题，随时打电话联系我们，我们会尽力帮助您""请慢走，多保重"等。并向患者行握手礼、挥手礼或鞠躬礼告别。

> **考点：**病房护士工作礼仪

（许　敏）

第四节　手术室护士工作礼仪

> **案例**
>
> ## "肿瘤取不完会有什么后果？"
>
> 患者张某，52 岁，患乳腺癌，行患侧乳腺全切及腋窝淋巴结摘除术。术中听到护士讲"取不完了"，就怀疑是自己的肿瘤"取不完了"。术后张某就找医生问："肿瘤取不完会有什么后果？"医生顺口说："会转移恶化。"患者听后即闷闷不乐。后来上级医生查房，患者又问同样的问题，经追问，患者说出术中听到的话，经过上级医生的解释，患者才放心了。
>
> 思考：1. 使该患者产生联想的原因是什么？
> 　　　2. 手术中医护人员应遵守的礼仪规范有哪些？

手术室护士工作性质特殊，地位重要，任何的差错事故都可能给患者带来不可挽回的影响。因此手术室护士必须严格要求自己，确保以最好的精神面貌、心理状态和工作态度，给患者提供最优质的护理服务。

一、手术室护士工作礼仪的基本要求

1. 严格按手术室要求着装，举止文雅，沉着冷静。

2. 医、护、患相互尊重，使用礼貌用语，有效沟通，减少摩擦；尽量满足手术医生的个人喜好，如手套的型号、特殊的缝线、特殊的手术器械等。当有疑问或与医生意见不一致时，应主动妥善解决，不能争吵与顶撞。

3. 在手术室等候区接待患者时巡回护士应摘下口罩，微笑地向患者问候，核对患者的姓名、性别、年龄及手术名称、过敏史、皮肤状况等。核对无误后将手术患者送入手术室。

4. 为患者实施各项操作时，动作轻柔，严肃认真，未接触患者的体液、血液时不要戴手套进行操作，以免引起患者误解，有嫌弃之疑。

5. 手术结束后及时为患者穿好衣裤，保护隐私，尊重患者的人格。

二、手术前护理礼仪

手术是一种创伤性的治疗手段，手术无论大小，对患者而言都是人生的痛苦遭遇，也是一种心理应激。手术给患者带来生存希望的同时，也给患者带来了强烈的心理刺激。患者多表现出焦虑、恐惧和紧张的情绪，出现种种不良的心理和生理反应。这就要求护士不仅要协助医生进行手术，而且还要具备关心患者、尊重患者、文明礼貌等高尚的职业道德情操，以减轻手术对患者造成的不良心理影响，保证手术成功。

（一）手术前对患者疏导的礼仪

需要手术的患者会出现焦虑、恐惧的情绪，担心手术不成功，危及生命和健康。术前的这种不良情绪如果得不到缓解，将会影响术中的配合和术后的效果，甚至可引起并发症。因此护士应针对患者术前的心理特点进行有效的疏导，并且做到有礼有节、科学可靠、措辞准确。

1. 加强心理沟通，缓解紧张情绪　护士用亲切、平等的话语与患者交谈，了解患者的想法和生活习惯（吸烟史、饮酒史）、社会背景（职业、社会地位等）、性格爱好、人际关系等；启发患者说出自己对手术的看法，有哪些顾虑、要求，有针对性地给予恰当的说明和解释，解除患者的顾虑，缓解其紧张情绪，给予患者激励和安慰，使患者对手术治疗做好充分的心理准备。

2. 注重交谈技巧，减轻心理压力　护患交谈应注意选择适宜的时间，如错开患者进食、治疗等某些不便的时刻；交谈时间不宜过长，以不引起患者疲劳感为宜；护士对于不知道或不明白的事情，不可含糊地回答，而应礼貌地对患者表示歉意，或向医生咨询后再回答患者，或请医生及其他知情人员进行解答；交谈中避免说一些会引起患者不安的话语，如"癌症"、"死亡"等，也不必对手术过程进行详细说明，以免增加患者的心理负担。经过术前交谈，多数患者能减轻心理压力，对手术有一定的心理准备，并能自觉地配合术后治疗和护理。

（二）接手术患者的礼仪

手术前，患者由手术室的护士负责接到手术室。接患者的过程虽然短暂，却是病房护理工作向手术室护理工作过渡的重要阶段，要求手术室护士态度和蔼、工作认真，使患者感到安全，减轻紧张、恐惧感。

1. 认真核对，严防差错　手术前，手术室护士到病房接患者时，首先应礼貌地与病房护士联系好，核对患者的科室、床号、姓名、性别、年龄、诊断和手术项目等。然后再来到病房，亲切地与患者打招呼，再次核对患者手术相关信息，并核实诸如备皮、管道留置等术前准备情况，防止接错患者而造成医疗事故。

2. 安慰鼓励，减轻焦虑　虽然病房护士对患者进行了术前教育，患者对手术有了一定的心理准备，但患者将要进行手术，紧张、恐惧、焦虑情绪仍然会很突出。因此手术室护士接患者时要态度温和、语言亲切、表情自然、动作柔缓。如"您好，您昨晚休息得好吗？我来接您到手术室，手术时我会陪伴在您身边""您的手术医生对患者非常负责，做手术又很有经验，您就放心吧"都可有效减轻患者的焦虑和恐惧情绪。

三、手术中护理礼仪

手术给患者带来的心理压力是巨大的，医护人员的态度对患者心理的影响又是微妙的，礼待患者也成了医护人员工作的重要内容。手术过程中，医护人员除应认真仔细地开展手术外，还应避免谈论与手术无关的话题，表情自然，举止从容，避免增加患者的心理负担。

（一）待患者似亲人

无论患者的年龄长幼、地位高低，护士对待每一位患者，都应像对待自己的亲人一样，始终以高度的责任心和细心去照顾手术患者。如进入手术室时，护士可边推着或扶着患者走，边向患者介绍手术室的布局、设备，以打消患者对手术室的恐惧感及神秘感。进入手术室后，将患者扶到手术床上，轻柔、带有保护性地帮助患者摆成麻醉体位，同时向患者介绍正确体位对手术、麻醉及预防术后并发症的重要性，像亲人一样爱护、安抚患者，尽力满足患者的要求。常以亲切、鼓励的话安慰患者，如"请放心，我在这儿"等。当手术将要结束，患者进入麻醉苏醒期时，护士先伏到患者耳边，用手抚摸患者的面部，小声而亲切地呼唤患者的名字，轻声对患者说"XX 先生（女士、小朋友），您醒了吗？手术已经做完了，您感觉痛吗？"

（二）言谈举止需谨慎

手术中，麻醉方式不同，患者的心理反应也不同。在非全身麻醉的手术中，患者对医护人员的言谈举止、器械的撞击声和自我体验都非常敏感。所以参加手术的人员，除认真仔细地进行手术外，还要尽量做到语言严谨、举止从容、动作轻稳。避免讲容易引起患者误会的话语，如"糟了"、"血止不住了"、"错了"等，因为非全身麻醉的患者，对医护人员的一举一动、一言一行都非常认真地体会和考虑，如果术后发生一些不良情况，患者常会把手术中听到的只言片语及当时的情景联系起来，误认为是产生问题的原因。更不要在非全身麻醉患者面前露出惊讶、可惜、无可奈何等表情，以免患者受到不良的暗示，造成心理负担。

四、手术后护理礼仪

手术完毕，护士要密切观察患者的病情变化，将患者安全送回病房，与病房护士做好交接工作。对患者家属态度应和蔼可亲，告知手术结果。

（一）告知手术结果，积极鼓励

手术结束后，护士应以和蔼可亲的态度告诉患者手术一切顺利，术后效果良好；表扬他战胜恐惧、配合手术，使手术圆满成功，鼓励他继续发扬这种精神，配合病房护士做好战胜术后痛苦的护理工作；祝他早日康复。等候的患者家属和朋友会十分焦急地前来询问术中情况，护士要给予充分的理解，耐心地解释，告知手术结果。

（二）认真交接，鼓励安慰

患者被送回病房后，手术室护士要详细、全面地向病房护士介绍患者术中、术后的基本情况，如生命体征、手术情况、目前用药、管道留置、注意事项等。应做到认真、细致、全面交接，以利于病房护士对手术患者病情的掌握，保证术后护理的正常进行。另外，手术室护士也要给患者及家属一些嘱咐，如术后的注意事项等。同时鼓励患者及家属树立信心战胜疾病，促进患者早日康复。

（三）手术后访视，提高质量

一般情况下，手术后 2 ~ 3 天，手术巡回或器械护士对手术后住院患者及手术医生进行访视。通过查阅病历及直接观察患者并与患者交谈，了解患者术后恢复情况；进行术后康复指导；通过了解患者术中体会，检查自己的工作，评价工作效果，总结经验，促进护理工作的改进；通过与医生沟通，了解手术中护理工作的不足之处，及时改进，提高手术护理质量，做到医、护、患三方满意。

知识链接

手术后访视的内容

1. 继续服务保障，促进患者康复。

（1）及时向患者报告手术成功的消息，告诉患者术中配合良好，以稳定患者情绪，使其乐观向上，加速康复。

（2）了解术后异常情况，及时报告医生。

（3）就现有不适，给予问候和疏导。

（4）对手术历时长、特殊体位或身体虚弱者，重点观察局部皮肤有无破损、有无压伤等，及时发现并协助解决；观察切口情况，有无血肿、渗液；身体恢复情况，有无呕吐、高热；腹部手术询问是否排气；颈部手术注意发音、吞咽情况；骨科手术注意肢体功能恢复情况、是否肿胀淤血；脑部手术注意瞳孔变化。

2. 解释患者提出的护理问题，重点是术后镇痛对肠蠕动的影响；留置管道对局部的刺激；植入假体的注意事项以及术后卧床的具体要求等，避免术后并发症的发生。

3. 征求患者对护理服务质量的意见和建议，如手术室温度是否感觉舒适，接待是否热情，这些有助于评估术中护理效果。请患者填写访视表，针对问题与不足，制订措施，确保手术安全，促进患者尽早康复。

4. 征求医生对手术巡回及器械护士配合、器械准备、器械完好率、手术室环境及温度、患者体位是否满意。请医生填写沟通表。

5. 每月收集术后访视沟通表，进行分析、总结、评价，提高手术室护理工作质量。

考点： 护士在术前、术中、术后的礼仪规范

小结	门诊接诊礼仪的基本要求有：仪表端庄稳重、态度热情主动、语言规范礼貌、表情自然真诚。门诊导诊时护士应做到：热情接待，主动介绍；就医指引，提供方便；沟通协调，化解纠纷；准确介绍，配合救治；健康宣教，耐心解释。门诊治疗护理工作中护士应做到：治疗前科学解释；治疗中礼貌冷静；治疗后嘱咐送别。 　　急诊护士的基本礼仪要求有：全面的专业知识和娴熟的护理技术；无私的奉献精神和高度的责任感；良好的急救意识和团队协作精神；良好的礼仪修养和沟通技巧；良好的身体和心理素质；高度的法律意识。急诊接待时应做到：安慰解释，稳定情绪；抓住时机，果断处理；紧急不失礼节，有效沟通信息。急诊救护时护士应做到：急而不慌，忙而不乱；团结协作，密切配合；缩短抢救时间，稳定患者情绪；及时向家属通报病情；理解家属焦急的心情。 　　病房护士基本礼仪要求有：热情接待患者，彬彬有礼，落落大方，体贴关怀，具有良好的沟通能力，严守规章制度，建立良好的护患关系；为患者创造安静整洁的环境，营造温馨和谐的氛围，实施娴熟过硬的技术，提供优质满意的服务。入院时护士应帮助患者办理入院手续，护送患者进

小 结	入病区；患者进入病区时护士应热情迎接，并做介绍。患者住院期间要求护士仪表自然大方，态度亲切温柔，动作敏捷准确，技术娴熟，满足患者的合理需要。患者出院时护士应表示祝贺并征询意见，做好出院指导，礼貌送别。 　　手术室护士的基本礼仪要求有：按要求着装、举止文雅、沉着冷静；医、护、患相互尊重；认真核对；动作轻柔；严肃认真地为患者实施各项操作；保护隐私，尊重患者。手术前，护士应对患者进行有效的疏导；接患者时应认真核对，严防差错事故发生；安慰鼓励患者，减轻其焦虑。手术中，护士应做到待患者似亲人，言谈举止谨慎。手术后，告知患者及家属手术结果，积极鼓励患者，认真交接，并做好手术后访视工作。

（许　敏）

第七章 人际关系

学习目标	1. 熟记人际关系的概念。
	2. 说出人际关系的特点。
	3. 举例说明影响人际关系的因素。
	4. 合理应用人际认知效应，建立和发展良好的人际关系。
	5. 掌握增进人际吸引的方法和策略，促进良好人际关系的建立。
	6. 应用建立良好人际关系的策略，建立良好的人际关系。

第一节 人际关系概述

案例

护士长的困惑

小刘是某市一家三级甲等医院神经外科的护士。她性格随和、为人热情、宽容大度，是科里的一号业务骨干。她工作认真，业绩突出，一有时间就到病房与患者沟通，患者都称她为贴心护士。由于把更多的时间留给了患者，所以很少能与同事们聚会和攀谈。当年底科室投票选举业务能手的时候，小刘落选了。当护士长与其他护士谈话了解她们对小刘有什么意见时，得到的几乎是同一个答案：小刘各方面都不错，就是离大家太远了。护士长申请追加了小刘的业务能手的名额。护士长困惑了，到底用什么方法评选优秀工作者好呢？

思考：1. 小刘为什么落选？此案例反映了人际关系的哪种影响因素？

2. 如果你是护士长，你用什么方法评选优秀工作者？

一、人际关系的概念

广义的人际关系，是指人和人之间的相互联系。狭义的人际关系是指人们在社会生活中，通过相互认知、情感互动和交往行为所形成和发展起来的人与人之间的相互关系。相互认知是人际关系的前提，情感互动是人际关系的重要特征，而交往行为则是人际关系的沟通手段。人际关系的本质是人与人之间在活动过程中形成直接的心理关系，或心理上的距离。它反映了个人或群体在寻求满足社会需要时的心理状态。与他人建立良好的人际关系是人类社会生活中最为重要的任务之一。豪斯顿研究人际关系发现：良好的人际关系有利于生活幸福；有利于心理健康和身体健康。

考点： 人际关系的概念

二、人际关系的特点

（一）社会性

人是社会的产物，社会性是人的本质属性，是人际关系的基本特点。随着社会生产力的发展和科学技术的进步，人们的活动范围不断扩大，活动频率逐步增加，活动内容日趋丰富，人际关系的社会性也不断增强。建立和发展人际关系是个人参与社会生活的基本方式，是个人社会化的基本途径。

（二）复杂性

人际关系的复杂性体现在两个方面：一方面，人际关系是多方面因素联系起来的，且这些因素均处于不断变化的过程中；另一方面，人际关系还具有高度个性化和以心理活动为基础的特点。因此，在人际交往过程中，由于人们交往的准则和目的不同，交往的结果可出现心理距离的拉近或疏远、情绪状态的积极或消极、交往过程的冲突或和谐、评价及态度的满意或不满意等复杂现象。

（三）多重性

多重性是指人际关系具有多因素和多角色的特点。每个人在社会交往中扮演着不同的角色：一个人可以在患者面前扮演护士角色；在同事面前扮演朋友角色；在丈夫面前扮演妻子角色；在孩子面前扮演母亲角色等。在扮演各种角色的同时，又会因物质利益或精神因素导致角色的强化或减弱，这种集多角色、多因素的状况，使人际关系具有多重性。

（四）多变性

人际关系的建立、发展是一个不断变化的过程。一个人在少年、青年、壮年、老年等不同的人生阶段，其人际交往的目标、兴趣、倾向以及人际互动的方式都是随着社会心理、文化环境以及交往的条件而不断发展变化的。因此人际关系具有多变性的特点。

（五）目的性

在人际关系的建立和发展过程中，均具有不同程度的目的性。随着市场经济的发展，人际关系的目的性更为突出。

人际交往的根本目的是满足交往双方的各种需要。交往个体的需求层次不同，在人际关系中，交际的目的也呈现出不同的形态：有的是为满足经济利益等物质的需求；有的则是为满足友谊、理解、支持等情感的需求；有的是为了满足安全感的需要；而有的则是为了满足其获得爱、尊重甚至自我价值实现等较高层次的需求；有的是为了获得高效的工作业绩的需求。总之，人际交往是为了获得必要的生活资料、必要的生活协作的手段，也是人获得精神上的愉悦和满足的方式。

考点：人际关系的特点

三、影响人际关系的因素

（一）仪表因素

一个人的容貌、服饰、仪态、风度都会影响人们彼此间的吸引，而且优雅的仪表会给双方愉悦和美的感受，容易引起他人的崇敬和效仿。仪表的吸引在初次接触所起的作用非常重要，对双方关系的建立和发展起着重要的作用。"以貌取人"、"一见倾心"等就是典型的表现。仪表在人际交往过程中起到了不可忽视的作用。但随着交往时间的增加，双方了解程度的加深，仪表因素的作用会越来越小，人际间的吸引逐渐由仪表转向人们内在的品质。

（二）空间距离因素

个体之间在空间距离上越接近，彼此之间越容易形成密切关系。空间距离上的接近能够促进人际关系的发展，原因在于：①空间距离上的接近能够增加熟悉感，而相互熟悉、了解是建立密切关系的前提；②空间距离上的接近可以使双方容易寻找到共同的观念、兴趣和爱好等；③空间距离上的接近可以消除彼此之间的羞怯感，使之容易沟通。

远亲不如近邻，空间距离接近的优势，无疑是人际交往的一个有利的条件。但邻近的人也是容易出现摩擦和冲突的，这取决于交往双方的认知态度、观念及人格特征等因素。所以空间距离的接近是人际间相互吸引的一个重要条件，但不是充分必要条件。

（三）交往频率因素

一定时间内人们接触的次数称为交往频率。交往行为是建立和发展人际关系的沟通手段，人们只有在交往中才能彼此了解、相互熟悉，进而相互帮助、建立友谊。交往的频率越高，越容易形成共同的语言、共同的态度、共同的兴趣和共同的经验等。相反，交往频率过少，可能会产生冷落之感，以致感情疏远。尤其对素不相识的人来说，交往频率在形成人际关系的初期起着重要的作用。当然，交往的内容和态度在交往中也是至关重要的，真诚友好的态度能很好地密切双方的关系；但如无诚意，只停留在一般应酬上，即使交往频率再高，那也只是貌合神离，人际关系也不会真正密切起来。

知识链接

心理学家的实验——露面次数多的被喜欢

在心理学家扎伊翁茨（R. Zajonc）的一个实验中，他让几名女性被试者"无意"地碰到五位陌生的女性。实验不允许被试者与这五位女性产生直接接触，而这五位女性露面的次数有的多，有的少，然后要求被试者回答她们喜欢哪一位女性。结果发现，被试者喜欢的程度与对方露面的次数有关。最喜欢出现了 10 次的，较不喜欢只出现了 1 次的女性。类似的实验做过多次，都说明交往频率是增进相互吸引的一个因素。

（四）相似性因素

在人际交往过程中，双方若能意识到彼此的相似性，则容易互相吸引，产生亲密感，减少疏远感。个体之间相似性因素有很多，如年龄、性别、职业、学历、兴趣、性格、气质、态度等。研究表明，在籍贯、职业、受教育水平、经济收入、社会地位、社会价值、资历等方面相似的人们容易相互吸引。而在诸多相似性因素中，态度是最主要的因素。态度相似，意味着交往双方价值观、信仰等比较一致，在问题的看法上易产生共识，情感上易产生共鸣，即所谓志同道合、情投意合。而"道不同，不相为谋"也表明态度在人际关系中的作用。

知识链接

态度越相似，关系越牢靠

美国心理学家纽科姆（Newcomb）曾在密歇根大学做过一项实验，实验对象是17名大学生。实验者为他们免费提供住宿4个月，交换条件是要求他们定期接受谈话和测验。被试者进入宿舍前要接受关于政治、经济、审美、社会福利等方面的态度和价值观以及他们的人格特征等方面的测试。然后根据态度、价值观和人格特征的差异结果，将相似和不相似的学生混合安排在几个房间里一起生活4个月。4个月期间定期测定他们对上述问题的看法和态度，并让他们相互评定室内人员，喜欢谁、不喜欢谁。实验结果表明，在相处的初期，空间距离的邻近性决定人与人之间的吸引；到了后期相互吸引发生了变化，彼此间的态度和价值观越相似的人，相互间的吸引力越强。

心理学家的进一步研究还发现，只要对方和自己的态度相似，哪怕在其他方面有缺陷，同样也会对自己产生很大吸引力。

（五）互补性因素

互补性就是指在需要、兴趣、气质、性格等方面存在差异的人，可在活动中相互吸引的关系。当交往双方的特点或需要正好成为互补关系时，会产生强烈的吸引力。例如脾气暴躁者，更容易与脾气温和者相处；一个具有支配性格的人愿意与依赖性强的人交往等——这就是互补性因素在人际交往过程中的作用。研究证明，互补性因素增进人际吸引，往往发生在感情深厚的朋友交往中，特别是在异性朋友和夫妻之间。美国心理学家克尔克霍夫（Kerckhoff）等人对已建立恋爱关系的大学生研究后发现，对短期的伴侣而言，推动他们相互吸引的主要动力是相似的价值观念，而驱使伴侣长期发展更密切关系的动力，则主要是双方需要的互补。在实际生活中也可发现，无论是关系密切的一般朋友之间，还是情投意合的夫妻、恋人之间，既有"志同道合"的相似性因素作用，也有"珠联璧合"的互补性因素的作用。

（六）能力因素

"宁为智者奴，不为愚者师"，人们相信才华出众者对自己更有裨益。一个人在能力、才学方面出众，其本身就是一种吸引力，使他人对之产生钦佩感并欣赏其才能，愿意与他交往。但一个极其聪明能干的人，会使人感到高不可攀，产生自卑感，令人敬而远之，从而降低了吸引力。有时人们疏远近乎完美者，而愿意同自己一样有某些不足却又才华出众者亲近，这是移情效应和相似性吸引的作用。

（七）个性品质因素

个性品质是影响人际关系的重要因素。优良的个性品质，如正直、真诚、善良、热情、宽容、幽默、乐于助人等，具有更深刻、持久、稳定的吸引力，即人们所谓的人格魅力，人们常常为这种人格魅力所吸引。而具有恶毒、贪婪、粗鲁、自私、说谎、虚伪、邪恶、冷酷等不良个性品质的人往往是极不受欢迎的。

考点：影响人际关系的因素

四、人际关系与人际沟通的辩证关系

（一）人际沟通是建立和发展人际关系的基础

人际关系是在人际沟通的过程中形成和发展起来的。任何性质、任何类型的人际关系的形成，都是人与人之间相互沟通的结果。

（二）人际沟通状况决定人际关系状况

人际关系是人们在社会交往活动中相互间形成的心理关系，而人际沟通则是形成人际关系的一种手段。如果沟通双方在情感和心理上有着广泛而长期的联系，说明他们之间已建立了较为密切的人际关系，其表现为心理距离亲近。如果双方在情感和心理上缺乏沟通和联系，说明他们之间心理距离疏远，就会出现人际关系紧张。同时人际关系一旦确定，又会影响并制约人际沟通的频率和状态。因此不同类型的人际关系在沟通频率与关系疏密方面有着明显的差异。

（三）良好的人际关系是顺利交往与沟通的基础和条件

人际沟通一般在两个层面展开：内容层面和关系层面。内容是指在沟通中所传递的信息的实质性含义；关系是指沟通各方在沟通中所处的地位和联系方式。在沟通中如果各方所处的地位恰当，联系方式得体，那么沟通各方的关系可以处于和谐、有效的良好状态中，内容沟通可以顺利展开；如果在沟通中各方地位不当、联系方式不得体，则人际关系将处于紧张和不和谐的状态，内容沟通将产生障碍，甚至无法进行。

（四）人际沟通与人际关系研究的侧重点不同

人际沟通重点研究的是人与人之间联系的形式和程序；人际关系则重点研究人与人在沟通基础上形成的心理关系。

第二节　人际关系的基本理论

案例

林肯拒绝才识过人的阁员

美国总统林肯的朋友向林肯推荐了才识过人的阁员，但林肯因为此人相貌丑陋，拒绝了这位阁员。当朋友愤怒地责怪林肯以貌取人，说任何人都无法为自己的天生脸孔负责时，林肯说："一个人过了 40 岁，就应该为自己的面孔负责。"

思考：1. 林肯"以貌取人"反映了什么样的人际认知效应？

2. 你还能举出历史上"以貌取人"的实例吗？

3. 从这些案例中你得到了什么样的启示？

一、人际认知理论

（一）人际认知的概念

认知是指人的认识活动，人际认知是个体对他人的个性特征、心理状态、行为动机或意向以及人与人之间关系进行推测与判断的过程。包括主体根据以往的经验和最新获得的印象所进行的信息加工、归纳、分析、判断、推理的过程。人际认知主要包括三个方面的内容：对自我的认知、对他人的认知和对人与人之间相互关系的认知。人际认知是个体社会行为的基础，是决定人际关系的重要环节。只有认知判断正确，交往的态度、方法才能得体适宜。因此，要提高人际交往的有效性，就要研究和掌握人际认知的过程及其规律。

（二）人际认知效应

心理学把人际认知方面具有一定规律性的相互作用称为人际认知效应。例如一个人给别人留下的最初印象，往往会影响别人对他的进一步的认识；又如人们往往会因为一个人某一方面的表现，而影响对这个人整体的认识等。掌握了这些人际认知效应的客观规律，可以帮助我们在人际交往中更科学、更深刻地相互认知，避免人际认知偏差，妥善地处理人际关系。

1．第一印象与首因效应 对于不熟悉的交往对象，第一次接触后所形成的综合印象，称为第一印象。构成第一印象的重要成分是性别、年龄、身材、服饰、发型、容貌、表情、态度等偏于外在的表现。认知者从被认知者那里接受到这些信息之后，通过联想、想象和推理等一系列心理活动，对这些信息进行主观的加工处理，从而形成了对于被认知者的一个综合性的印象，这便是第一印象。

在第一印象形成中，最初接触到的信息（首因）对印象形成起到了重要的作用，这种首要因素决定印象形成的反映效果，称为首因效应。

第一印象一旦形成，便具有比较牢固的持久性和稳定性，起到了先入为主的作用，但又不是固定不变的。随着新的信息的增多，对象特点的变化，认知主体主观特点如需要、动机、情感的变化，已形成的第一印象也会发生改变。

知识链接

第一印象为何深刻而牢固？

心理学从两方面来解释第一印象深刻而牢固的成因：一是最初信息的储存过程中，没有前摄干扰，容易形成清楚的印迹，而以后的信息则不然，易受前摄干扰和后摄干扰。二是知觉的恒常性决定的。当知觉的条件在一定范围内改变了的时候，对其知觉仍保持相对不变。人际印象形成中的第一印象也受知觉恒常性制约。当对他人的认知形成首因效应时，虽然有关的新信息又出现，但首要因素的认知具有恒常性，因而第一印象一旦形成，就不易改变。

2．近因效应 在人际认知中，因最近或最后获得的信息而对总体印象产生了最大影响的效应，便是近因效应。由近因效应而形成的人际认知，有时甚至能成为压倒一切的认知因素，左右着人们对一个人的总体评价。近因效应与首因效应是一个问题的两个方面。一般说来，在与陌生人交往时，首因效应的作用比较明显；而在与熟悉的人进行交往时，近因效应的作用更为明显。

3．晕轮效应 亦称月晕效应或光环效应，是指在人际交往过程中对一个人某种人格特征形成印象后，以此来推测此人其他方面的特征，从而导致高估或低估对方的现象。"情人眼里出西施"就是典型的晕轮效应。晕轮效应可分为正晕轮效应和负晕轮效应。正晕轮效应是指将对方的好印象向其他方面扩大、推广，高估对方；负晕轮效应则是指将对方的不良印象向其他方面扩大、泛化，低估对方。

4．刻板效应 又称定型效应，是指对某人或某一类人产生的一种比较固定的、类化的看法。比如，人们一般所认为的教师文质彬彬、商人较为精明、女性温柔等都是类化的看法，都是人脑中形成的刻板、固定的印象。由于刻板效应的作用，人们在认知某人时，会先将他的一些特别的特征归属为某类成员，再把这类成员所具有的典型特征归属到他的身上，以此为根据去认知他。由于刻板印象是建立在对某类成员个性品质抽象概括认知的基础上，反映了这类成员的共性，有一定的合理性和可信度，所以它可以简化人们的认知过程，有助于使人迅速做出判断，帮助人们迅速有效地适应环境。但它也容易使人的认识僵化保守，人们一旦形成不正确的刻板印象，再用这种定型去衡量一切，就会造成认知上的偏差，如同戴上有色眼镜去看人。因此人际交往中要正确看待刻板效应的积极作用，还要努力纠正刻板效应的消极作用。

5. 投射效应 在人际认知过程中，认知者有时会出现"以己度人"，就是投射效应。投射效应的实质就在于"强加于人"，即把自己的特性、爱好、情感和愿望投射到认知对象身上，以为对方也是如此，从而做出不合乎实际的评价。比如，心地善良的人会以为别人都是善良的；经常算计别人的人就会觉得别人也在算计他。对自己喜欢的人或事越看越喜欢，越看优点越多；对自己不喜欢的人或事越看越讨厌，越看缺点越多。因而表现出过分赞扬和吹捧自己所喜爱的人或事，过分指责甚至中伤自己所厌恶的人和事。这种把自己的感情投射到交往对象身上，进行美化或丑化的心理倾向，使人们失去了交往中认知的客观性。

6. 先礼效应 是指在人际交往中，要向对方提出批评意见或某种要求时，先从礼貌的语言行为起始，以便对方容易接受，从而达到自己的目的。先礼是一种让对方建立人际认知的过程，因为先礼体现善意和诚恳，对方可以通过这种先礼过程，感受到友善的意愿。当对方感知了这种认知之后，即容易接受意见、批评或要求。

7. 免疫效应 是指当一个人已经接受并相信某种观点时，便会对相反的观点产生一定的抵抗力，即具有一定的"免疫力"。

考点：人际认知效应

（三）人际认知效应的应用策略

人是极其复杂的社会动物，其思想、心理状态处于不断变化之中。在人际交往与沟通过程中，掌握人际认知的规律性，合理应用人际认知效应，将有助于避免人际认知偏差，从而建立和发展良好的人际关系。

1. 给对方留下良好的第一印象 因为第一印象是评价他人、与他人继续交往、深入发展的基础，所以人际交往中应注意给他人留下良好的第一印象。为此，要重视生活中无数个第一次，如见好第一面、谈好第一次话、做好第一次汇报、办好第一件事等。护士与患者第一次接触，给患者留下可信赖的良好的第一印象，对建立良好的护患关系起着非常重要的作用。

2. 避免以貌取人 与人交往中，首因效应和第一印象固然重要，但不一定完全准确，也不能反映一个人的全貌，需要在长期的交往中不断深入了解，才能及时修正因为首因效应和第一印象而产生的人际认知偏差。

3. 合理运用近因效应 第一，在对自己的认知中，不要因为最近犯了一次错误，就背上沉重的心理负担而自卑消沉，不忘记"浪子回头金不换"；也不能用历史的辉煌来褒奖现在的懈怠，不忘记"好汉不提当年勇"。第二，人们应该用"心"去维系、经营已经建立起来的友谊及情感"大厦"，不要因最近的一次冲突而使"大厦"顷刻间土崩瓦解。

4．注重了解人的个性差异　尽管某类人可能具有固有、相似的特征，但人与人之间个性的差异是客观、普遍存在的。在人际交往过程中，如果忽视个性差异，势必会造成人际认知偏差，给人际交往带来障碍。

5．注意在动态和发展中全面观察、认识人　在人际交往过程中，既要重视一个人过去的表现，又要重视其当前的表现；既要注重一个人一贯的表现，又要注意其近期的变化和进步；既要看到一个人的优点，又不能忽略其缺点；不要以一当十，以偏概全；不凭一时的主观印象办事。

6．宽容、接纳不同的人和不同的意见　由于个体间遗传因素、接触的环境、所受的教育、经历的事件不同，导致个体间个性特征等方面有很大的差异。所以生活中我们应尽量减少免疫效应的作用，在不违背基本原则的前提下，应学会宽容、接纳别人与自己不同的甚至是相反的观点。

考点： 人际认知效应的应用策略

二、人际吸引理论

（一）人际吸引的概念

人际吸引是指人与人之间在感情方面相互接纳、喜欢和亲和的现象，即一个人对其他人所持有的积极态度。人际吸引是以情感为主导的，并且以相互之间的肯定性评价为前提。

（二）人际吸引规律

1．相近性吸引　是指人们彼此由于时间及空间上的接近而产生的吸引。研究表明：在空间距离上的邻近可以增加人们交往、互动的机会，如互相照顾、互相帮助、互相沟通信息等，从而一方面增加人们之间感情的交流与联系，另一方面也增加了人们相互之间的熟悉程度。

2．相似性吸引　人们彼此之间某些相似或一致性的特征是导致相互吸引的重要原因。在日常生活中，人们持有相似的态度、信仰、价值观和兴趣，相似的学历、经历、职业和专业，相似的社会地位、经济条件，乃至相似的身体特征等，均可能成为相互吸引的条件和原因。

3．互补性吸引　当交往双方的需要以及对对方的期望成为互补关系时，可以产生强烈的吸引力。互补性吸引实际上是一种需要的相互满足，当双方可以以互补的方式满足对方需要时，可形成良好的人际关系。

4．相悦性吸引　相悦是指在人际关系中能够使人感受到精神及心理上的愉快及满足的感觉。相悦主要表现在人际关系间情感上的相互接纳、肯定、赞同及接触上的频繁及接近，相悦是彼此建立良好人际关系的前提。

5．敬仰性吸引　敬仰性吸引关系，一般是指由单方面对某人的某种特征的敬慕而产生的人际关系。如球迷、歌迷、影迷对球星、歌星、影星的爱慕。

6．人格吸引　人格魅力的吸引是久远的、深刻的。如果一个人品质高尚，待人真诚、热情、宽容，支持、帮助他人，知书达理，善解人意，自信果断，幽默可亲，就会让人产生钦佩感、敬重感和亲切感，从而产生强烈的人际吸引力。

7．能力吸引　对于才华的敬仰可以说是绝大多数人的天性。因此，一般来说，人们都喜欢聪明能干的人，而讨厌愚蠢无知的人。与能力强的人交往，可使自己受到熏陶、学到知识、提高能力、少犯错误、日臻完善。另外聪明能干的人说话办事恰到好处，给人以赏心悦目的酬偿。

8. 仪表吸引　仪表包含先天性及后天获得性素质，如身材及容貌属于先天性素质，而衣着、打扮、举止、风度、气质则与后天的修养、文化及知识层次有关。仪表在一定程度上反映个体的内心世界。仪表在初次接触的人际吸引过程中具有重要的作用。

9. 喜欢回馈吸引　是指人们都喜欢那些同样喜欢自己的人。因为人人都愿意被人肯定、接纳和认可。获得他人的赞许是一般人都具有的强烈社会动机之一，他人的喜欢是满足这一需要的最好奖赏。依照喜欢的强化理论，我们会喜欢以"表达喜欢"酬赏我们的人，而不喜欢以"拒绝"或"表达不喜欢"处罚我们的人。社会心理学家据此在研究中又发现，喜欢具有"往返回馈"的特征，即别人的喜欢，对我们构成酬赏，引起我们的相应反应，也喜欢对方；而我们喜欢他人，从而推论对方一定也会喜欢我们。这一观点与古语所说的"爱人者，人恒爱之""敬人者，人恒敬之"是相一致的。

> **考点：** 人际吸引规律

（三）人际吸引规律的应用策略

在人际交往过程中，为了促进人际关系的建立，应遵循人际吸引规律，掌握增进人际吸引的方法和策略。

1. 培养自己良好的个性特征　通过良好的家庭、学校的教育，社会环境的影响，通过个体的积极实践，培养自己良好的个性，使自己富有人格魅力，即具有深沉、久远的吸引力。

2. 多方面锻炼自己的能力　一个人要善于学习，勇于实践，善于总结经验，持之以恒，提高自己各个方面的能力，当然也包括交往的能力与技巧。

3. 增加交往的频率，缩短与对方的距离　距离越近、交往次数越多，双方就越熟悉。交往的方式也可以是多种多样的，如成功时的祝贺、悲伤时的安慰、节日的拜访、有困难时主动向周围人求助等。当然，这些交往应当建立在真诚的基础之上。

4. 注重自己的外在形象，给对方以美感　在与对方交往时，整洁适体的服饰、亲切自然的仪容、端庄典雅的仪态、礼貌平和的语言，均给人以美感，产生强烈的人际吸引力，尤其是在首次交往时尤为重要。所以应在内在的文化修养和外在的形象表达上长期积淀，达到内外的和谐统一。

第三节　护士建立良好人际关系的策略

案例

受欢迎的小李

在内科工作的小李出生于高级知识分子家庭，容貌好，气质佳。无论是同事间还是护患间关系都非常融洽。下面是小李与患者刘大爷的交往过程。

小李到4号病房查房，发现患有糖尿病的刘大爷很困难地开启罐头瓶盖，小李马上主动上前，面带微笑地对刘大爷说："刘大爷，我来帮您。""好。"小李费了很大的劲还是没有打开。刘大爷接着说："来，用这个螺丝刀撬撬试试。"小李仍面带微笑地说："刘大爷，您可真聪明。"刘大爷说:"我啊,好久都没吃罐头了,这回我得多吃点。"小李仍面带微笑地说:"想吃罐头啊,我能理解。但您只能吃两块哦。实际上我有时候也控制不住自己的欲望,但为了健康,又不能不控制,我知道您能很好地控制,我只不过是说说而已。"刘大爷高兴地夸小李是善解人意的好孩子,而且就吃了两块。

思考: 1. 小李用了哪些建立良好人际关系的策略?

2. 走上工作岗位后,你将怎样提高自己的交往能力?

建立良好人际关系的具体方法很多,在日常生活和护理工作中,较为重要同时又可以有效地为每一个人所运用的策略有如下几个方面:

一、主动交往

交往双方总有一方占主动地位,如主动与人打招呼。这些看似简单的小事却常常因个性原因不习惯或不好意思去做,或因没有意识到应该去做,结果丢失了许多可能是有重要意义的交往机会。可见护士建立并强化主动与人交往的意识,掌握主动与人交往的技巧,是建立良好人际关系的策略之一。

在人际交往与沟通中,许多人不是主动启动交往活动、主动去接纳别人,而是被动地等待别人接纳,甚至试图处处去吸引别人的注意,有主动交往沟通的愿望,但无胆量去行动,内心很苦恼。究其原因,一方面缺乏自信,另一方面存在"我先打招呼,低人一等""我这样麻烦别人,别人会讨厌的"等认识误区。改变这一处境的方式是:少担心、多尝试。

二、尊重对方

尊重对方在人际关系的建立中,具有重要的意义。尊重可以使人们感到自身的重要、被关注和有价值。相反,当人们得不到尊重时,他们会感到伤心和被忽视、被怠慢。护士在与患者的交往中,尊重主要通过为患者服务时对他的疾病和痛苦给予理解和回应而表现出来。尊重是一种态度,这种精神层面的态度需要转化为表示尊重的行为,才能拉近自己和患者间的距离。

在护患交往中,语言和非语言行为都可以表达尊重,如恰当称呼患者、介绍自己、注意力集中、保持目光接触、适当微笑、保护患者的隐私等。这些行为在人际交往中同样适用。在与同事的交往中,谦虚、周到地对待每一位同事,可以使得整个团队处于相互尊重的氛围。

三、表达热情

任何时候,当你想和另外一个人关系更密切、更加和谐时,表达热情是一个很好的方法。Ann Landers(美国著名专栏作家)说过:"热情、善良、友谊是这个世界上人们最渴望拥有的东西,拥有它们的人将永远不会感到孤独。"友善热情可以使人与人之间变得亲近,是人际沟通的催化剂,使人感到舒服、放松、愉悦,觉得自己受欢迎。护士"发自内心的热情是良药,与注射技能同等重要"(O'Connor,2005)。患者一旦感觉温暖,就会更愿意沟通。

热情可以用语言和非语言的方式来表达,但更多是通过非语言的方式来表达,如细微的面部表情、肢体语言、身体的姿势以及空间距离等。语调的高低、语速的快慢都将关系到热情的表达。温和的、充满感情的声音要比干枯的、刺耳的声音更能表达出说话者的热情；慈爱、柔和的话语要比严厉、轻率的话语显得更热情。

四、关注对方

在沟通交流过程中，双方的兴趣和关注焦点汇聚在一起时，交流才成为双方平等投入的过程，才能真正起到有效沟通和加强相互关系的作用。谈话兴趣和关注焦点的汇聚是一个渐进的过程，而且需要交流双方都将注意力投向对方，关注对方所关注的，而不只是集中在自己身上。如果护士只是在想自己的事情、以自己的理解和情感作为唯一的出发点，那么自然难以关注患者的兴趣和所关注的问题，不能满足患者的需要，当然就不易建立起良好的护患关系。

五、帮助别人

当一个人遇到困难、陷入困境时，他人的支持和帮助会给予其安慰和力量，这种帮助哪怕是一个鼓励的眼神、一句安慰的话语，都可使其铭记在心，对你抱有感激之情。这就是所谓的"患难之交"建立起来的人际关系。

这里的"帮助"是多方面的，既包括情感上的支持，也包括物质上的、行为上的支持。真诚的帮助就是"给予"，包括时间、精力、物质、情感等。在对方需要时帮其一把，"雪中送炭"永远优于"锦上添花"。

六、态度真诚

真诚地对待他人，是建立良好人际关系的基础之一。真诚即真实诚恳，最根本的特点就是向对方表达真实的想法和感受，展示一个真实的自己。作为护士，真诚是获得患者和同事信任的重要一步。真诚的方式主要体现在交流中，具体来说就是说该说的话，比如关怀对方的话、设身处地为对方着想的话、某些不刺激对方的忠言、不涉及他人隐私的交谈等。真诚并不意味着全部托盘而出，在表述真相时，需要评估对方的心理预期和接受能力，以及此时此地的需求，这样的真诚才是具有积极意义的。

在人际交往中，细微的行为往往都会体现出真诚，如记住对方的名字或小小的嗜好、一个对对方富有意义的日子等。真诚地对待他人，将会获得他人的真诚相待，而这些恰是良好人际关系的开端。

七、移情

在人际交往中，移情是承认和接纳他人的能力，是建立良好人际关系的催化剂。通常移情包含着对他人内心体验的理解以及对这种理解的恰如其分的表达，这种表达包括语言的和非语言的。移情意味着摆脱自我中心，关注他人的需要。具有移情能力的人，有较好的情绪感受能力，能够体验自己的情绪，同时也能很好地体会和识别他人的情绪，切身感受到他人的需要与苦恼，并提供适当的帮助。因此，移情既是一种态度，也是一种能力。作为态度，它表现为对他人的关切、接受、理解、珍惜和尊重。作为能力，它表现为能充分理解别人的心事，并把这种理解以关切、温暖、尊重的方式表达出来。

在护患沟通中，护士的恰当的移情使患者感受到被理解，感到温暖，从而更加信任护士，有助于帮助患者解决问题，并有效促进护患关系的协调发展。

知识链接

同理心、同感心、同情心

同理心又称同感心、共情等；共情又译作移情、同感心、同理心、投情等。同感心是指进入并了解对方的内心世界，并将了解的内容传达给对方的一种能力。同情心，是指对他人处境的一种情感认同和表露，表现在情感层面，是一种能与他人感情起共鸣的能力。

同感心与同情心的区别在于：

1. 思维逻辑方面　同情心是一种由己到人的思维方式，而同感心是由人到己的思维方式。同情心是由于对方的不幸遭遇，自己马上力所能及地提供帮助，至于对方是否需要帮助，或是帮助的内容对方是否需要都不重要；而同感心是设身处地地站在他人的角度，考虑如果处在那个环境，我最需要什么。然后根据这种需要提供相应帮助。

2. 情绪、情感表达方面　同感心是你知道、理解、接纳别人在各种情境中产生的各种各样的情绪、情感问题，肯定这些情绪问题存在的合理性，并表达给对方。同情心则是别人的在你看来不幸的境遇激发了你的情绪，你和对方的情绪缠绕在一起，在表达自己的情绪。

例如，当对方遭遇不幸而哭泣时，同感心的表现是："你很难过，我理解（握住对方的手），要是我遇到这种情况我也会非常伤心。"同情心的表现是："你的遭遇太不幸了，我很同情你。"与对方一起流下了眼泪。

现实生活中，很多人能对当事人同情，但不一定能真正理解他的遭遇和感受，尤其在劝慰别人的时候。

八、运用恰当技巧

人际交往中要注意行为得体、合乎分寸、恰到好处，也就是古人所讲的不偏不倚。在护理工作中，护士做到仪表端庄、服饰整洁、面带微笑，给患者留下良好的第一印象，可以在短时间内赢得患者及家属的好感及信任。在人际交往中恰当应用语言及非语言沟通技巧，尤其是非语言沟通技巧，如目光接触、面部表情、姿势、位置、肢体动作以及语音、语速、语调等，能促进良好人际关系的建立。在护患沟通中，一方面要恰当运用这些非语言沟通方式，另一方面也要善于观察、提取对方的非语言线索，验证并适时予以认可。

九、赞美别人

每个人都有自我价值感，都有得到他人肯定和尊重的需要。赞美是对他人的自我价值的发现与肯定。选择恰当的时机和适当的方式表达对他人的赞美是增进彼此情感的催化剂。与人交往时，要善于发现对方的优点，经常给予他人真诚的恰如其分的赞美。这种对他人自我价值的肯定，不但可密切人际关系，还会使对方向你所赞美的方向更好地发展。在逆境中给予支持性赞美犹如"雪中送炭"，让人增强信心，看到希望；与当时的夸赞相比，人们更看重事后的回顾性赞美。赞美可通过语言和非语言方式来表达。

十、表现真实的自我

"人无完人"，但人们都极力使自己成为"完人"，因每个人都有表现自己优点、掩饰自己缺点、给别人留下美好印象的愿望。认为"完人"是有吸引力的，使人倾慕，故而极力掩饰缺点。过于掩饰自己的缺点往往会使自己表现得十分拘谨，结果适得其反，给人留下一个保守、虚荣的印象。实际上，真实地表现自己（包括自己的缺点和不足），非但不会有损于你的形象，反而使人们产生一种真实感和亲切感，提升你的人格魅力。

十一、保守秘密

一般来说，患者吐露的秘密都是他认为对他的身心健康有一定威胁的。因所处社会地位的不同，所扮演的社会角色各异，有些秘密对护士来说可能根本不成为秘密，但对患者而言，却直接威胁着其自我价值或生理、心理的安全感。因此为对方保密不仅应当成为为人处世的一条原则，而且在护理工作中也是护士所应尽的责任和义务。

考点： 建立良好人际关系的策略

小结	人际关系是指人们在社会生活中，通过相互认知、情感互动和交往行为所形成和发展起来的人与人之间的相互关系。人际关系的特点有社会性、复杂性、多重性、多变性、目的性。影响人际关系的因素有仪表因素、空间距离因素、交往频率因素、相似性因素、互补性因素、能力因素、个性品质因素。 人际认知效应有第一印象和首因效应、近因效应、晕轮效应、刻板效应、投射效应、先礼效应、免疫效应。人际认知效应的应用策略有：给对方留下良好的第一印象；避免以貌取人；合理运用近因效应；注重了解人的个性差异；注意在动态和发展中全面观察、认识人；宽容、接纳不同的人和不同的意见。人际吸引规律有相近性吸引、相似性吸引、互补性吸引、相悦性吸引、敬仰性吸引、人格吸引、能力吸引、仪表吸引、喜欢回馈吸引。人际吸引规律的应用策略有：培养自己良好的个性特征；多方面锻炼自己的能力；增加交往的频率，缩短与对方的距离；注重自己的外在形象，给对方以美感。 护士建立良好人际关系的策略有主动交往、尊重对方、表达热情、关注对方、帮助别人、态度真诚、移情、运用恰当技巧、赞美别人、表现真实的自我、保守秘密。

（王凤荣）

第八章 护理人际关系

第一节 护患关系

案例

良好的护患关系可以化解纠纷

患者小王在做胆管造影时，由于护士进针角度不良，注射时有少量对比剂外渗，患者感觉注射部位有点疼，护士却对患者说："不要紧。"小王回到病房后不放心，就去找自己在住院期间最信任的护士长。护士长仔细看了小王的注射部位后，发现注射部位已经肿胀得比较明显，立即帮助小王采取抬高患肢、局部药物外敷等处理措施；然而，患者注射的部位还是出现了水疱，并且很痛。患者非常气愤，要投诉这位不负责的护士，但由于护士长及时正确的处理和耐心细致的解释，以及平时建立起来的良好护患关系，使患者小王打消了投诉的念头。

思考：1. 导致患者要投诉护士的因素是什么？
 2. 患者为什么打消了投诉的念头？

一、护患关系的概念、性质与特点

（一）护患关系的概念

护患关系是在特定条件下，通过医疗、护理等活动与患者建立起来的一种特殊的人际关系。护患关系是护理人际关系的主体，是医疗服务系统中一种重要的人际关系。

考点：护患关系的概念

（二）护患关系的性质与特点

护士与患者的关系，除具有一般人际关系的特点外，还有其独特的性质和特点。

1. **护患关系是帮助系统与接受帮助系统的关系** 护士与患者的关系，不仅仅是某一位护士与患者的关系，而且是帮助系统与接受帮助系统间的关系。帮助系统包括医生、护士、其他医务人员和医院行政人员，接受帮助系统包括患者、患者家属及其亲朋好友、同事等。护士为患者提供帮助，实际上是执行帮助系统的职责，而患者接受帮助，也体现了患者及其家属和朋友的要求。

2．护患关系有特定的相互作用　护患关系不是两个人或两方面的简单相遇，而是双方之间的相互影响、相互作用，这构成了护士与患者的关系。建立这种相互作用的良好关系，在一定程度上与护患双方的个人阅历、知识积累和对事物的看法等息息相关。

3．护患关系的实质是护士满足患者的需要　这一特点是护患关系与其他人际关系的不同之处。患者因患病入院接受治疗护理，护士掌握着帮助患者恢复健康的知识和技能，应当履行职责，对患者提供帮助。正是患者的这种需要和护士准备满足这种需要，使双方发生了治疗性的人际关系，这种需要构成了双方关系的基础。

4．护患关系的相互影响作用具有不对等性　由于护患关系是在患者患病这种情况下形成的，因而在这种关系中，患者是依赖护士的，而护士也常常扮演着患者的保护者和照顾者的角色。这就导致在这一关系中，主要是护士影响患者，患者一方接受护士一方的意志和要求，从而形成不对等性。

5．护士是护患关系结果的主要责任承担者　患者由于疾病的折磨来到医院接受治疗，是处于被动地接受帮助的地位。护士是处于帮助者的主动地位，其行为在很大程度上决定了护患关系的结果。护士是这一关系的主动方面，因而在这一关系中，要承担更多的责任。在多数情况下，护患关系出现扭曲，护士应负主要责任。因此，护士应努力争取积极圆满的结果，避免出现消极的后果。

考点：护患关系的性质与特点

二、护患关系的模式

1956年，美国学者萨斯和荷兰德提出了医患关系的三种模式，这种医患关系的模式同样也适用于护患关系。

（一）主动 - 被动型

这是一种传统的护患关系模式。即以生物医学模式及疾病护理为主的护患关系模式，其特征为"护士替患者做些什么"，模式的原型是"父母 - 婴儿"关系。这种护患关系模式将患者视为简单的生物体，忽视了人的心理、社会属性，其特点是护士对患者单向发生作用。护士对患者的护理处于主动的主导地位，而患者则处于被动地接受护理的从属地位。

这种模式适用于某些难于表达主观意志的患者，如危重、休克、昏迷、失去知觉和意识障碍的患者以及婴幼儿等。

（二）指导 - 合作型

这是一种护患双方都具有主动性的模式，是以生物 - 心理 - 社会医学模式及疾病护理为指导思想的护患关系模式，其特征为"护士教会患者做什么"。模式的原型是"父母 - 儿童"关系。在护理活动中，护士决定护理方案与护理措施，并指导患者学会有关缓解症状、促进康复的方法。患者尊重护士的决定并主动配合，向护士提供与自己有关的信息，并能对护理方案和护理措施提出建议和意见。

这种模式适用于一般患者，尤其是急性患者和外科手术后恢复期的患者，目前临床上的护患关系多属于这种模式。

（三）共同参与型

这是一种护患双方平等合作的模式，即以生物 - 心理 - 社会医学模式及健康护理为宗旨的护患关系模式，其特征为"护士帮助患者自我恢复、让患者选择做些什么"，模式的原型是"成人 - 成人"关系。在医疗、护理的过程中，护患双方具有大致同等的主动性和权利，共同参与护理措施的决策与实施。这一模式体现了护患之间以平等合作为基础的双向作用。在此模式中，护士常以"同盟者"的形象出现，为患者提供合理的建议和方案，患者主动配合治疗护理，积极参与护理活动，双方共同分担风险，共享护理成果。

在临床护理工作中，此模式主要适用于具有一定文化知识的慢性疾病患者。

以上三种护患关系的模式各有特点，三种护患关系模式在临床护理实践中不是固定不变的，护士应根据患者的具体情况、患病的不同阶段，选择适宜的护患关系模式，以达到满足患者需要、提高护理水平、确保护理服务质量的目的。

考点：护患关系的模式

三、护患关系的发展过程

护士与患者的关系，从患者入院或护士接触患者开始，至患者出院或健康恢复与护士结束关系为止，是一个动态发展的过程。一般说来，这一过程可分为三个阶段。

（一）初期

当患者寻求专业性帮助与护士接触时，护患关系就开始建立了。此期主要任务是建立信任感和确认患者的需要。护士以真诚的态度向患者介绍自己，解释自己所负责的护理工作，营造一个有助于增进患者自尊的环境，以取得患者的信任。在开始阶段，患者可能会用一些语言和非语言的方式去检验护士的可信任程度。尽管这种做法通常使人不悦，但护士必须能经得住患者的"考验"。在此阶段，除了取得患者的信任之外，护士还将收集患者的有关健康资料，准确找出患者的健康问题（未满足的需要），并鼓励患者积极参与互动。在沟通中，护士要体现出爱心、热心、耐心、细心、责任心、同情心，让患者了解自己、信任自己，为开展护理工作准备较好的条件。

（二）工作期

此期主要的任务是在彼此信任的基础上，帮助患者解决已确认的健康问题，满足患者的需要。这是护患关系最重要的阶段，即护士完成各项护理任务、患者接受治疗和护理最主要的阶段，时间跨度相对较长。在这一阶段，护士应以自己高尚的医德、精湛的护理技术、热情耐心的服务态度，赢得患者的信任与依赖；并从对患者的服务过程中熟悉了解患者，取得患者的密切合作以及主动配合，逐渐形成良好的护患关系。护患双方可能会发生一些不愉快或争执，护士应及时处理，并以积极的态度来解决出现的各种问题，如对患者提出的意见做出解释，及时改正工作中的不足之处，对患者的不合理要求及不遵守院规等行为做出劝导等。除此之外，在护理过程中要随时调整关系，始终保持关注、真诚和尊重的态度，尽力满足患者的合理要求，以行动继续赢得患者的信任。

（三）结束期

本期的任务是护患共同评价护理目标的实现程度，预计护患关系结束后患者可能面临的新问题，协助患者制订对策以解决这些问题，同时妥善处理护患双方已经建立的情感，顺利结束关系。经过治疗护理，病情好转或基本恢复，达到预期目标，护患关系将进入结束期。护士要提前做好出院前的准备，包括巩固疗效、观察各种生理体征、做好出院前指导、评价整个护患关系发展过程、了解患者对自己目前健康状况的满意程度和接受程度、写好出院小结等。患者也在做出院前的各种准备。一般说来，这一阶段是护患关系最融洽、最和谐的阶段，即使那些曾经有过不愉快的护患关系，这时也表现得比较亲密。应引起注意的是，护患双方在这一阶段都不能因病情好转或治疗成功而放松警惕，一些病情出现反复也可能由此发生。

护患关系的每个阶段都各有重点，三个阶段相互重叠，但满足患者需要始终是护患关系的实质。护士应以良好的沟通技巧、真诚的服务态度、熟练的专业技能，赢得患者的信任，促进护患关系向良好方向发展。

四、护患关系的影响因素

（一）个体因素

1. 角色模糊　角色模糊是指个体（护士或患者）由于对自己充当的角色不明确或缺乏真正的理解而呈现的状态。在护患关系中，如果护患双方中任何一方对自己所承担的角色功能不明确，如护士不能积极主动地为患者提供帮助，或患者不积极参与康复护理、不服从护士的管理等，均可能导致护患沟通障碍、护患关系紧张。

2. 责任冲突　责任冲突与角色模糊密切相关。护患双方往往由于对自己的角色功能认识不清，不了解自己所负的责任和应尽的义务，从而导致护患关系冲突。护患责任冲突主要表现在两个方面：一是对于患者的健康问题，应由谁来承担责任；二是对于改善患者的健康状况，由谁来承担责任。

3. 信任危机　信任感是建立良好护患关系的前提和基础，而良好的服务态度、认真负责的工作精神、扎实的专业知识和娴熟的操作技术是赢得患者信任的重要保证。在工作中，如果护士态度冷漠或者出现技术上的差错、失误，均会失去患者的信任，严重影响护患关系的建立和发展。

4. 权益差异　寻求安全、优质的健康服务是患者的正当权益。由于大多数患者缺乏专业知识而且疾病缠身，导致部分或全部丧失自我护理的能力，被迫依赖医护人员的帮助来维护自己的权益。而护士则处于护患关系的主导地位，在处理护患双方权益争议时，容易倾向于自身利益和医院利益，忽视患者的利益。因此，护士在维护患者的权益方面必须发挥主导作用。提供准确的信息给患者，充分维护患者的知情权和参与权。

5. 理解分歧　由于护患双方在年龄、职业、教育程度、生活环境等方面的不同，在交流沟通过程中容易产生差异，从而影响护患沟通。如患者对护士职业化的专业术语容易按照自己的思维方式去理解等。因此，在护患沟通中，护士应注意扩大与患者交流的深度和广度，并注意在新的护理模式指导下，将沟通的内容扩展到除了诊疗护理信息外的社会文化因素，以获得更多的信息，增加对患者的理解。注意沟通过程中，少用专业术语，或对专业术语进行通俗的解释，以重复、小结等方式减少患者的误解。创造一种平等交流的气氛，鼓励患者不理解时随时发问，以确保双方对问题的理解一致。

（二）护士人力资源因素

受护理体制和护士素质的制约，目前我国的护理服务水平和质量还不能满足患者的需要。由于临床一线护士配置不足，护士超负荷工作影响了护理质量。有调查显示：护士用于非直接护理的时间较多，对患者提供直接服务的时间少，护理工作很难满足患者的整体要求，在一定程度上损害了护患关系。

> **考点**：影响护患关系的因素

五、护士在促进护患关系中的作用

（一）与患者建立充分的信任关系

信任感的建立是良好护患关系的前提。针对信任危机产生的主要原因，护士必须全面提升自身素质。护士不仅应具备高尚的职业道德，还必须有适应工作需要的专业知识和娴熟的操作技能。只有掌握现代医疗护理科学的知识和技能，才能更好地为患者服务，真正做到患者至上、德术并举，才能有效地避免护理工作中的冲突和纠纷。

（二）明确护士的角色功能

在提供护理服务时，护士是照顾者和安慰者；对患者的健康问题进行诊断和处理时，护士是计划者和决策者；在帮助患者争取权益时，护士是代言者和维护者；在进行健康教育和卫生宣传时，护士是教育者和咨询者。护士只有全面认识和准确定位自己的角色功能，才能更好地履行自己的角色责任和工作职责，使自己的言行符合患者对护士角色的期待。

（三）帮助患者认识角色特征

患者是因为身体健康方面出现了自己无法解决的问题才来寻求医护人员帮助的，因此接受护理服务是所有患者最主要的角色特征。

（四）主动维护患者的合法权益

患者享有对自身疾病诊断、治疗和护理措施的知情权和同意权，但由于疾病的原因，许多情况下患者只能依靠医护人员来维护自己的权益。如果医护人员忽视了患者的权益，不能及时将疾病进展、治疗方案、护理措施、用药类型等信息传递给患者，甚至拒绝回答其提出的问题，患者的知情权就得不到保障，对护士的信任度也就会随之下降，护患关系就不能得到正常发展。

（五）减轻或消除护患之间的理解分歧

在进行护患沟通时，要注意沟通内容的准确性、针对性和通俗性，尽量使用患者易于接受的方式和语言，避免使用专业术语或方言、土语。

> **考点**：护士在促进护患关系中的作用

（徐　敏）

第二节　护士与患者家属的关系

案例

护士与患者家属的冲突

按规定，重症监护病房（ICU）每天下午 3:00～4:00 可以探视。王某住 ICU 第 4 天，家属探视时已经是下午 4:15，护士提醒两次后，患者老伴仍没有离开 ICU，护士第三次请求家属撤离时，家属理直气壮地跟护士说："我认识你们医院化验室的李主任，他跟主管大夫说了，他让我们每天多探视半小时。"小王护士和小李护士没有与患者及家属争辩，一起商量了一下，决定请护士长跟主管医生沟通此事。

　　思考：若你是护士长会怎么做？

　　在许多情况下，护理患者的工作都是通过患者亲属来完成的，特别是遇到一些特殊患者，如婴幼儿、重症昏迷患者、高龄患者、精神病患者时，护士与患者亲属保持积极有效的沟通显得尤为重要。通过与家属的沟通，护士还可以得到更多有关患者的信息，更有利于护理计划的制订和实施。

一、患者家属的角色特征

　　（一）患者原有家庭角色功能的替代者

　　患者在患病后，其之前的角色功能必须由其他家庭成员分担或代替。因此，患者家属能妥善分担患者原有的家庭角色功能，对于消除患者的心理压力，使其安心治疗是十分重要的。

　　（二）患者病痛的共同承担者

　　疾病不仅给患者带来痛苦，同时也会引起患者家属痛苦心理的连锁反应，尤其是对于突发事件导致的危重患者或绝症患者的家属。

　　（三）患者的心理支持者

　　患者患病后容易出现情绪低落、焦虑、恐惧等心理问题，患者家属如及时为患者提供精神上的安慰，能有效缓解患者的异常情绪，减轻其心理负担，鼓励患者树立战胜疾病的信心，促进患者康复。

　　（四）护理过程的参与者

　　在护理过程中，有些患者参与能力受限，如婴幼儿、精神病患者、危重患者等，需要患者家属的积极参与，特别是那些缺乏自我表达能力的患者，需要家属提供病情资料，护士才能做出相应的护理诊断和护理计划。

　　（五）患者生活的照顾者

　　由于疾病的严重程度不同，生活自理能力受到不同程度的影响，如心力衰竭需要卧床的患者、肢体功能丧失的患者等。住院期间和出院后一段时间内，患者家属都有承担照顾患者生活的责任，为患者提供健康教育、康复指导，使患者得到更为周到的照顾。

　　（六）护理行为的监督者

　　家属在陪护的同时，直接参与到护理行为的监督中来，对护理的过程、效果、目的格外关注，在部分护理差错的最初期，家属作为最熟悉护理程序的非医护人员往往可以是第一个发现并制止的人。

二、护士与患者家属关系的影响因素

　　（一）角色期望冲突

　　护士被人们誉为白衣天使，这是人们对护理职业美好形象的期望。许多患者及其家属也据此来勾画理想中护士的形象，并用理想化的标准来衡量现实中的每位护士。当发现某位护士的行为与他们的期望不符时，就会对护士产生不满情绪，甚至少数家属还采取过激言行，导致护士与患者家属之间发生矛盾冲突。

 知识链接

角色期望

角色期望，是指团体中多数成员期望或要求其中某一位成员做出的某些应有的行为方式；即担任某一职位者被期待的行动或特质，其内涵包括信仰、期望、主观的可能性、权利与义务的行使等。角色期望的主要功用在于使角色行使者明白其权利与义务，也即角色的学习。

（二）角色理解欠缺

亲人患病，对患者家属来说是一种压力，尤其患重病时，更是难以接受。他们往往将亲人生存的希望完全寄托在医护人员身上，希望医生药到病除、妙手回春，要求护士有求必应、随叫随到。可有个别护士，不能理解患者家属的心情和难处，未能做到换位思考，甚至对患者家属或其朋友流露出厌烦的情绪。另一方面，由于护理工作的繁重、护士的紧缺及医学的局限性等，护士不可能为患者解决所有问题。很多患者家属不了解护理工作的特点，不理解护理工作的难处，护理工作稍不如意，就会埋怨、指责甚至殴打护士。由于护士与患者家属之间缺乏相互理解，故容易产生矛盾或冲突，导致双方关系紧张。

（三）角色责任模糊

在护理患者的过程中，家属和护士应密切配合，共同为患者提供心理支持、生活照顾。然而部分家属将全部责任，包括一切生活照顾责任推给护士，自己只扮演旁观者和监督者的角色；个别护士也将本应自己完成的工作交给家属，从而严重影响护理质量，甚至出现护理差错、事故，最终引发护士与患者家属之间的冲突。

（四）经济压力过重

随着高端诊疗技术、新药的不断开发和应用，医疗费用也不断升高，患者家属的经济压力逐步加大。当患者家属花费了高额的医疗费用却未见明显的治疗效果时，往往产生不满情绪，从而引起矛盾冲突，导致护士与患者家属双方关系紧张。

考点：护士与患者家属关系的影响因素

三、护士在促进与患者家属良好关系中的作用

护士与患者家属的关系，实际上是护患关系的一种延伸，是团结协作共同为患者服务的关系。护士在与患者家属交流与沟通时应发挥主导性作用。

（一）热情接待，主动介绍

护士要主动热情地接待患者家属，向其介绍医院环境和有关规章制度，并嘱咐探视中的注意事项；主动向患者家属介绍患者的病情、治疗护理措施、预后等内容。

（二）听取询问，耐心解答

患者家属最关心患者的病情，时刻关注病情变化，会不断向护士询问，护士应理解患者家属的心情，耐心倾听患者家属提出的问题和反映的情况，并给予相应的解释，对他们的困难提供有效的帮助。

（三）评估家庭，解决困难

护士通过与患者家属的沟通，了解患者生病后的家庭情况，评估其存在的问题。针对该家庭面临的困难，与家属共同商讨解决问题的办法，并提供必要的帮助，这对于护士与患者家属建立良好的关系是十分必要的。

（四）了解情况，提供心理支持

少数患者家属由于长期照顾、陪伴患者，身心疲惫不堪，正常的生活秩序被打乱，加之出现经济、财产等难以应付的问题，会产生厌烦、冷漠的心理，并可能在患者面前流露出来。护士应耐心、细致地做好家属的思想工作，减轻患者家属的心理负担，共同稳定患者情绪，使其能配合医护工作。

考点： 护士在促进与患者家属良好关系中的作用

（徐　敏）

第三节　护士与医院其他工作人员的关系

案例

一本病历引发的冲突

护士小李是普通外科的责任护士，工作十分繁忙。这天上午她正准备处理医嘱，发现3床重病患者的病历不见了。她知道，如不及时处理医嘱，会延误患者的治疗，只好焦急地到处寻找。来到医生值班室，她看见年轻的许医生正在一本病历上写着什么。小李说："许医生，这是3床的病历吗？我得用一下。""噢，不，患者情况有变化，我得记录。"许医生说着，头也不抬地继续写。小李说："许医生，我要赶快给患者处理医嘱，不然会耽误患者的治疗，你能负得起责任吗？"许医生抬了一下头："处不处理医嘱是你的事，你没看我忙着写记录吗？"此番争论后，小李没再讲话，气呼呼地从许医生手中抢过病历就走了。

思考：1. 许医生和小李护士发生冲突的原因是什么？

　　　2. 遇到这种情况，你会怎样处理与许医生的关系？

一、医护关系

医护关系是医生和护士这两种不同职业的人们在医疗活动中形成的相互关系，是护理人际关系中一个重要组成部分。医生和护士无论在职业特点、工作内容还是医疗过程中都是两个独立的职业，相互不能替代，缺一不可。医护关系是就医环境的一部分，直接影响着患者的心理变化和疾病康复；医护关系也是工作环境的一部分，直接影响着医护人员的精神面貌和工作效率。

（一）医护关系的模式

随着医学模式的转变，按照生物 - 心理 - 社会医学模式的要求，医护关系模式已由传统的"主导 - 从属型"向现代的"独立 - 协作型"转变。

1. 主导 - 从属型　随着医学科学的发展和护理学科的进步，医生与护士的关系也在不断变化。但是长期以来，由于受传统医学模式的影响，医疗护理活动都是以疾病为中心，在护理尚未形成独立的学科之前，护理工作只是医疗工作的附属，护士从属于医生，护士的工作是机械地执行医嘱，而不是对患者负责，这就制约了护士主观能动性的发挥，使医护关系成为支配与被支配的关系，形成主导 - 从属型医护关系模式。

2．独立 - 协作型　随着生物医学模式向生物 - 心理 - 社会医学模式的转变，护理学也在不断发展，逐渐形成自己独立的理论和实践体系，成为一门独立的学科。护理工作模式从以疾病为中心的功能制护理向以患者为中心的整体护理转变，护士角色从单一的照顾者角色向多功能角色转变。医生与护士的关系不再是支配与被支配的关系，而是既独立、不可替代，又紧密联系、缺一不可的并列合作关系。两者相互依存、相互促进、互为补充、共同协作，由此形成了独立 - 协作型医护关系模式。

（二）医护关系的影响因素

影响医护关系的因素主要有以下几个方面：

1．角色权利争议　按照分工，医生和护士各自在自己的职责范围内承担责任，同时也享有相应的自主权。但是在某些情况下，他们常常会觉得自主权受到侵犯，而引发医护之间的矛盾冲突。当医护双方发生自主权争议而引起矛盾冲突时，特别需要双方心平气和地通过平等交流来取得一致，否则将影响医护关系的正常发展。

2．角色理解欠缺　医疗和护理是两个不同的专业，有各自不同的学科体系，其教育教学一般是在相对独立的情况下进行的，双方对对方的专业缺乏必要的了解，从而影响医护之间的合作关系。

3．角色压力过重　医院医护比例失调甚至倒置，护士缺额严重、岗位设置不合理、忙闲不均等都会造成某些人员角色压力过重，影响相互关系。由于医护人员常常因为过重的或不适当的角色压力而变得脆弱、易怒和紧张不安，所以由角色压力过重而形成的不满情绪常常是医护关系紧张的来源。

4．角色心理差位　由于长期以来医护关系一直是主导 - 从属型关系，因此容易形成护士对医生的依赖、服从心理，表现为机械被动地执行医嘱。这些情况都不能形成医护之间的正常互动关系。

知识链接

沟通的位差效应

沟通的位差效应是美国加利福尼亚州立大学对企业内部沟通进行研究后得出的重要成果。他们发现，来自领导层的信息只有20%～25%被下级知道并正确理解，而从下到上反馈的信息则不超过10%，平行交流的效率则可达到90%以上。进一步的研究发现，平行交流的效率之所以如此之高，是因为平行交流是一种以平等为基础的交流。为试验平等交流在企业内部实施的可行性，他们试着在整个企业内部建立一种平等沟通的机制。结果发现，与建立这种机制前相比，在企业内建立平等的沟通渠道，可以大大增加领导者与下属之间的协调沟通能力，使他们在价值观、道德观、经营哲学等方面很快地达成一致；可以使上下级之间、各个部门之间的信息形成较为对称的流动，信息在执行过程中发生"变形"的情况也会大大减少。他们得出了一个结论：平等交流是企业有效沟通的保证。

考点： 医护关系的影响因素

（三）促进医护关系的策略

1. 把握自己的位置和角色 医生和护士虽然工作的对象、目的相同，但工作的侧重面和使用的技术手段不尽相同。医生主要的责任是做出正确的诊断和采取恰当的治疗手段。护士的责任是能动地执行医嘱，做好躯体和精神护理，向患者解释医嘱的内容，取得患者的理解和合作。当医生医嘱出现错误时，护士有责任在执行医嘱前的查对过程中发现错误，并请医生及时纠正。

2. 真诚合作，互相配合 医生和护士在医院为患者服务时，只有分工不同，没有高低之分。医生的正确诊断与护士的优质护理相配合是取得最佳医疗效果的保证。医护双方要相互尊重、相互支持、相互理解、真诚合作，共同为医疗安全负责。

3. 关心体贴，互相理解 医护双方要充分认识对方的作用，承认对方的独立性和重要性，支持对方工作。护士要尊重医生，主动协助医生，对医疗工作提出合理的意见，认真执行医嘱；医生也要理解护士的辛勤劳动，尊重护士，重视护士提供的患者情况，及时修正治疗方案。

4. 互相监督，建立友谊 任何一种医疗差错都可能给患者带来痛苦和灾难，因此，医护之间应该监督对方的医疗护理行为，以便及时发现问题和预防，减少医疗差错的发生。

考点： 促进医护关系的策略

二、护际关系

护际关系是指护士之间的关系。护际关系通常分为三类：上下级护际关系、同级护际关系、教学护际关系。护际关系不仅直接影响对患者实施身心全面护理的质量，而且与护士自身的身心健康也有很大的联系。护士内部的协调与配合是十分重要的，用什么方法和标准来处理好同行之间的关系，反映了职业道德中最普遍的要求。要处理好此关系，首先要树立为患者服务至上的思想，并应用换位思考的交往方式，遵守自律、敬人、真诚、宽容、平等的沟通原则，同时掌握护际之间的沟通技巧。

（一）护际关系存在的问题

1. 护士长与护士之间的矛盾 护士与护士长交往时，护士希望护士长业务技术过硬，能指导和帮助下属，能以身作则，一视同仁，具有较强的管理能力。护士长则希望护士能很好地贯彻自己的工作意图，妥善安排好自己的家庭、生活和学习，顺利完成各项护理工作。但有些护士不体谅护士长工作的难处，以自我为中心，服从意识差；少数护士长缺乏对护士的关心，工作时间分配不合理，班次分配不公平等，这些均影响护士长与护士之间的人际关系，从而出现交往矛盾。

2. 年轻护士与年长护士的矛盾 由于工作经历、阅历等不尽相同，年轻和年长护士容易在沟通过程中发生矛盾，如年长的护士经验丰富、思想稳定、责任心强，而可能会看不起年轻的护士；年轻的护士精力充沛、知识面广、反应敏捷、动作迅速，而可能会看不起年长的护士。

3. 不同学历护士之间的矛盾 少数高学历的护士不愿意向低学历但临床知识丰富的护士学习，而学历不高的护士对高学历的护士又心存戒备。

4. 护士与实习护生之间的矛盾 带教老师过多地指责实习护生，甚至对实习护生态度冷淡、不耐心、不指导，就会使实习护生产生厌烦心理；而实习护生在实习过程中，尤其是高学历实习护生认为自己有能力，而不虚心学习，不懂装懂，甚至不尊重带教老师。

（二）促进护际关系的策略

1. 互学互尊，团结协作　在护理工作中，同行之间的互相尊重是十分重要的，尊重他人意见，尊重他人的人格。护士都是劳动者，相互间的关系都是平等的、相互合作的，共同为患者的治疗、预防、保健、康复提供服务。

2. 互助互勉，奋发进取　护士之间存在职称、学历、技术经验、思想认识的差别，以及阅历、家庭、身体等方面的不一致，在护理工作中，要提倡助人为乐的精神，互相勉励，共同进步。当别人取得成绩时，应当作为自己的一种鞭策力；当同事出现差错时，应当寻找根源，防微杜渐，提倡"与人为善，治病救人"，应杜绝"事不关己，高高挂起"的做法。

3. 互相谅解支持，乐于奉献　护理工作的特点是任何工作上的疏忽和失误，都会给社会、患者和自己带来难以弥补的危害，所以护士之间关系的融洽至关重要。护士间要以诚相待、分工合作、互相谅解、互相支持、互相配合，共同完成护理工作，本班的工作绝不留给下一班，发现别人工作中的失误要积极给予补救，形成团结互助、乐于奉献的良好氛围。

4. 充分发挥护士长的核心作用　护士长是病区护理管理工作的组织者和指挥者，也是护士间相互关系的协调者，是护士群体人际关系的核心。护士长在整个医疗护理工作过程中应带领护士共同完成护理任务，处理各种危急或突发事件。因此，护士长必须拥有良好的道德修养、礼仪风范和沟通技巧，具有了解护士、关心护士、指导护士的意识，公平有序地组织各项工作，充分发挥每位护士的积极性。

5. 正确协调护士之间的关系　护士内部的沟通是以相互理解、尊重、友爱、帮助、协作为基本前提的。护士之间，要理解和掌握职能与职责的尺度，上级指挥、分配下级工作是职能，下级执行上级布置的工作是职责。年轻护士应尊重级别高、年长的护士，并虚心求教。年长护士要为人师表，善于学习，爱护和培养年轻护士。

考点： 促进护际关系的策略

小结	护患关系是指人们在社会生活中，在特定条件下，通过医疗、护理等活动与患者建立起来的一种特殊的人际关系。护患关系有三种模式：主动-被动型、指导-合作型、共同参与型。主动-被动型适用于危重、休克、昏迷、失去知觉和意识障碍的患者以及婴幼儿等；指导-合作型适用于一般患者，尤其是急性病患者和外科手术后恢复期的患者；共同参与型适用于慢性病患者和受过良好教育的患者。护患关系受到护患个体因素中角色模糊、责任冲突、信任危机、权益差异、理解分歧和护士人力资源等因素的影响。护士在促进护患关系中，应与患者建立充分的信任关系、明确护士的角色功能、帮助患者认识角色特征、主动维护患者的合法权益、减轻或消除护患之间的理解分歧。 　　护士与患者家属关系的影响因素有角色期望冲突、角色理解欠缺、角色责任模糊、经济压力过重。护士在促进与患者家属关系中应做到热情接待、主动介绍，听取询问、耐心解答，评估家庭、解决困难，了解情况、提供心理支持。

小结	医护关系是医生和护士这两种不同职业的人们在医疗活动中形成的相互关系，是护理人际关系中的一个重要组成部分。医护关系的类型包括主导 - 从属型和独立 - 协作型。医护关系的影响因素包括角色权利争议、角色理解欠缺、角色压力过重及角色心理差位。要建立良好的医护关系，护士应把握自己的位置和角色，真诚合作、互相配合，关心体贴、互相理解，互相监督、建立友谊。促进护际关系的策略包括互学互尊、团结协作，互助互勉、奋发进取，互相谅解支持、乐于奉献，充分发挥护士长的核心作用，正确协调护士之间的关系。

（赵　颖）

第九章 人际沟通

1. 熟记沟通与人际沟通的概念。
2. 理解人际沟通的特征。
3. 描述沟通的要素。
4. 说出人际沟通的层次和类型。
5. 分析影响人际沟通的各种因素，能排除各种因素的影响，进行良好的人际沟通。
6. 阐述护士在人际沟通中应具备的素质。

第一节 沟通概述

案例

入 院

一位高龄患者因脑出血昏迷收治入院。三位家属神色慌张地将其抬到护士站。值班护士很不高兴地说："抬到病房去呀，难道你让他来当护士？"护士虽然不高兴，但还是带领家属将患者抬到了病房，并对患者家属说："这里不许抽烟，陪人不能睡病房里的空床……"此时，一位家属突然喊道："你是不是想把我们都折磨死？"

思考：1. 以上沟通障碍在沟通的哪一要素中出了问题？
2. 假如你是该护士，你会怎么和患者家属沟通？

一、沟通与人际沟通的概念

关于沟通的学科定义很多，至今仍无科学的定论。一般认为：沟通是信息交流的过程，是信息发送者遵循一系列共同规则、凭借一定媒介将信息发给信息接受者，并通过反馈以达到理解的过程。

知识链接

沟通的学科定义

沟通本意指开沟以使两个水道相通，后指彼此通连、相通。《大英百科全书》认为："沟通是用任何办法彼此交换信息，即指一个人与另一个人之间用视觉、符号、电话、电报或其他工具为媒介，从事交换信息的办法。"拉斯韦尔认为："沟通就是什么人说什么，由什么线路传至什么人，达到什么结果。"西蒙认为："沟通可视为一种程序，借此程序，组织中的一个成员，将其所决定的意见或前提，传递给其他有关成员。"

沟通包含四个方面的含义：①沟通的目的是传递信息；②信息就是沟通的内容；③信息传递需要一定的途径；④沟通的核心是信息接受者通过有效途径做出的反馈。

人际沟通是指人与人之间的信息交流过程，也就是人们在共同活动中彼此交流各种观念、思想和感情的过程。这种交流主要通过语言、表情、手势、体态以及社会距离等来表达。有效的人际沟通是在恰当的时机、适宜的场合、用得体的方式表达思想和感情，被对方正确理解和执行，并积极反馈的过程。

二、沟通要素

沟通是一个由多个要素组成的、动态的和多维的复杂过程。整个沟通过程由信息背景、信息发送者、信息、信道、信息接受者和反馈 6 个要素组成（图 9-1）。

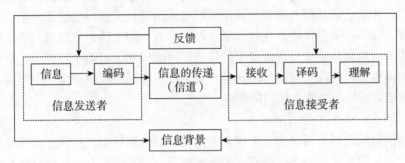

图 9-1 沟通过程基本要素

（一）信息背景

信息背景是指引发沟通的"理由"，即沟通发生的情境，如互动发生的场所、环境等。沟通双方的情绪和态度是心理背景，沟通发生的场所是环境背景，不同的社会角色是社会背景，还有文化背景等，它们都是影响沟通的重要因素。

（二）信息发送者

信息发送者是指发出信息的人，也称为信息来源。信息发送者发出的信息必须通过一定的形式才能进行传递，这种形式就是对信息进行编码。所谓编码就是信息发送者将要传递的信息符号化，即将信息转换成语言、文字、符号、表情或动作。为了确保沟通的顺利进行，信息发送者必须与信息接受者使用相同的符号系统。

（三）信息

信息是指沟通时所要传递和处理的内容，即信息发送者希望传达的思想、感情、意见、观点等。信息必有一定的内容意义，其内容意义可能会带有背景因素的色彩及信息发送者的风格，可以说是上述两者的具体化。

（四）信道

信道是指信息发送者传递信息的工具或手段，也称媒介或传播途径，如视觉、听觉、触觉等。不同的信息适宜不同的信道，如婚礼宴请用请柬显得隆重热情，而普通朋友相聚一般只需要口头通知。同一信息常常会选择几种不同的方式表达，如表示愤怒时，除语言外，通常辅以激烈的表情或肢体动作。

知识链接

怎样让对方更懂你？——合理使用信道

信息发送者（老师、护士等）在传递信息时使用的途径越多，对方越能更多、更快、更好地理解信息的内容。

美国护理学家罗杰斯 1986 年的研究表明：单纯听过的内容能记住 5%；见到的内容能记住 30%；讨论过的内容能记住 50%；亲自做过的事情能记住 75%；教别人做过的事情能记住 90%。

（五）信息接受者

信息接受者是指接收和接受信息的人。从沟通渠道传递的信息，需要经过信息接受者接收并接受之后，才能达成共同的理解，并形成有效的沟通。信息接受过程包括接收、译码和理解三个步骤。译码是信息接受者在收到象征性符号后，使之还原成信息，并正确理解其意义。完美的沟通，应该是信息发送者发出的信息经过编码和译码两个过程后完全吻合，也就是说，编码与译码完全对称。对称的前提是，双方拥有相同的编码规则，简单讲就是信息发送者与信息接受者对同一内容有相同的理解。

（六）反馈

反馈是指信息接受者返回到信息发送者的过程，即信息接受者对信息发送者传递来的信息做出的反应。反馈是确定沟通是否有效的重要环节，只有当发出的信息与接收的信息相同时，才能实现有效沟通。反馈使沟通成为一个互动的过程，反馈的信息成为新的信息源，信息接受者重新扮演信息发送者的角色。信息正是在这样的角色互换中，不断得到交换传递，从而达到沟通的目的。因此，反馈是有效沟通的核心过程。

考点： 沟通要素

三、人际沟通的特征

（一）目的性

人际沟通的目的是客观存在的，通过沟通可传递信息，也可表达感情。人们都希望自己发出的信息能正确地被对方理解，并得到回应。

（二）象征性

人际沟通总是借助一定的工具，如语言、动作、表情等来完成的，这些信号系统在不同的社会环境中，含有不同的象征意义。理解并正确运用所处社会、环境通用的信号系统，对有效的人际沟通至关重要。

（三）关系性

人际沟通是建立和改善人际关系的基础。一方面人际沟通的内容和方式取决于不同人际关系的类型；另一方面良好的人际沟通促进人际关系的发展和改善。当然，不良的人际沟通，也会造成人际关系的恶化。

（四）习得性

沟通是一种技能，可以通过后天学习和不断实践而不断发展进步。

（五）互动性

信息发送者期待接收方的回应，并在信息交流过程中不断进行角色互换，并相应调整沟通的内容和形式。一旦人际沟通的一方停止互动，沟通就失效了。

（六）不可逆性

沟通信息一旦发出就无法收回，事后的弥补往往事倍功半。

考点：人际沟通的特征

第二节　人际沟通的层次和类型

案例

为患者祝福生日

康复科护士小芳在给患者王伯静脉输液时，听到照顾王伯的小保姆对他说："大叔，您儿子早上往家里打电话说，后天是您的生日，他最近在忙一个项目，没时间回来陪您了。您嘱咐过我，不要让他知道您生病住院的事，所以我就告诉他，您出去遛弯了。"王伯语气沉重地说："你这么做就对了，我这么老了，还过什么生日，又不是小孩子。再说孩子很忙，我不能给他添麻烦。"但小芳分明看到了王伯说话时眼中充满了期盼。王伯生日那天中午11点半，康复科的全体护士来到王伯的床前，小芳手捧着鲜花，小丽提着蛋糕，她们齐声说道："祝王伯生日快乐！"王伯看到这情景，一时不知说什么好，但护士们看到了王伯眼中晶莹的泪花。

思考：1. 从本案例中得到什么启示？

2. 此案例中的"王伯说话时眼中充满了期盼""王伯眼中晶莹的泪花"，按照所使用的符号系统属于哪种人际沟通类型？

一、人际沟通的层次

人际沟通的目的是建立、维持和发展人际关系，沟通的过程也是人际关系动态发展的过程。按照沟通的深度，可以把人际沟通分成5个层次：一般性沟通、事务性沟通、分享性沟通、情感性沟通、共鸣性沟通。

（一）一般性沟通

一般性沟通也称为陈词滥调性沟通。这一层次的沟通是双方信任程度及参与程度最低的。沟通双方只涉及一些表面的、肤浅的、社会应酬性话题，如"下班了？""你吃饭了吗？"不涉及个人问题。护士与患者初次见面时使用这一层次的沟通，可以迅速打开拘束、尴尬的局面。但长期停留在这种沟通层次，不利于患者说出有意义的内容，因此一个具有良好沟通能力的护士应该学会在短暂寒暄后引导交谈向更深层次转移。

（二）事务性沟通

事务性沟通也称为陈述事实的沟通。这一层次的沟通只简单地陈述一个人的实际情况，而没有任何感受或需要的传递。在沟通双方未建立信任感时，多采用此种沟通。事务性沟通对于护士了解患者是非常重要的，护士应该充分利用这一层次的沟通，鼓励患者叙述病情。

只有当患者感觉到护士可以信赖时，他才可能将沟通移向更深的层次。

（三）分享性沟通

分享性沟通即分享个人的观点和判断。这是一种除了沟通信息外，还交流个人的观点和判断的沟通层次。这种层次的沟通建立在一定信任感的基础之上，希望将自己的观点和看法加以表达，以达到相互理解的目的。护患之间进行此层次沟通时，护士应注意使用关心、真诚和信任的语言和非语言行为，鼓励患者说出自己的观点和看法。

（四）情感性沟通

情感性沟通也称为分享情感的沟通。沟通的双方除了分享对某一问题的看法及判断外，还会表达和分享彼此的感受、情感、愿望。只有沟通双方彼此无戒心、有安全感，才能进行此层次的沟通。所以，护患之间进行此层次沟通时，护士应注意做到坦诚、热情和正确理解患者，帮助患者建立安全感和信任感。

（五）共鸣性沟通

共鸣性沟通也称为沟通的高峰。它是一种短暂的、高度一致的感觉，是人际沟通中的最高层次，也是沟通双方希望达到的理想境界。这一层次的沟通是双方信任程度及参与程度最高的，是在观点和看法高度共识的基础上达到的情感共鸣，正所谓的"心有灵犀一点通"。只有情感交流到一定程度，才会产生此层次的沟通。

 知识链接　　　　　　**人际沟通的最高境界——默契**

有这样一个电视节目：两对夫妻进行厨艺比赛。其中一对夫妻比较年轻，新婚不久；另一对夫妻结婚多年。在厨艺比赛进行的过程中，年轻的小夫妻相互商议着如何根据现有的材料做出一道菜，其中有欢声笑语，也有争执讨论。年长的老夫妻似乎并没有太多的交流，男的去切墩儿，女的就去掌勺；男的去看火，女的就准备下菜；安安静静也做出了一道菜。

沟通的最高境界，似乎是一切都已经沟通完毕，无需任何的语言甚至动作，就可以知道对方是什么感受，将要做什么，怎么做，自己该如何配合。可谓"此时无声胜有声，心有灵犀一点通"，甚至是"心有灵犀没点就通"。

何以达到人际沟通的这种最高境界？其前提是感情的融合和价值观的认同。

考点： 人际沟通的层次

二、人际沟通的类型

根据不同的标准，可以把人际沟通划分为不同的类型。一般常用的分类有以下几种：

（一）按照沟通所使用的不同符号系统

1. **语言沟通**　语言沟通是指以语词符号实现的沟通，是最常见、最准确、最有效的沟通形式。语言沟通一般分为口头语言沟通和书面语言沟通。口头语言沟通是日常生活中最普遍的沟通形式。其特点是快速传递、即时反馈、灵活性大、适用面广等。书面语言沟通是借助于书面文字材料实现的信息交流，比口头语言沟通更周密、逻辑性更强、便于保存。随着人类进入信息时代，借助电子信息技术进行语言的编码、解码和传递，如手机短信、网络传输等，它在人们生活和工作中占据越来越重要的位置，它也是语言沟通的一种形式。

2．非语言沟通　非语言沟通是借助非语词符号实现的沟通。非语词符号通常包括：仪表、面部表情、手势、姿态、触摸、人际距离、辅助性语言与类语言等。非语言沟通常常与语言沟通一起进行，相辅相成。

（二）按照沟通渠道有无组织系统

1．正式沟通　正式沟通是指通过组织明文规定的程序和渠道进行的信息传递和交流，如会议制度、汇报制度、文件的传达与呈送、组织间的公函来往等。其优点是沟通效果好，信息具有权威性，约束力较强；缺点是沟通速度慢，互动性不足。

2．非正式沟通　非正式沟通是在正式沟通渠道外进行的信息传递交流，如同学间的私下交谈、小道消息的传播等。这种沟通的优点是沟通方便、速度快，更能体现感情交流；缺点是信息容易失真。

（三）按照沟通的信息传递有无反馈系统

1．单向沟通　单向沟通是指信息发送者发出信息，信息接受者只接收信息，但不做反馈的沟通形式，如下指示、作报告、看电视等。这种形式信息传递速度快、传播面广，但由于得不到信息接受者的反馈，沟通效果不确切。

2．双向沟通　双向沟通是指信息发送者和信息接受者的角色不断变换，以共同讨论和协商进行信息交换的沟通方式。医护人员与患者的交谈就是双向沟通。这种形式让双方能对信息进行充分的反馈，有助于增进相互理解和人际关系的和谐。

（四）按照沟通中信息传递的方向

1．纵向沟通　纵向沟通是指在组织内部，上下级之间的信息传递。其中，下级向上级汇报工作、反映情况属于上行沟通；而上级向下级发布指令、布置任务则属于下行沟通。

2．横向沟通　横向沟通是指在组织内部，同阶层人员之间、各平行部门之间的信息传递和交流。

考点：人际沟通的类型

第三节　人际沟通的影响因素

案例

患者为何不说话？

小刘，新上岗的妇产科护士，这是她与患者的沟通过程：

1．患者张某，43 岁，患子宫内膜癌，行子宫切除术后 6h。小刘评估患者术后情况，来到张女士病床前。

小刘："张女士，现在感觉怎么样？"

患者："还行。"（与小刘有短暂的目光交流，又微闭双目，表情痛苦。）

小刘："还行是什么意思？请您说具体点。"

患者："……"（微闭双目，表情痛苦，默不作声。）

小刘："看看，让你说具体点，反倒还不说话了，真是的！"

2．患者赵某，40 岁，因患多发性子宫肌瘤，医生建议行子宫切除术。可患者拒绝手术。小刘到病房了解赵某的真实想法。

小刘："赵女士，您患的是多发性子宫肌瘤，手术是最好的治疗方法，您为什么不接受手术呢？能跟我说说原因吗？"

患者："实际上，我不是怕疼，也不是怕以后没有了生育能力，只是担心……担心我爱人……唉……"（眼神环视其他患者及家属，不再言语。）

小刘："您到底担心什么？说呀，真急死人了！"

患者：（沉默。）

思考：1. 以上两个案例均出现沟通障碍，是哪些因素造成的？

2. 若你是小刘，应该怎样做？

一、个人因素

（一）生理因素

存在听力、视力、智力障碍等永久性生理缺陷者，沟通能力长期受到影响，在与之进行沟通时应选择特殊的沟通方式；暂时性生理不适如疼痛、疲劳等会暂时影响沟通效果，应在生理不适控制之后再进行有效沟通。在沟通时要注意评估生理方面的影响因素，并主动寻找对策。

（二）心理因素

1. 情绪状态　情绪是指对沟通可产生直接影响的具有感染力的一种心理因素。轻松、愉悦的情绪可以增强沟通者的兴趣和沟通能力，焦虑、烦躁的情绪可以干扰沟通信息的传递。在人际沟通中必须注意双方的情绪变化，以更好地掌控沟通的内容与方向。

2. 个性心理　性格、气质、能力、兴趣等的不同，会造成人们对同一信息的不同理解，并对沟通方式产生直接影响。一般来说，热情、直爽、健谈、开朗、大方、善解人意的人易于与人沟通；相反，淡漠、拘谨、苛刻、性格孤僻、以自我为中心的人则容易产生沟通障碍。护士作为主动的沟通者，应对患者的性格类型有一定的认识，并尽可能做到知己知彼、扬长避短，不断纠正不利于沟通的个性心理，逐步成长为沟通高手。

（三）价值观念

价值观念是人们对事物重要性的判断，并用以评价现实生活中的各种事物、指导自己行动的根本观点。价值观念是人们在一定的意识形态社会中，通过生活经验和知识积累而形成的。价值观念的不同，可能使人们对问题的判断产生重大差异，从而成为人际沟通的阻碍因素。节俭或铺张、开放或封闭、崇尚权威或客观务实、个人主义与集体主义这些不同的价值取向，必将带来不同的价值判断和行为模式。相互尊重、充分理解对方价值观，是消除人际沟通障碍的重要方法。

（四）认知水平

个人的经历、受教育的背景和生活环境等因素的差异，使每个人的认知深度、广度和类型都不尽相同，因而信息在传递过程中的编码和译码可能不对称，都会对沟通效果产生负面影响。一般而言，生活经历相当、知识水平相近的人，沟通时容易互相理解；认知面广、知识水平高的人，容易与不同认知范围和水平的人进行沟通。护患沟通中，护士要充分考虑服务对象对医学知识的认知水平，避免使用生涩难懂的医学专业术语，同时避免表现出居高临下的态度。

（五）沟通技巧

沟通作为一种技术，是可以通过后天学习获得和提高的，如交谈时如何发问、倾听的技巧、如何排除干扰因素等。后续章节将重点介绍。

二、环境因素

（一）物理环境

物理环境是指沟通的场所，包括环境的安静程度、光线、温度、湿度、布局、装饰、氛围等。沟通的场所的选择对沟通效果的影响很大，一个通风不良、光线不足的教室会让听讲者昏昏欲睡；同样的道理，一个彩灯闪烁、乐韵悠扬的场所也不适合进行课堂教学。

1．噪声　是影响沟通的重要因素。沟通环境中的噪声，如汽车喇叭声、孩子的哭闹声、电话铃声都会分散沟通者的注意力，干扰沟通的效果，造成信息传输过程的失真，或使沟通者心情烦躁。护士与患者沟通时，应注意选择适宜的场所和时机，避免噪声干扰。

2．距离　沟通双方的距离可以影响沟通者的参与程度，影响沟通的气氛。较近的距离代表合作、亲密、融洽，较远的距离代表防御甚至敌对。

3．隐秘性　涉及个人隐私的沟通内容，应选择在隐秘的环境沟通，否则会影响沟通的深度和效果。医护人员在与患者交谈涉及患者隐私的话题时，尤其应注意选择隐秘性较好的沟通场所。

（二）社会文化环境

1．文化习俗　人们在沟通时总是受到所处群体形成的文化习俗的影响和制约。如东西方文化的差异，使在沟通的方式选择上大相径庭：东方文化喜欢婉转的表达方式，含含糊糊，并以此表示对对方的尊重；但在美国人看来，"婉转"与"装假"有相似之处，这与他们最珍视的品格——"真诚"产生严重抵触。文化差异中另一个很重要的方面是语言。沟通中语言使用不当，会对沟通造成干扰，甚至导致严重后果。我国是一个多民族融合的国家，护患沟通中护士一定要注意语言的选择和使用。

不同民族、地域的文化习俗使世界生动多彩，但处理不当，容易造成人际沟通障碍。如我国大多数地区都有独特的产妇"坐月子"的民风民俗，这些习俗以现代医学观点来看，不尽科学。作为护士，一方面需要提供正确的健康教育，另一方面也要注意尊重习俗，不要轻易全盘否定。

2．社会背景　社会背景一方面指沟通双方的社会角色关系。不同的社会角色关系决定了不同的沟通模式，只有符合社会所认可的沟通模式，才能得到人们的接纳。如上级可以拍拍你的肩膀说"好好干！"但你绝不能拍拍他的肩膀说"别偷懒！"护士在与儿童、老年患者沟通时，可以适当运用抚摸的方法，但与异性患者沟通时则需慎重，以免产生不必要的误会。

社会背景另一方面是指沟通时在场但不参与沟通的人与沟通者的社会角色关系。研究发现，自己的配偶在场与否，人们与异性的沟通方式是不一样的；同样的道理，严厉的老师、强劲的竞争对手在场都可能会使人们的措辞、言谈举止与平常大不相同。

知识链接

怎样理解"文化"?

在《跨文化沟通》一书中，瓦尔纳等提出了六项把握文化的参照点：世界观、行为取向、时间取向、人性取向、自我感知和社会组织。这六项参照点的不同，决定了文化的不同。

考点： 人际沟通的影响因素

第四节　人际沟通在护理工作中的作用

案例

发　药

张工程师因胃炎、高血压住院，护士早上为他发药。"张工，早上好！昨天晚上睡得好吗？今天感觉怎么样？您现在应该服药了，我给您倒水。这是促进胃动力药，它能增加胃的蠕动功能，减轻胃胀，所以要在用餐前 30min 服用。"张工程师服完药问护士："你落了一种药吧，医生说要服两种。"护士微笑着说："噢，您记得很清楚啊，是还有一种药，专门治疗高血压的，不过是每 8h 服用一次，到时间我会送来的。一定记着半小时后进餐，饭菜要清淡一些，这样容易消化。您好好休息。"

思考：1. 以上案例反映了人际沟通在护理工作中有哪些作用？

　　　2. 假如你是护士，你应该从哪些方面努力提升自己的素质？

一、人际沟通在护理工作中的作用

人际沟通在护理工作中具有至关重要的作用。护理工作的方方面面都离不开人际沟通。

（一）有利于推行生物 - 心理 - 社会医学模式

新的医学模式要求护士不只关注患者的生理状况，还要关注患者的心理状况和社会关系状况。只有在护理工作中不断与患者进行各个层次的沟通，才能采集到患者的生物、心理、社会各方面的全面信息，进而采取相应的护理措施，以取得更好的护理效果。

（二）有利于推进整体护理模式

整体护理模式是以现代护理观为指导，以护理程序为框架，根据患者的身体、心理、社会、文化需要，提供符合患者需要的最佳护理。护理程序的一个关键步骤是护理评估。只有进行有效的人际沟通，才能很好地评估患者状况，进而确立护理诊断、制订相应护理措施。没有沟通，就没有整体护理。

（三）有利于开展常规护理工作

各项常规护理工作的开展，必须取得患者的支持。要取得患者的支持就必须进行有效的护患沟通。

（四）有利于建立和谐的护患关系

沟通能帮助建立和谐的护患关系。通过进行各个层次的护患沟通，护患之间从交流事实到交流看法，到最后的交流感情。在有效的沟通下，逐渐建立起和谐、信任的护患关系。

（五）有利于防止护患冲突

在医院这个特殊环境下，护士与患者接触得最多，护患之间发生冲突的可能性也最大。有效沟通，可以增强护士与患者及家属的亲和力，防止护患冲突。

（六）有利于实施护理人文关怀

现代护理以人为本，人文关怀在护理中体现为护士以人道主义精神对患者进行真诚的关心与关注。护患沟通是人文关怀在护理工作中的具体应用。

> **考点：** 人际沟通在护理工作中的作用

二、护士在人际沟通中应具备的素质

（一）职业道德素质

1. 热爱护理，奉献自我　人际沟通中，护士做到了这一点，就更容易摆正自己的位置，从而更好地与患者和其他医护人员进行沟通。

2. 待人真诚，做到慎独　最有效的人际沟通奠基于真诚，真诚是进行有效沟通的前提。慎独要求护士在独立工作时，自觉地按照规程一丝不苟地做好自己的本职工作。

3. 关心患者，热情负责　人际沟通中通过关心可以很好地给予温暖，特别是面对患者时。关心主要使用非语言行为来完成，如保持目光接触、保持亲近而又不亲密的距离、适时使用触摸等。

4. 尊重人格，平等待人　尊重是进行良好人际沟通的前提。实际上，尊重主要是态度问题，即使不善言辞，也可以用非语言行为表达出尊重。在护理工作中，一定要平等地对待患者，才能收到良好的沟通效果。

（二）心理素质

要具有积极向上、乐观自信的生活态度；有稳定的情绪，遇挫折不灰心，有成绩不骄傲；能临危不惧，在困难和复杂的环境中能沉着应对；有宽阔的胸怀，在工作中能虚心学习同事的新方法和新技术，能听取不同意见，取众之长，补己之短，工作中能互相交流经验。

（三）专业素质

1. 扎实的专业理论知识　掌握各种常见病的症状、体征和护理要点，能及时准确地制订护理计划。掌握护理心理学和护理伦理学知识，了解最新的护理理论和信息，积极开展和参与护理科研。

2. 娴熟的护理操作技能　娴熟的护理操作技能是一个优秀护士应具备的基本条件，除了常见的医疗护理技术外，对现任岗位的专科护理技术应精通，能稳、快、准、好地完成各项护理工作。高超的护理技能不仅能大大减轻患者的痛苦，而且能增强自己的自信心，给人一种美的享受。

3. 熟练的急救技术　护士应掌握急救技术和设备的使用，熟悉急救药品的应用，能熟练地配合医生完成对急症或危重患者的抢救。

4. 高度的责任心　严守工作岗位，密切观察患者病情的变化，严格执行操作规程，认真做好查对制度，时刻牢记医疗安全第一，杜绝医疗差错、事故的发生。

5. 良好的认知及表达能力　具有敏锐的观察力，善于捕捉有用的信息；有丰富的想象力，勇于技术创新；有较强的语言表达能力，掌握与人交流的技巧，能根据患者的具体情况灵活运用语言进行心理护理。

（四）护理礼仪素质

护理礼仪是护士的职业形象。端庄文静的外表、优雅得体的举止、温和亲切的语言，更容易帮助护士取得患者的信任和好感。护士美好的心灵要通过言谈举止体现出来，给患者留下美好的印象，从而获得患者的信任、尊重和认可。

知识链接

护士应具备的"九心"

1. 爱心　对待患者如亲人，真心真意为患者提供服务。
2. 耐心　对待患者不急躁、不厌烦。
3. 细心　对待患者认真负责、仔细全面。
4. 责任心　对待患者高度负责、一丝不苟。
5. 诚心　对待患者真诚，做到慎独。
6. 热心　对待患者热情，给予患者温暖。
7. 关心　常把患者放在心上，重视和爱护患者。
8. 同感心　站在患者立场上考虑问题，理解患者的感受。
9. 同情心　对患者的处境在情感上认同并表露，在行为上给予帮助。

考点： 护士在人际沟通中应具备的素质

小结

沟通是信息交流的过程，是信息发送者遵循一系列共同规则，凭借一定媒介将信息发给信息接受者，并通过反馈以达到理解的过程。人际沟通是指人与人之间的信息交流过程，也就是人们在共同活动中用语言和非语言符号系统彼此交流各种观念、思想和感情的过程。沟通的要素包括信息背景、信息发送者、信息、信道、信息接受者和反馈六个要素。人际沟通的特征有：目的性、象征性、关系性、习得性、互动性和不可逆性。

人际沟通，按深度分为 5 个层次：一般性沟通、事务性沟通、分享性沟通、情感性沟通、共鸣性沟通。人际沟通划分为不同的类型：语言沟通与非语言沟通；正式沟通与非正式沟通；单向沟通与双向沟通；纵向沟通与横向沟通。

人际沟通的影响因素包括个人因素（生理因素、心理因素、价值观念、认知水平和沟通技巧）、环境因素（噪声、距离、隐秘性的物理环境因素；文化习俗、社会背景的社会文化环境因素）。

人际沟通在护理工作中的作用体现在有利于推行生物 - 心理 - 社会医学模式、有利于推进整体护理模式、有利于开展常规护理工作、有利于建立和谐的护患关系、有利于防止护患冲突、有利于实施护理人文关怀。护士在人际沟通中应具备的素质包括职业道德素质、心理素质、专业素质和护理礼仪素质。

（徐　敏）

第十章 护理工作中的语言沟通

学习目标	1. 熟记语言沟通、交谈的概念。 2. 归纳护患语言沟通的原则。 3. 说出交谈的特点和基本类型。 4. 归纳护士的语言修养、护患交谈的技巧和护士的职业用语。 5. 通过交谈技巧训练，获得语言沟通能力，并能在护理实践中与患者进行良好的语言沟通。

第一节 语言沟通的基本知识

案例

推断性结论要不得

患者男性，19岁，高中三年级学生。因突起发热急诊。体温38.9℃，咽红，鼻塞。血常规：白细胞1.7×10^9/L，中性粒细胞80%。医生当做感冒处理。患者3天未退热，再次就诊。医生再进行血常规检查，化验结果：白细胞降至6×10^9/L，中性粒细胞76%，"发现极个别未成熟细胞"。医生嘱咐患者3天后再做血常规检查。在患者母亲再三追问下，护士冷淡地说："不说吧，你们要抱怨我们态度不好，说吧，要吓你们一跳。好吧，既然你们坚持要知道，那我就告诉你们，这种情况可以出现在白血病早期，现在还说不定。"患者和母亲不再作声，但心里惊恐不安，回家后一家人惊慌失措。

思考：1. 此案例中护士违背了护患语言沟通中的什么原则？

2. 护患语言沟通过程中应遵循哪些原则？

3. 如果你是这位护士，面对家属的一再追问，你怎样回答？

护理工作中，护士所获得的第一手资料来源于与患者的语言沟通。医学之父希波克拉底说过："医生有三大法宝：语言、药物、手术刀。"护士在护理工作过程中，经常需要通过语言沟通采集病史、收集资料、核对信息，进行常规护理、心理护理以及健康教育等，可见护患的语言沟通在患者治疗以及康复过程中的重要作用。

一、语言沟通的概念

语言沟通是以自然语言为载体进行的信息交流。护患语言沟通具有信息交流、心理护理、协调人际关系和工具性等作用。语言沟通包括口头语言沟通 [交谈、演讲（详见第十四章）等]、书面语言沟通 [文字、图像、数据等（详见第十四章）] 两种类型。

语言是人类最重要的交际工具

1914年列宁在《论民族自决权》一文中首先提出"语言是人类最重要的交际工具"。之后，斯大林在他有关语言学的论著中作了具体的阐述。语言是社会的产物，从它产生的时候起，就一直作为人类的交际工具，作为社会成员间交流思想、传达情感的工具为社会服务。交际功能是语言最基本的社会功能，一种语言一旦不再作为交际工具来使用，那它也就不能再用作人们的思维工具。这是由语言的社会本质所决定的。

考点：语言沟通的概念

二、护患语言沟通的原则

现代护理模式要求护士运用心理学、社会学有关知识对患者实施全方位的护理，其中语言的作用就越发显得重要。诚恳体贴的语言，对于患者来说犹如一剂良药，如果护士的语言能针对患者的不同心理特点，则可以起到药物所不能起到的作用。反之，若语言运用不当，则可成为导致疾病发作或病情加重的因素。因此，护士在护理过程中，应遵循一些普遍的、共同的、指导性的护患语言沟通原则。

（一）目标性

护患之间的语言沟通是一种有意识、有目标的沟通活动。护士无论是向患者及其家属询问一件事、说明一个事实，还是提出一个要求等，一般都是为了达到一定的护患沟通目的。因此护患之间的语言沟通要做到有的放矢、目标明确，才能有效地达到沟通目的。

（二）科学性

科学性是护患之间语言沟通的基本要求。护士向患者及家属进行解释、指导、健康教育等活动中，其交谈内容必须是正确的，不得有任何错误和偏差；所引用的例证或资料都应有可靠的科学依据；不要把民间传闻或效果不确定的内容纳入健康指导。同时，护士在交谈中不要歪曲事实，不要把治疗效果扩大化，也不要为了引起患者的高度重视而危言耸听。

（三）规范性

护士的语言要发音纯正，吐字清楚，言简意赅，用词朴实、准确，语法规范、精炼，要有系统性和逻辑性。尽量使用口语化语言，避免因使用患者难以理解的医学专业术语而产生误解。同时要熟悉一些方言，以利于与患者交流信息和沟通感情。

（四）尊重性

尊重沟通对象是语言沟通首要的原则，在护患沟通过程中要将对沟通对象的尊重、恭敬、友好放在第一位，平等待人，尊重患者。在交谈中切记不可伤害他人的尊严，更不要侮辱他人的人格。如称呼患者要用尊称，如"李大爷"、"王阿姨"等，而不能称呼"3床患者"、"6床患者"。

（五）治疗性

护士良好的语言可起到辅助治疗、促进康复的作用，如鼓励性语言、积极暗示性语言等；刺激性语言能扰乱患者的情绪，甚至使病情恶化。因此，护士在患者面前的每一句话都应该是礼貌、诚挚、关心、体贴的，为患者创造一个有利于接受治疗的良好心理环境，以达到治疗目的。

（六）情感性

护士在与患者交往中要以真心诚意的态度和"以患者为中心"的原则，从爱心出发，加强与患者的情感交流。与患者交流时，应力求语言文雅、语音温柔、话语亲切、态度谦和、有同理心，使患者感到亲切，成为患者信赖的人。

（七）艺术性

语言的艺术性可以体现出语言的魅力，是对语言的最高要求。护士良好的语言修养，与其文化知识修养、思想道德修养、认知能力和驾驭语言文字的能力密不可分。艺术性的语言，使患者听后感到亲切、自然，易于接受，常能拉近护患距离，化解医患、护患矛盾。

考点： 护患语言沟通的原则

第二节　语言沟通的主要形式——交谈

案例

有话好好说

护士小李刚参加工作不久，一次早班走进患者魏某病房说："魏某，抽血！"患者拒绝："我不抽，你看我都这么瘦了，哪有那么多的血让你们天天抽！"小李见患者不配合，非常生气，不耐烦地说："你怎么这么不配合治疗？主治医生安排你检查，看看血象，如果太低，会影响目前的治疗。"患者见小李说话态度不好，非常气愤，找到主治医生，要求换个责任护士，要投诉小李说不清事情还乱发脾气。

思考：1. 小李在与患者的沟通过程中，违反了那些交流禁忌？

　　　2. 护士在与患者的沟通过程中，应具有哪些语言修养？

一、交谈的定义和特点

（一）交谈的定义

交谈是语言沟通的一种方式，是以口头语言为载体进行的信息传递，是信息交流最重要的一种形式。人与人交往离不开交谈。通过交谈，可以传递信息、沟通思想。在护理工作中，护理程序的任一环节，均需与患者、患者家属、其他医务工作者进行有效的交谈。

考点： 交谈的定义

（二）交谈的特点

1. 随机性　包括内容的随机性和场地的随机性。交谈者一般是根据交往目的来选择话题，不用做特殊的准备，依当时情况而定，比较灵活，可随时转换话题。对场所没有特殊要求，随时随地都可以开展交谈。

2. 互动性　交谈是在两个或者两个以上的人中进行的，表现形式是多种多样的。可以是以一人为主的交谈，也可以是大家共同探讨问题，各抒己见。因此，交谈具有说者与听众角色互换和听众与说者相互影响的特点。

3．反馈性　反馈是指信息接受者返回到信息发送者的过程，即信息接受者对信息发送者的反应。只有当信息在接受者和发送者之间不断地反馈，形成良性循环，才是有效的交谈。否则，沟通是无效的。

4．广泛性　交谈是人们日常工作和日常生活中最常用的交际手段。专家统计资料表明，每个人平均一天说话时间不少于 1h（不包括老师、播音员、翻译等与口语有关的职业）。所以，交谈是被广泛使用的沟通方式。

二、交谈的基本类型

（一）个别交谈和小组交谈

1．个别交谈　指两个人之间的信息交流过程。交谈的内容比较丰富，交谈的目的也多种多样。如患者害怕手术而要求改变治疗方案时，护士与患者交谈，说明手术治疗的必要性，帮助患者接受最佳的治疗方案。

2．小组交谈　指三人或三人以上的交谈。为了保证效果，小组交谈最好有人组织，参与人员数量最好控制在 3～7 人，最多不超过 20 人。

（二）面对面交谈和非面对面交谈

1．面对面交谈　交谈双方同处一个空间，均在彼此视觉范围内，可以借助表情、手势等肢体语言帮助表达观点和意见，使双方的信息表达和接受更加准确。护患交谈多采用此种形式。

2．非面对面交谈　通过电话、互联网等非面对面方式进行交谈。在非面对面交谈时，交谈双方可不受空间和地域的限制，也可以避免面对面交谈时可能发生的尴尬场面，使交谈双方心情更加放松，话题更加自由。以电话交谈为例：

电话交谈是指借助通讯设备进行的同时异地双人交谈。如护士通过电话对患者进行健康指导，患者向护士进行健康和心理咨询等。护士应掌握电话交谈艺术，提高护理服务质量。

护士与患者电话交谈时要注意以下几点：①语言精练准确；②意思完整清晰；③语气亲切自然；④语音甜美温和；⑤态度热情礼貌。

（三）一般性交谈和治疗性交谈

1．一般性交谈　一般用于解决一些个人或家庭的问题。交谈的内容比较广泛，一般不涉及健康与疾病问题。

2．治疗性交谈　一般用于解决健康问题，以达到减轻病痛、促进康复的目的。治疗性交谈有两种基本方式，一是医护人员凭借自身较为丰富的临床医学知识、经验和专长，为患者剖析病因、评价病情，并提出适当的诊治方法的指导性交谈；另一种是医护人员采用移情式倾听方式，对患者某一特殊问题的自我探索给予支持性反应，并与患者建立起一种有助于他们靠自己的力量去确定、正视和解决所探索问题的策略的非指导性交谈。

> **考点：**交谈的基本类型

三、护士的语言修养

护士的语言修养体现出护士的文化素养和精神风貌，是护士综合素质的外在表现。护士良好的语言修养，会使不同年龄、性别、性格、社会地位和文化素质的患者对其产生信任感。护士运用良好语言能力与患者沟通有利于患者的真情流露，有利于护理目标的实现。

（一）一般语言修养

护士与患者交谈时，要语言清晰明确、言简意赅，语音响亮坚定，具有逻辑性，保持与患者的目光接触，非语言行为与语言行为要保持一致，面带微笑，宽容礼让，使用礼貌用语，讲究策略。

（二）专业性语言修养

语言是神经系统的特殊刺激物，它能影响人的健康。如暗示性的语言，不仅能影响人的心理和行为，而且能影响人体的生理病理变化。语言是进行心理治疗及护理的主要工具。美好的语言使人树立信心、安定情绪，变消极心态为积极心态，从而对人体的生理活动予以良好的影响。因此，护士应通过语言交流，给患者以温暖、安慰、鼓励，使患者解除心理负担，从而建立起接受治疗的最佳心理环境和身体应激状态，促进早日康复。专业性语言修养除应坚持目标性、科学性、规范性、尊重性、治疗性、情感性、艺术性七项原则外，还应注意以下三个"统一"。

1．原则性与灵活性的统一　护士与患者交谈的原则，即内容的原则和平等相待的原则。要以体现维护患者的利益为前提，讲求职业道德。不应非议他人，不要掺杂个人的目的和情感。护士有义务为患者保守秘密，应时刻想到护士职业是以患者的需要为前提的，对患者心存真诚的关爱之心，才能对患者平等相待，不以救世主的姿态出现，避免引起患者的不快和反感。此外要根据沟通对象、情境的差异灵活运用，做到既有原则又为患者所乐意接受。

2．严肃性与亲切性的统一　护士与患者交谈时，应保持一定的严肃性，同时也要让患者感到温暖亲切。如为患者解除忧烦时，话题应从同情、关怀患者的角度谈起，引导患者将心中的愁闷宣泄出来，并给予启发、引导和鼓励。有时可用轻松愉快、幽默诙谐的语言舒缓气氛。但在同一般患者交往时，又应注意不要过多地谈论生活琐事，不要用命令的口气同患者讲话，或训斥患者的无理要求。对一些言行不轨的患者，应严肃对待，加以劝阻，以保持护理工作的严肃性和护士自身的尊严。

3．坦诚与慎言的统一　护士与患者之间相互尊重的前提是以诚相见，护士应对患者讲真话，信守诺言，才能得到患者的信任。但在护患交往中，护士不应事事都向患者坦言，特别是对诊断治疗上的一些问题，应谨慎从事，要以维护患者的利益为前提。以下几种情况，护士应慎言，以不向患者说出真相为宜：当说出诊断或预后对患者产生不利影响或伤害患者时，不要说出真相；还有某些患者，尤其是病重或垂危的患者，并不真正要求知道其病情真相时，以不说出真相为宜。

（三）语言交流中的禁忌

护士要注意语言交流中的禁忌，以恰当的方法、良好的态度、深厚的语言修养赢得患者的信任，树立自己在患者心目中的良好形象，为患者提供优质的护理服务。

1．过多使用专业术语　过多使用专业术语会导致患者理解困难。

2．说话含糊其词　有些护士说话含糊其词，语义不准确，对患者的询问闪烁其词，如"我不清楚，你问医生去！"或者"做有危险，不做也有危险，你自己看着办吧。"这会影响信息的准确性，增加患者的心理负担。

3．语气冷漠　对患者缺乏热情、关怀及必要的解释和说明，语气冷漠，会使患者处于拘谨状态。

4．语速不适当　语速太快，影响语言的清晰度，患者听不清、记不住；语速太慢，患者怀疑病情被隐瞒，无端增加心理负担。

5. 交谈方式欠灵活　护士采用的交谈方式千人一律，不能以人为本、因人而异，都会导致交谈效果不理想。实际上，与不同年龄、性别、心理状态、文化、民族的患者交谈应采用不同的方式。如对儿童患者要和声细语，像姐姐、阿姨；对老年患者要关怀体贴，像亲人、儿女。

6. 态度不坦诚　护士对患者不讲真话、不守诺言，其结果是人为地破坏了护患之间的信任关系，影响互相合作。

> **考点：** 语言交流中的禁忌

四、护患交谈的技巧

良好的护患交谈技巧是护理工作中建立良性人际关系的基础。护士通过有效的护患交谈，发展和促进良好的护患关系，及时满足患者的身心需要，使患者早日康复。为了保证护患交谈的顺利进行，确保其效果，护士可根据具体情况适时、适度地运用以下几种交谈技巧。

（一）开场技巧

护理工作中，初次与患者交谈非常重要，如果给患者留下不好的第一印象，在以后的护理工作中就很难得到患者的信任，也不容易挽回局面。因此，首次与患者交谈，好的开场白是给患者留下好印象的关键所在。

初次见到患者，首先要面带微笑，给对方以温暖的感觉，营造良好氛围，拉近双方距离，尽快消除初次见面的陌生感。然后要有必要的寒暄，寒暄是为了使双方都尽快稳定情绪、调整思路和心态，也是对双方谈话风格的初步了解。可以通过以下方式进行有效的开场（表 10-1）。

表 10-1　开场技巧

开场方式	举例
自我介绍式	"您好，我是您的责任护士，我叫李小娜，我已经了解了您的病情，我会和您的主治医生积极帮助您治疗，解除您的病痛，相信您很快就会痊愈的。如果有什么要求，您尽管和我说，我会尽力帮您解决的。您先休息吧，有事请叫我，好吗？"
问候式	"王大爷，早上好，昨晚您睡得好吗？"
关心式	"王大爷，您哪里不舒服？我帮您量量体温吧！"
言他式	"王大爷，这么多好吃的，是您的家人给您送来的吧？您看他们多关心您啊，一定是盼着您早日康复出院，您说是不？"
赞美式	"王大爷，您今天气色不错，看上去比前几天好多了！"

（二）话题选择技巧

话题的选择对交谈的开展起着决定性作用。与患者交谈之前一定要明确话题。在临床上，护士选择话题时应注意：①寻找患者关心的话题，患者最希望得到有关疾病的信息，所以有关疾病的话题是患者最关心的；②分析患者生理及心理两方面的需要，从患者的需要出发，选择话题；③寻找患者对医疗护理的意见及建议方面的话题。

（三）倾听的技巧

倾听是指全神贯注地感受和接受交谈对象发出的全部信息（包括语言信息和非语言信息），并做出全面的理解。倾听不仅使护士获得信息，还能向患者表达尊重，提供心理支持；促进患者倾诉，减轻其压力。倾听将伴随整个交谈过程，是获取信息的重要渠道。在护患交谈过程中，护士应特别注意以下几点：

1. 目的明确　在与患者交谈时，护士应善于寻找患者所传递信息的价值和含义。

2. 控制干扰　护士应做好充分准备，尽量降低外界的干扰，如关闭手机等。

3. 目光接触　护士与患者保持良好的目光接触，用30%～60%的时间注视患者的面部，并面带微笑。

4. 姿势投入　护士应面向患者，保持合适的距离和姿势。身体稍微向患者方向倾斜，表情不要过于丰富，手势不要太多，动作不要过大，以免患者产生畏惧或厌烦的心理。

5. 及时反馈　护士应适时、适度地给患者发出反馈。护士可通过微微点头、轻声应答"嗯"、"哦"、"是"等，以表示自己正在倾听。

6. 慎重判断　在倾听时，护士不要急于做出判断，应让患者充分诉说，以全面完整地了解情况。

7. 耐心倾听　患者诉说时，护士不要随意插话或打断患者的话题，一定要待患者诉说完后再阐述自己的观点，无意插话或有意制止患者说话均为不礼貌举动。

8. 综合信息　护士应综合信息的全部内容，寻找患者谈话的主题，主要是患者的非语言行为，以了解其真实想法。

（四）核实的技巧

核实是指在交谈过程中，为了验证自己对内容的理解是否准确所采用的沟通策略，是一种反馈机制。核实，既可以确保护士接受信息的准确性，也可以使患者感受到自己的谈话得到护士的重视。护士可通过重述、澄清两种方式进行核实。

1. 重述　重述包括患者重述和护士重述两种情况。即：一方面，护士将患者的话重复一遍，待患者确认后再继续交谈，如患者说："今天排尿两瓶。"护士重复说："500ml的瓶子两瓶，对吗？"另一方面，护士可以请求患者将说过的话重述一遍，待护士确认自己没有听错后再继续交谈，如护士问："大爷，记得什么时间吃药吗？"待患者回答："记得，每天饭后吃药。"

2. 澄清　护士根据自己的理解，将患者一些模棱两可、含糊不清或不完整的陈述描述清楚，与患者进行核实，从而确保信息的准确性。如护士问："陈先生，您能告诉我，您一顿喝多少酒吗？"患者说："半杯。"护士澄清："那您能告诉我是多大的杯或者具体是几两吗？"

（五）提问的技巧

提问是指在沟通过程中，向对方提出问题，让对方回答的过程。提问不仅是收集信息和核实信息的重要方式，而且可以引导护士与患者围绕主题展开讨论。

1. 提问的方式　提问有封闭式提问和开放式提问两种方式。

（1）封闭式提问：又称限制性提问，是将患者的应答范围限定在特定的范围之内的提问，患者回答问题时选择范围非常狭小，有时只需要回答"是"或"不是"、"有"或"没有"。一般都用在治疗性、指导性的交谈中。其特点是：省时，单位时间内获得的信息量大，但由于提问方式的限制而难以获得更全面的信息，具有很强的暗示性。例如："您吃药了吗？""您是不是头疼？"

（2）开放式提问：又称敞口式提问，即所问的问题的回答没有范围的限制，患者可根据自己的感受、观点自由回答。其特点是：有利于医护人员掌握患者的真实意见和观点，获得更多、更可靠的第一手资料；患者也能更好地发挥主观能动性，有较多的主动权。例如："这是一种新的治疗方法，您感觉怎样？""还有什么需要我们进一步完善的吗？""您能和我谈谈您的感受吗？"

2．提问的要求

（1）把握重点：护士在倾听患者的叙述中，感知到了几个问题的存在，这时应首先提出突出的重点问题，帮助患者理清思路、准确作答，更好地了解自己，有利于护士有针对性地帮助患者解决重点问题。如，患者向护士述说："工作压力大，家务多，孩子学习不好、贪玩，我感觉有些承受不了。"护士回答道："我能理解您的心情，那您能说说让您最担心的是什么吗？"

（2）勿连续提问：在护患交谈过程中，防止同时提出多个问题。如护士在早晨护理查房时询问患者："王女士，昨晚睡得好吗？昨晚排便了吗？昨晚睡觉前吃药了吗？"这样的提问会使患者感到困惑，难以作答，容易遗漏。正确的做法是在患者准确回答完一个问题后，再提出另一个问题。

（3）提问应敏锐：有些时候患者虽然有着强烈的诉说欲望，但可能由于难以启齿或没有适合的引导等诸多原因，不能倾诉。这时护士就应通过用心倾听其所言、观察其所为，捕捉各种信息，敏锐感知患者此时希望表达出的真实情感，扮演准确拔出"瓶塞"的角色。这种技巧需要护士能深入患者的内心世界，体验患者的真实感受。如，患者向护士述说："我工作很顺利，最近入选为部门经理的候选人，现在刚刚进入考察期。可生活上，爱人、孩子一团糟，唉！"这时，护士应敏锐地感知患者希望诉说生活中的苦恼，敏锐的提问应是："您能跟我说说您的孩子或您的爱人吗？"而不是："部门经理的考察期是多长时间？"

（六）阐释的技巧

阐释，即阐述并解释。在护理工作中，护士时常要解答患者及家属提出的各种疑问；向患者解释某项护理操作的目的及注意事项；针对患者存在的健康问题提出建议和指导等。在向患者进行阐释的过程中，应做到：

1．尽量为对方提供使其感兴趣的信息。

2．尽可能全面地了解患者的基本情况。

3．将自己的观点、意见用简明扼要、通俗易懂的语言阐述给对方。

4．在阐述观点和看法时，委婉地向对方表明：你的观点和想法并非绝对正确，对方可以选择完全接受、部分接受或拒绝接受。

（七）沉默的技巧

沉默本身就是一种信息交流方式，是超越语言力量的一种沟通方式。沉默具有多重表现性，如赞美、默认、同情、震慑、毫无主见、决心已定、抗议、保留意见、心虚、附和等。可见沉默表现的空间之大，寓意之广，在特定的情况下，是语言表达所不能及的。护患交谈中，护士一般选择在患者情绪激动、哭泣或正在思考和回忆及对患者的意见有异议时使用沉默技巧。沉默不是被动无语，而是伴随着积极的倾听。在倾听过程中，护士可以通过沉默发挥以下四个方面的作用：

1．表达自己对患者的同情和支持。

2．给患者提供思考和回忆的时间、诉说和宣泄的机会。

3．缓解患者过激的情绪和行为。

4．给自己提供思考、冷静和观察的时间。

在护理工作中，护士还要主动打破沉默，例如发现患者欲言又止时，护士应灵活应变："接着说，你说得很好，还有什么不清楚的也说出来吧。""如果现在不愿意说，什么时候需要我，直接找我就可以了！"

（八）安慰的技巧

安慰即安顿、抚慰，用欢娱、希望、保证以及同情心，安抚或鼓励被安慰者，以使被安慰者从负面情绪状态回到正常状态为目的的一种行为、语言。它以人的情感为基础。安慰性的语言能给患者以心理上的支持。安慰不但能满足人们心理得到慰藉的需要，还能增加人们的自信心。

1．对身患绝症的患者　面对身患绝症的患者，护士应该现实一些，不要说一些无用的话，应多给予患者问候和帮助。可以这样问候患者："您感觉怎么样？我能帮您做些什么？"这样则表达出当他需要你的时候，你就会在他身边。同时，不要怕与患者身体接触，轻拍患者的手或主动拥抱一下患者，都胜于言辞。

2．对危重患者　对此类患者，护士不可再过多地谈论病情和治疗情况。不妨谈谈患者关心或感兴趣的话题，如新闻、喜事、好消息，以此来转移患者的注意力，使其精神愉悦。

3．对老年患者　对老年患者的安慰不可忽略老年人的心理特点，不要谈论死亡；对子女不孝顺的老年人，不要提及有关儿女的话题。要特别尊重他们，最好能像儿女一样关心、体贴他们，让他们感受到家庭的温暖。

4．对残疾人　残疾人多伴有自卑、自怨、自弃、孤独、性情急躁等心理。因此，安慰他们要小心谨慎，避免使对方产生护士在怜悯他的错觉。多说些积极向上、鼓励的话语，运用正性激励的方法，列举残疾人与疾病作斗争的事迹，唤起残疾人重新生活的信心和勇气。

5．对不幸的人　当与不幸的人相处时，护士所扮演的角色应是支持者。谈话内容集中在对方的情感上，而不应该只讲自己的问题。可以对他说："我也曾经有过这样的经历，我理解你此时的心情。"

6．对死者家属　失去亲人的人，需要经历一段悲痛时间，他们需要向别人倾诉感情和思念。护士应耐心倾听，不应打断其述说，也不能武断地制止其哭泣。同时可以有恰当的身体接触，如握住家属的手，对他们的感情表示理解，传递温暖。

（九）反馈的技巧

反馈是保证沟通有效的重要环节，没有反馈的语言活动只能是信息的单向输出，而沟通是双向的、互动的。一个人发出了信息，就会等待回应。否则，沟通就会难以深入进行。

反馈方法：时间及时、内容准确、方式恰当。如对于患者询问的问题，应及时反馈，以免患者胡思乱想，增加心理负担；反馈内容应科学、准确、通俗易懂、真实可信；同时采用患者容易接受的方式，语气温和，言简意赅。

（十）移情技巧

移情即感情进入的过程。移情是从他人的角度感受、理解他人的感情；是分享他人的感情，而不是表达自我感情，也不是怜悯他人。在护患交谈过程中，为了深入了解患者、准确地掌握患者的信息，护士应从患者的角度理解、体验其真情实感。如，虽然切除阑尾是个小手术，但对从未做过手术的患者来说，可能表现得异常紧张和恐惧，当患者向护士表达他的紧张和恐惧时，护士应说："紧张了，我理解。"而不是："这么点儿小手术，看把你紧张的，人家切肝切肺也没这样，别紧张了，啊！"

（十一）说服（或劝说）的技巧

说服是依靠理性的力量和情感的力量，通过自己的语言策略，令对方朝着对自己有利的方向改变。说服可以使他人改变初衷，心悦诚服地接受你的意见，它是人际沟通的重要组成部分。要使说服有效，就要掌握说服技巧。

1．建立信任　信任是进行说服的基础，有了这个基础，说服才会取得理想的效果。

2．了解对方　在说服对方前，应对对方的情况有全方位的了解，以便有针对性地开展说服工作。在护患沟通中，护士在说服患者前，应对患者进行了解，如患者的健康资料、日常生活习惯、家庭及经济状况、性格特征、兴趣爱好、心理状态、宗教信仰、对治疗护理的要求、希望达到的预后等。

3．选择时机　时机的选择十分重要，要注意避免在干扰较多的氛围中进行说服，避免选择被说服者情绪反常的时候。应该选择被说服者心情舒畅、精神状态良好的时机。有学者研究发现，在上午10时的时候，人的积极性、热情上升，并将一直持续到午饭时分，所以这是一个比较好的说服时段。

4．找到对方拒绝的主要原因　被说服者如果对你的提议否决，那是因为他有所顾虑，要想说服他，就必须找到他拒绝的真正原因，有效地解决他内心的顾虑。

5．充分运用数据　在条件合适的情况下，提供有力的数据支持，甚至提供书面资料，这会使说服变得非常轻松。在说服中尽可能地运用数据是行之有效的好方法。

 知识链接

说服的"魔术公式"

1930年卡耐基组织专家、教授、学者进行研究，在长时间的讨论下，一个符合心理学法则又能引导人们行动的说服性谈话模式诞生了，即"魔术公式"：

步骤一：说你的实例的细节，生动地说明你想传达的意念。

步骤二：以详细清晰的语言，说出你的重点，要听众做什么。

步骤三：说出听众这么做的好处。

（十二）鼓励的技巧

鼓励意为激发、勉励，也指振作精神。鼓励主要是针对消极悲观、缺乏自信的患者。运用鼓励可使患者充分发挥主观能动性及治疗疾病的潜在能力，增强其克服困难及治疗疾病的信心。鼓励时应注意以下两点：

1．循序渐进　护士在鼓励患者时，方法要适当；不现实的鼓励，或让患者去追求他不可能达到的目标，结果会适得其反。一般鼓励患者先迈出一小步，成功的概率就会增加，每一次成功的经验都会增强患者的自信心并成为其不断进步的动力。

2．及时肯定　每个人都需要从别人的肯定与鼓励中发现自我存在的价值。护士应认真挖掘每一位患者的优点，哪怕是一件微小的事情，都要及时给予肯定和鼓励，如"您很勇敢"、"您真细心"、"您做得很好"、"您就像这样坚持下去，效果会好的"。这些肯定的语言，让患者在愉悦精神的同时，逐渐学会控制自己，约束自己，增加自身的价值感。

（十三）批评的技巧

批评是一门艺术。有技巧的批评对问题的解决有着积极的促进作用。护士在批评患者时要注意：

1．把握时机、场合，注意控制情绪　人们对他人进行劝导、帮助和批评，并非在任何时候、任何场合都适宜进行。准备批评他人时，应考虑对方是否具备接受批评的心境。一般情况下，应该从以下几个方面运用批评的技巧：①尽量避免当众批评；②批评要及时；③在双方情绪冷静时批评；④批评时避免掺杂个人情感，控制好自己的情绪，语词要客观。

2．从称赞与真诚的欣赏开始　心理学家研究发现，人们接受批评的一个重要心理障碍是担心被他人批评之后，自己会很丢面子，而打消这种疑虑的最佳方法就是先赞美、后批评。被批评者会感觉批评者并非全盘否定自己，说明批评者是善意的、考虑全面的，自己没有理由不接受。

3．用暗示含蓄表达否定态度　暗示是一种间接指出他人错误的方法。在很多情况下，我们不必直截了当地告诉别人哪里做错了，而是可以通过某种暗示使他人意识到自己的问题并且自行矫正。暗示批评法既顾全了他人的面子，又启发了他人的自觉行为，是一种非常有效的方法。

考点： 护患交谈的技巧

五、护士职业用语

（一）文明礼貌性语言

良好的护患交谈是医疗护理服务过程的重要组成部分，是优质医疗卫生服务的一项重要标志。每一位护士都应当提高职业道德修养，坚持在工作中使用文明礼貌性语言。护理工作中常用文明礼貌性语言举例如下：

1．问候语　人们在交往中，无论是正式场合还是日常往来，见面者都会以互致问候的方式来表示友好和尊重，这种人们在互致问候时所用的语言称为问候语。一般情况下，由身份较低者首先向身份较高者进行问候。在护理工作中，护士主动向患者问候，表达护士对患者的关心和尊重。如护士给患者做晨间护理时，推开病房门，面带微笑地向患者问候："早上好，刘大爷！""您好，您今天感觉怎么样？"夜班护士在查完房后嘱咐患者休息时向患者道别："晚安，王女士。"

2．致谢语　致谢语是对他人给予自己的帮助或对他人的好意表示感谢的语言。护理工作中常用致谢语有："谢谢您的配合"、"感谢您的信任"、"麻烦您了"、"感谢您提出宝贵的建议"等。

3．请托语　请托语是指向别人提出请求的话语。应"请"字当头，而且语气诚恳，即不要低声下气，也不要居高临下，同时把握恰当的表达时机。护理工作中常用的请托语经常根据护理工作内容的不同而变化。如："请您牢记，明早抽血检查前不要吃东西，我6时左右来给您抽血。""请您脱鞋躺下，解开上衣扣子和腰带，这样才能暴露检查部位。""请不必顾虑，尽量放松，保持镇静。"

4．征询语　征询语是向对方征求意见的语言。适当地使用征询语可使被征询者产生受尊重的感觉。如："王师傅，我来为您整理一下床铺好吗？""您不介意的话，我把窗户打开透透气可以吗？""您能跟我谈谈您的感受吗？""我可以进来吗？"等等。

5．祝贺语　祝贺语是对别人取得成绩、遇到喜庆的事情或平常互致祝愿时所用的语言。护理工作中常用的祝贺语有："祝您早日康复！""祝贺您康复出院！日后还请多保重。""您好，祝贺您今天康复出院，请您多提宝贵意见，以便改进我们的工作。""您好，今天的检查结果出来了，各项指标都正常了，祝贺您。"

6．道歉语　道歉语是向他人表示歉意的语言，也是一种谦让语。如："让您久等了。""对不起，让您多挨了一针。""刚才我在配药，来晚了，请原谅。""对不起，请您听医生的话，暂时不要活动好吗？""对不起，这个问题我也不明白，我帮您问问医生好吗？""对不起，拥挤在诊室会影响医生的工作，请大家坐到外面边看电视边等好吗？我会叫您的名字。"

7．指导语　护理工作中的常用指导语依具体护理工作内容不同，有很多不同的表达。如："张大爷，请您记住，不要在饭前服用此药。""我来给您做臀部肌内注射，请放松，屈膝，这样能使臀部肌肉放松。""请做深呼吸。""请握拳。""来，请像我这样，深吸一口气，再用力呼出。"等等。

（二）赞美性语言

赞美是一门学问，能否掌握并运用好这门学问已成为衡量一个人基本素质的一项标准。在临床护理工作中，把握恰当时机，给患者以恰如其分的赞美，往往能得到患者的积极配合，使护理工作顺利开展，而且还能得到患者对护士的赞美。如给儿科患儿做注射治疗时，可以赞美说："这位小朋友真勇敢，打针一点都不怕，将来一定会有出息的。"对老年患者也要不失时机地给予赞美，如协助老年患者翻身时可以鼓励他说："这次我们配合得非常好，如果能坚持下去，您很快就会痊愈出院。"对有儿女陪伴的老人可以赞美说："您老人家真有福气，有这么好的儿女，一定是您老教育有方。"等等。

（三）积极暗示性语言

暗示是指通过语言或动作以含蓄、间接的方式对他人或自己的心理或行为施加影响的心理过程。暗示性语言有积极和消极之分，积极暗示性语言是指通过语言把自己的意向传递给他人，并引起相应反应，使被暗示者按照暗示者的寓意去行动或接受一定的意见，从而达到提示、教育或治疗的目的。比如，看到患者精神比较好，就暗示说："看来您气色越来越好，这说明治疗很有疗效。"给患者送药时说："这种药治疗您的病效果很好，您吃了会有好的效果。"对挑选医生治病的患者说："别看 XX 医生年轻，可他治您这种病还真有经验。"医院某位患者不遵守卧床休息的医嘱而执意要下床活动时，护士劝告说："请您还是保持安静，从前我们有位像您一样的患者就因过早下床而摔倒，造成终身残疾。"从而暗示患者如果不合作有可能产生严重后果。

（四）委婉性语言

委婉性语言，是一种言谈时不直截了当地把话说出来，而采用闪烁其词、拐弯抹角、迂回曲折及与本意相关或相似的话来代替要说的语言的交谈方式。如患者违反规定在病房内吸烟，护士劝阻时把"不能在病房吸烟"委婉地说成"请您到室外，空气会更好些"。这样，不仅把相同的意思传递给了患者，而且又不显得那样咄咄逼人，使吸烟患者能接受这种意见。

（五）保护性语言

保护，就是不伤害，不只是不伤害别人，其实在不伤害别人的情形下，同时也给了自己保护。在护理工作中，护士应善于运用保护性语言。人们在一定的场合，因表达策略或现场语境不同，需要运用宽泛、含蓄的语言表达情感和语意，给自己留下一定的回旋余地，保持语言的灵活性和有利性。如某患者做胃大部切除术，术前问护士："这种手术风险大吗？"护士回答道："一般来说，手术都有风险，不过您的主治医生是位经验丰富的医生，由他主刀的手术，患者预后都比较好，所以说，如果不出现意外的话，手术应当是顺利的。"护士这样模糊的回答，于情于理、于人于己都十分恰当。

（六）禁忌用语

1．不尊重语言 被尊重是患者普遍而突出的心理需要。护理工作中，任何对患者不尊重的语言，都是护理工作者应该避免的，例如"3号6床"、"病号"、"晚期病人"、"老太太"、"麻子"、"侏儒"等。

2．不耐烦语言 护士在护理工作岗位上，对待患者要表现出足够的热情和耐心，要努力做到：有问必答、百问不烦、百答不厌、一视同仁。例如"有完没完？我又不是只服务你一个患者""我没时间，没看见我忙着吗？找医生问去""着什么急，我又没闲着"等语言，在护理工作中均应避免。

3．不客气语言 护士无论与患者如何熟悉，也无论患者住院有多久，都不要超出护患关系的范围。客气礼让之语应经常使用，对越是熟悉的患者，就越要规范自己的言行举止。如"过来，帮我拿一下输液瓶""你怎么那么多的问题，再问我就永远拒绝回答你的问题""你该下楼续交住院费了"等语言都是应该避免的。

4．不友好语言 护理工作中，护士要端正服务态度，防止使用不够友善甚至敌意的语言。如患者怀疑护士的静脉穿刺技术水平时，要给予理解，耐心解释，而不是恶语相加："信不过？就你那破血管，还不稀罕给你扎呢！""不愿意？我还不愿意侍候呢！""还挑别人的毛病呢，你自己也没有什么好态度。"这样不友好的语言会破坏护患关系，在工作中绝不可以出现。

5．伤害性语言 伤害性语言可以通过种种劣性信息给人以伤害刺激，从而通过皮质与内脏相关的机制扰乱内脏与躯体的生理平衡。如果这种刺激过强或持续时间过久，还会引起或加重病情。伤害性语言包括对患者训斥、指责、威胁、讥讽和说出患者最害怕听到的语言。例如，一位肺源性心脏病患者，因自己调整氧气阀而受到了护士的严厉指责："为什么自己擅自调阀门？多危险哪！你不是怕死吗？这样，你真离死不远了！"因而加重了患者心力衰竭，经抢救无效而死亡。一位心肌梗死的患者，因病情稳定从ICU转到普通病房，向护士反映，病房环境不好、太嘈杂，护士冷冷地说："要安静，太平间最好了。"患者因情绪激动而猝死。还有的医护人员当面告诉患者疾病治疗无望，也能加速患者的死亡。

6．窃窃私语 由于渴望得到有关自己疾病的信息，患者会留意医护人员的言谈举止，并往往与自己相联系。护士间或医护间在患者面前窃窃私语，患者听得片言只语后乱加猜疑，或根本没听清而造成错觉，这都容易给患者带来痛苦或严重后果。

7．消极暗示性语言 有时医护人员的语言会给患者带来消极的暗示。如有位患者害怕手术，提心吊胆地问护士："我这肺叶切除术有危险吗？"护士冷冰冰地说："那谁敢保证！反正有下不来手术台的！"结果这位患者拒绝手术，拖延了手术期。

考点：护士的职业用语

小结	语言沟通是以自然语言为载体进行的信息交流。护患语言沟通具有信息交流、心理护理、协调人际关系和工具性等作用。语言沟通包括口头语言沟通和书面语言沟通两种主要类型。护患语言沟通的原则有：目标性、科学性、规范性、尊重性、治疗性、情感性和艺术性。 　　交谈是语言沟通的一种方式，是以口头语言为载体进行的信息传递，是信息交流最为重要的一种形式。交谈的特点有：随机性、互动性、反馈性、广泛性。交谈的基本类型有：个别交谈和小组交谈、面对面交谈和非面对面交谈、一般性交谈和治疗性交谈。护患语言交流中应禁忌：过多使用专业术语；说话含糊其词；语气冷漠；语速不适当；交谈方式欠灵活；态度不坦诚。护患交谈的技巧包括：开场技巧、话题选择技巧、倾听技巧、核实技巧、提问技巧、阐释技巧、沉默技巧、安慰技巧、反馈技巧、移情技巧、说服（或劝说）的技巧、鼓励的技巧、批评的技巧。护士职业用语包括：文明礼貌性语言、赞美性语言、积极暗示性语言、委婉性语言、保护性语言。护患交谈中禁忌：不尊重语言、不耐烦语言、不客气语言、不友好语言、伤害性语言、消极暗示性语言；护士不能在患者面前窃窃私语。

（张婉霞）

第十一章　护理工作中的非语言沟通

第一节　非语言沟通的基本知识

案例

美国通用汽车公司的面试

美国通用汽车公司招收新雇员的做法可谓独具匠心。该公司招聘的最后一道程序是面试，但面试方法和内容与其他公司不相同。面试房间很大，应试者需要走过长长一段距离才能来到主考官面前。而一排6个主考官拿着应试者的情况介绍表并不提任何问题，只是注视1分钟后即示意应试者出去，面试就结束了。应试者们都被弄得丈二和尚——摸不着头脑，觉得十分诧异，怎么没有提问题就结束了呢？

思考：1. 分析主考官给应试者"提出"的"问题"是什么？

2. 结合该案例，谈谈非语言沟通的作用。

一、非语言沟通的概念

非语言沟通是指以仪表、动作、表情、姿态、语气、语调、触摸、空间距离等非自然语言为载体进行的信息交流。相对于语言沟通而言，非语言沟通能表达个人内心的真实感受，可表达个人很多难以用语言表达的情感、情绪及感觉，能够使沟通信息的含义更加明确、丰富、完整。研究表明，在沟通过程中，65%的信息是由非语言传递的。这说明非语言沟通在沟通中起着非常重要的作用。

知识链接

非语言沟通含义的发展

1978年，伯贡与赛因提出"非语言交流是不用言辞表达的、为社会所共知的人的属性或行动，这些属性和行动由发出者有目的地发出，由接收者有意识地接受并可能进行反馈"。

1981 年，萨摩瓦提出"非语言交际，指在一定环境中除语言因素以外的，对发出者或接收者含有信息价值的那些因素。这些因素既可以人为生成，也可以由环境造成"。

考点：非语言沟通的概念

二、非语言沟通的特点

（一）情境性

非语言沟通展开于特定的情境中，情境影响着非语言符号的意义。同样的非语言符号，在不同的情境中，表达不同的意思。如同样是流泪，可以表达"喜极而泣"和"悲痛欲绝"两种完全对立的情感。另外，在不同的民族、地区，非语言符号也会有不同的解释。如"竖拇指"在我国一般表示称赞、鼓励，但在澳大利亚则表示骂人。因此，非语言沟通必须在一定的情境下，在交往双方共同认知的范围内才能进行沟通，否则容易造成误解。

（二）真实性

语言信息可以受理性控制，而非语言信息大多为个人对外界刺激的直接反应，相对难以掩饰。非语言信息通常是一个人真实感情的更准确的流露和表达。在语言和非语言的信息出现不一致的情形下，非语言信息能够更准确地表达出说话者的真实情感。例如，一位患者手术后说"一点不疼"，但他眉头紧皱、表情痛苦，表达的真实信息是"很痛"。根据这些信息，护士可恰当地推测患者的语言信息不是完全准确的。

（三）无意识性

大多数情况下非语言行为是无意识的，一些并不传递明确意图的习惯性手势以及与潜在的情绪相关的非语言行为都能说明非语言沟通的无意识性。人们通常意识不到自己的非语言行为。例如，与自己不喜欢的人站在一起时保持的距离比与自己喜欢的人站在一起时更远些；当心情不好时，就不自觉地表现在脸上。

（四）共同性

非语言沟通的共同性体现在无论哪个国家、哪个民族，也无论哪个年龄、什么性别，都可以用同样的非语言符号表达同一种情感或信息。如鞠躬表示尊敬、微笑表示友好等。有一句话叫"微笑是没有国界的"，表明非语言沟通是拥有不同文化背景、生活环境的人们通用的交流手段。

（五）整体性

在非语言沟通过程中，个体可以同时运用多种非语言表达方式，通过多种渠道，共同作用来表达信息，具有整体性的特点。个体可以在交流过程中综合运用姿势、表情、空间位置等非语言沟通形式。例如，一个人在疼痛难忍时，常常会有皱眉、握拳、咬牙、蜷缩身体、呻吟甚至哭泣等表现。

（六）持续性

非语言沟通是一个持续的过程。在一个互动的环境中，自始至终都有非语言载体在自觉或不自觉地传递信息。一般而言，从沟通开始，双方的仪表、举止就传递出相关的信息，双方的表情、距离、身体动作就显示着各种特定的关系。

考点：非语言沟通的特点

三、非语言沟通的作用

（一）表达情绪、情感

这是非语言沟通的首要功能。非语言行为可以表达个体的喜怒哀乐、恐惧、坚强、软弱等情绪和情感，是人们真情实感的直接表露。患者及其家属经常通过非语言形式来表达情绪和情感。如因孩子生病，母亲眉头紧皱、偷偷地流眼泪、精神恍惚、无目的地走来走去，传递了她内心的焦虑与不安；护士也经常通过观察他们的表情、动作来感知患者或家属表现出的紧张、焦急、厌烦等情绪。因此，非语言沟通是表达情绪、情感的渠道，人们也通过观察对方的非语言信息来获知对方的情绪和情感。

（二）辅助及代替语言信息

人们运用语言来沟通时，经常出现词不达意或词难尽意的感觉，这就需要同时使用非语言形式来补充或替代语言信息的表达。如当护士指导患者深呼吸或有效咳嗽时，一边用语言描述，一边辅以身体姿态的变化；为别人指路时，一边说路线，一边用手指点方向。这样可以使自己表达的信息更完整、更充分，便于对方领会。聋哑人使用的哑语则是由非语言替代语言的表达。

（三）强调说话的内容

在表达肯定或否定的信息时，说话的语气、伴随的手势和表情目光等对所说的内容起着重要的强调作用。如护士对疑病症的患者进行恰当的保证时语气坚定有力，同时再加上有力的手势和坚定的目光，则会表达出更好的效果。

（四）调节互动

非语言传递的信息，对沟通过程起着维持和调节的作用；一些不便明说或不必开口的信息，也可用非语言形式来传递。如在护患沟通中，护士微笑着倾听患者的主诉，并时不时地点头，表示鼓励患者继续说下去；若护士频繁地看手表，或向别处张望，则表示有其他急事要处理，暗示患者该停止谈话了。

（五）显示关系

每次沟通都隐含着内容沟通和关系沟通两个层面，每条信息总是由内容含义（说什么）和关系含义（怎么说）相结合而成。非语言沟通能反映双方人际关系的状态，维持相互关系。如见面握手表示良好人际关系的建立，而挥拳显示人际关系的紧张；宴会或会议场合，座位的安排显示出宾主、主次等关系；和蔼可亲的表情传递友好的关系，而冷冰冰的表情和生硬的语调则传递了冷漠的人际关系。因此，非语言沟通在维系人际关系中起到重要作用。

> **考点：** 非语言沟通的作用

第二节　非语言沟通的形式及其作用

案例
　　　　　　　　　　　　　　　　　　微笑要适时

　　小李在完成医务礼仪培训的第二天，满怀信心地站到了导医台的岗位上。根据礼仪老师传授的微笑法则，她保持着"规范的微笑"。

一位老人表情非常痛苦，双手紧紧捂住胸部，额头布满汗珠，步履缓慢地朝导医台走来，焦急地询问小李说他心口疼得受不了，该去哪里看。小李一边微笑着，一边不紧不慢地告诉老人应该先挂号，然后再去三楼。

老人一下子发火了，说他已经很难受了，而小李却站在那里笑他，当即向医院投诉了小李。小李"规范的微笑"不仅没能给工作带来帮助，反而被患者投诉。

思考：1. 小李错在哪里？

2. 护士在工作中运用微笑要注意哪些问题？

一、体语

体语即身体语言，指非语言性的身体符号，包括仪表、面部表情、手势、姿态与步态等。人们在沟通交流时，即使不说话，也可以凭借对方的身体语言来探索他的内心世界，对方也同样可以通过身体语言了解到我们的真实想法。人们可以在语言上伪装自己，但身体语言却经常会"出卖"他们。因此，解读人们的体语，可以更准确地认识自己和他人。

（一）仪表

仪表由一个人的相貌、身材、服饰、配饰等构成。护士的仪表可使患者产生强烈的视觉反应，良好的仪表能起到积极的作用，端庄整洁的仪表体现护士的严谨与认真，使患者产生信任感和安全感；服装不整洁、面色灰暗、浓妆艳抹或佩戴夸张的首饰，会引起患者的反感，影响治疗护理的效果。所以，护士应时刻注意自己的仪表（具体内容见第五章）。

（二）面部表情

面部表情主要由目光、笑容等组成，是身体语言最为丰富的部分，属于非语言信息的核心内容。心理学家艾伯特通过一系列实验提出了一个著名的公式：交流的总效果 =7% 的语言 +38% 的声调 +55% 的面部表情。在人际交往中，表情真实可信地反映出人们的思想、情感等各种复杂的心理活动。通过人的面部表情，他人可以感受到对方愉快、高兴、满意、生气、悲伤、害羞、疑惑等各种情绪和心理活动。健康的面部表情不仅是优雅风度的重要组成部分，也是顺利进行人际沟通的基本要求。因此，护士在工作中要努力对患者展现出热情、友好、轻松、自然、真诚的面部表情。做到优雅自然，恰到好处；做到笑容与内心情感统一，笑容与言行举止统一。

1. 目光　目光，即眼睛的神采、眼光，通常也称为"眼神"，是指人在进行注视时，眼睛所进行的一系列活动以及在这一过程中展现出的神态，包括注视的部位、时间、角度、方式等。意大利艺术家达·芬奇曾把人的眼睛誉为"心灵之窗"，眼睛是人体传递信息最有效的器官。眼神能忠实地表达出人们最含蓄、最细微、最精妙的内心情感，从一个人的眼神中，往往能看到他的整个内心世界。

在人际交往中，目光应是坦然的、亲切的、和蔼的、有神的；而呆滞的、漠然的、疲倦的、冰冷的、惊慌的、敌视的、轻蔑的、左顾右盼的目光都是应该避免的。沟通双方以正眼视人，表示坦诚；躲避视线，表示心虚；若斜着眼，则表示怀疑、轻视或轻佻。

（1）目光注视的部位：目光注视的部位不同，表明双方的关系不同，在人际交往中，应根据双方关系选择适当的目光注视部位。具体含义见表 11-1。

表 11-1 目光注视的部位

种类	注视部位	应用及注意事项
公务凝视	注视对方的额头中点与双眼之间形成的三角形区域	表示严肃认真。常用于公务洽谈、谈判、磋商等
社交凝视	注视对方双眼与嘴唇之间形成的倒三角形区域	表示亲切温和，营造一种融洽、和谐的气氛。多用于社交场合
关注凝视	注视对方两眼及两眼之间的区域	表示聚精会神、专心致志、关心重视对方。多用于劝慰、劝导对方，但时间不可过长，一般不超过 10s
近亲密凝视	注视对方双眼至胸部的区域	表达炽热的情感。适于关系亲密的异性之间传达情意，非亲密关系者不宜使用
远亲密凝视	注视对方双眼至腿部的区域	表达亲人之间、恋人之间和家庭成员的亲近和友善。适于注视相距较远的熟人，但不适合普通关系的异性
随意凝视	对对方任意部位随意一瞥	可表示注意，又可表示敌意。多用于公共场所注视陌生人

（2）目光注视的时间：目光注视时间的长短代表着不同的含义（表 11-2）。

表 11-2 目光注视的时间

注视时间	意义
注视对方时间的总和，不足全部交往时间的 1/3	表示轻视
注视对方时间的总和，约占全部交往时间的 1/3	表示友好
注视对方时间的总和，约占全部交往时间的 2/3	表示重视
注视对方时间的总和，超过全部交往时间的 2/3	表示兴趣或敌意

（3）目光注视的角度：在注视他人时，目光注视的角度在某种意义上表达与交往对象的地位关系及对他人的态度。注视他人的角度，通常有以下三种：平视、仰视、俯视（表 11-3）。

表 11-3 目光注视的角度

种类	应用及注意事项
平视	也称正视，是正面注视对方，视线呈水平状态。表示平等和友好，适用于普通场合下，与身份、地位对等的人进行交往
仰视	主动处于较低的位置，抬眼注视对方，表示崇敬、敬畏、期待。适用于与自己身份、地位不对等的尊者、长者的交往
俯视	低头向下注视对方，表示权威、支配。适用于长辈与晚辈交谈时，长辈俯视晚辈，以表示对晚辈的关爱和宽容之情；也可用于轻蔑、歧视对方

（4）目光注视的方式：在注视他人时，除注视的部位、时间、角度外，还应注意目光注视的方式（表 11-4）。

表 11-4 目光注视的方式

种类	应用及注意事项
直视	直接注视对方，表示对对方尊重及谈论严肃话题。适用于各种场合
斜视	对对方表示轻蔑、反感、没兴趣、看不起等。护士忌用这种目光
凝视	是直视的一种特殊情况，即全神贯注地进行注视。多用于表示专注、恭敬
眯视	即眯着眼睛注视，表示惊奇、看不清楚。面部表情不美观，故不宜采用
盯视	目不转睛、长时间地凝视他人的某一部位。常表示挑衅，故不宜多用
虚视	目光不聚焦于某处，眼神不集中，多表示胆怯、疑虑、走神、疲乏，或是失意、无聊。护士使用这种眼神，患者就会认为护士无能，产生不安全感
环视	有节奏地注视不同的人员或事物，表示认真、重视。适用于同时与多人打交道，表示自己"一视同仁"
他视	与某人交往时不注视对方，反而望着别处，一般表示胆怯、害羞、心虚、反感、心不在焉。给人不友好、不尊重他人的印象，是目光注视的禁忌

考点： 目光注视的部位、时间、角度及方式

（5）护患沟通中的目光交流

①目光交流的要求：A. 护患沟通时，护士应注视患者，目光要专注，切忌四处乱看，更不能将目光离开患者左顾右盼，否则会使患者感到护士心不在焉。B. 目光注视的部位为以双眼为上线、唇心为下顶角所形成的倒三角形区内，使患者产生一种恰当、有礼貌的感觉。注视女性患者时，更应注意视线的范围，切忌目光游移不定，引起误解。C. 与患者保持目光接触是必要的，接触的时间应不少于全部谈话时间的30%，也不超过全部谈话时间的60%。连续注视对方时间一般在5～7s，特别是注视异性时不可超过10s。D. 沟通时护士应平视患者，表情轻松自然，表达对患者的尊重和平等。在与患儿交谈时，护士可采取蹲式、半蹲式或坐位；与卧床患者交谈时，可采取坐位或身体尽量前倾，以降低身高等。E. 无论护士心情如何、就诊患者的身份如何，目光都应体现出对患者的尊重与关注，情绪化了的目光，如烦躁、忧郁、生气以及轻视、鄙视的目光都应避免。

②目光交流的作用：在护患交谈中，目光注视对方，表示尊重患者并愿意倾听对方的讲述；热情诚恳的目光表示亲切、接纳；平静坦诚的目光表示稳重、平和；温和的目光可使患者消除紧张感；镇定的目光使患者获得安全感；关爱的目光可使孤独的患者感到温暖；凝视的目光使患者感受到关怀；对手术后的患者投以询问的目光，对进行肢体功能训练的患者投以鼓励的目光，对老年体弱的患者投以关爱的目光，对神志清醒的不合作的患者投以责备、批评的目光等，此时的目光都起到了调控和互动的作用，能使患者感到愉快，得到鼓励，或产生内疚感等。同样，患者赞许、肯定的目光，可使护士消除身体疲劳，精神受到鼓舞，感受到自身工作的价值。

考点： 护患沟通中的目光交流

2. 微笑 微笑是最美好、最重要、最常用的一种表情语言，是人们内心世界的反映，是礼貌与关怀的象征。

（1）微笑在护理工作中的作用

①传情达意：在护理工作中，护士的微笑能使患者心情舒畅，使其感受到来自护士的关心和尊重，能帮助患者树立战胜疾病的信心。

②改善关系：微笑可使强硬变得温柔、使困难变得容易。护士发自内心的微笑可化解护患之间的矛盾，改善护患关系。

③促进沟通：护士的微笑能有效缩短护患之间的距离，能使患者消除陌生感；缓解患者的紧张、疑虑和不安；令患者感受到友善、尊重、理解、温馨和关爱；同时也增加了患者对护士的信任感、安全感。

④优化形象：微笑是心理健康、精神愉快的标志。微笑可以给患者留下美好的印象。微笑面对患者，可以反映出护士良好的修养、待人的真诚。

（2）护理工作中微笑的基本要求

①整体配合：微笑要做到四个结合：A．口眼结合。口到、眼到，微笑才能扣人心弦。B．笑与神、情相结合。做到情绪饱满，神采奕奕，微笑发自内心，体现真情实感，这样才能笑得自然得体。C．笑与语言相结合。注意微笑与美好语言的有机结合，声情并茂，这样微笑才能发挥应有的功能。D．笑与仪表、举止相结合。端庄的仪表、得体的举止，是护士的基本礼仪规范，以姿助笑，以笑助姿，才能形成统一的、和谐的美。

②自然真诚：真正的微笑应该渗透着自己真实的情感，体现内心深处的真、善、美，是内心活动的自然流露，不应该有丝毫的做作和虚情假意。护士应该把患者当成自己的亲人，这样才能从内心深处发出对他们的关心与同情。同时，只有具有对护理事业的热爱和高度的职业责任感，才能在工作中真正发出真诚的微笑。

③体现一视同仁：微笑是一种宽容大度的爱心奉献，应该一视同仁，不能凭主观好恶而区别对待。不论患者性别、年龄、地位、贫富有多大的差别，一律微笑待之，切忌"以貌取人"。

④贯穿始终：护士在工作中微笑应该是一贯的，而不是偶尔的。护士要做到这一点，应该保持良好的情绪和平和的心态。只要保持一种真诚的、不卑不亢的微笑，就能使自己的心情舒畅，同时感染患者及家属，营造出和谐、友好的气氛。这种气氛辐射扩散到周围，可以改变阴沉忧愁的就医环境，特别是在为患者治疗时，千万不要吝啬其微笑。

⑤适度得体：护理工作中，护士不能不分场合地开怀大笑，不能笑出较大的声音，因为不恰当的笑容会引起不必要的误会，有时会使患者感到莫名其妙。把握好微笑，常能传递欢迎、轻松、愉快、友好等非语言信息。否则，会给患者造成伤害性的情绪，患者会感到护士不喜欢自己、厌恶自己、敌视自己等，甚至造成护患纠纷。

⑥注意环境与场合：护理工作中下列情况不适宜微笑：A．患者忧伤时；B．患者出丑感到极其尴尬时；C．患者有某些先天性缺陷时；D．接待急危重症患者时；E．面对临终患者时；F．给死亡患者家属做抚慰工作时。

考点：护理工作中微笑的基本要求

（三）手势

手势即手的示意动作，用以表达思想、愿望或传达命令等，有丰富的内涵和象征意义。在人际沟通中，得体的手势语言可强化表达效果。据表达意义的不同，手势可分三类：第一类为象形手势，用来模拟状物；第二类为情意手势，用以传情达意；第三类为指点手势，用以指示具体对象。

在护患交谈中运用手势一定要注意表达应明确、精炼、自然、生动和个性化。护士在实际工作中，要使手势成为配合口头语言内容的有目的的动作，每一个手势都有明确的用意；用比较少的手势动作衬托或强调话语，增强信息沟通的精确度和效率，切忌手势太多、手舞足蹈，让患者眼花缭乱；手势不能矫揉造作、无中生有，应与语言有内在的联系，情发于衷而手动于外；手势要生动、不呆板，不能机械笨拙；在应用手势时尽量保持自己的个性特征，不要一味模仿；同时要注意患者的文化背景，相同的手势在不同的文化背景下会有不同的含义，以防患者误解。

知识链接

竖起拇指的含义

竖起拇指在中国通常指对他人的称赞，但在其他国家则有不同的含义。如在英国通常用来表示搭车；在尼日利亚若用这种手势则被认为是表示侮辱；在德国表示数字1；在日本表示数字5；在澳大利亚表示骂人；在伊朗以及伊拉克等很多中东国家，竖起拇指则是一个挑衅性动作。

（四）姿态和步态

姿态与步态在一定程度上反映了个人的精神状态、身体健康状况和自我概念。步履迟缓、拖曳、姿态萎靡不振通常表示心情沉重或身体不适；步履矫健、行走迅速通常传递出心情愉快、健康良好的信息；身体倾向对方并伴随注视等表示出热情、感兴趣；微微欠身表示谦恭有礼；身体后仰表示若无其事和轻慢；侧转身体并斜视表示厌恶和轻蔑；前臂在胸前交叉表示自我防卫或不愿与人过分接近；双臂置于身后表示个人的权威；用手挠头可能表示为某事为难；用牙咬手指可能表示遇到了压力。

护士可以通过观察患者的姿态和步态来收集有关疾病的信息。如角弓反张是破伤风的典型症状之一；小脑损伤患者则有醉酒步态；疼痛会使人呈现特殊的步态或姿态等；对这些信息临床上要注意观察。同时，护士也要按照护士行为规范，严格要求自己，只有做到站立有相、坐落有姿、行走有态，才会给患者留下良好印象，有利于护患沟通。

二、触摸

触摸是指人与人之间的一种皮肤接触，是非语言沟通的一种特殊形式，可表达关怀、支持、爱意等，包括抚摸、握手、拍打、依偎、拥抱等。它所传递的信息是其他沟通形式所不能取代的。

（一）触摸的种类

1. **职业性触摸**　此种触摸来源于职业的需要。护士给患者进行医疗护理操作中的身体触摸，如数脉搏、触诊、叩诊、静脉输液插针等均属于此类触摸。

2. **礼节性触摸**　礼节性触摸表示友好，是一种交流方式。如见面的握手礼、拥抱礼、亲吻礼等，受社会文化背景的制约。

3. **友爱性触摸**　此种触摸往往用于同事、朋友、伙伴之间，也用于护士对患者。友爱性触摸没有国度、民族等差别的限制，沟通双方相互理解信任、相互支持帮助，在触摸过程中均可流露出亲切的情感，如对行动不便的人的搀扶、重逢的友人紧紧的拥抱等。

4. **情爱性触摸**　情爱性触摸往往用于亲人之间、情人之间，其包含爱恋、尊敬、友谊、同情、喜悦、恭敬、依恋、体贴等多种高级情感的体验，如孩子依偎着亲人、恋人间手挽着手等。

（二）触摸的作用

1. 有利于传递各种信息　触摸有助于传递各种信息，可以加强语言表达的信息，可以表达语言所不能表达的信息。触摸可以减少孤独感，可以使不安的人平静下来；在重症监护病房，触摸可使与家属失去联系的患者感到医护人员就在身边，在关心照料他们；患者或家属痛苦悲伤时，轻拍其肩部或握住他们的手，表达"我在关心你，我在支持你"，使对方感到安慰；搀扶患者前行时的触摸，表达出"我在帮助你"等各种各样的信息。

2. 有利于改善人际关系　触摸有利于表达、沟通，从而能够改善人际关系。科学家帕斯曼等人通过严格的实验研究发现，个体不仅对舒适的触摸感到愉快，而且对触摸的对象产生情感依恋。在人际沟通过程中，沟通双方的触摸程度可以反映双方在情感上的接纳水平。

3. 有利于儿童的生长发育　儿童通过触摸获得心理上的满足，感到舒适、安全、温馨和喜悦，更可以感受到父母亲的疼爱和关怀。适当地给予儿童温柔的触摸，可以刺激儿童感觉器官的发育，增加儿童对外界环境的认知，提高儿童的睡眠质量，促进其胃肠蠕动，增强儿童的免疫力，稳定儿童的情绪，并能加深亲子之间的浓厚感情。

考点： 触摸的作用

（三）触摸在护理工作中的应用

1. 健康评估　触摸是健康评估中收集资料的重要手段，如测量患者的生命体征，触摸脏器的大小、软硬度等。

2. 心理支持　触摸是一种无声的安慰和重要的心理支持方式，可以传递关心、理解、体贴、安慰等，可表达对患者的关怀，给予患者心理支持。例如，患者或家属悲伤时，护士握住他们的手或前臂，表示一种无声的支持；患者疼痛时，护士紧握其手，抚摸其头发，使患者感到安慰，甚至感觉疼痛减轻。

3. 辅助治疗　有关研究发现：触摸可以激发人体免疫系统，使人的精神兴奋，减轻因焦虑、紧张而加重的疼痛，有时还能缓解心动过速、心律失常等症状，具有一定的保健和辅助治疗作用。

知识链接

神奇的触摸疗法

触摸疗法也称为治疗性触摸，是美国纽约大学护士学校的多洛斯·克里罗博士首创的。治疗时，医生或护士通过手的触摸使患者和医护人员之间产生亲切感，达到减轻患者痛苦的目的。临床实践证明，治疗性触摸对许多疾病都有作用。例如，握住一个被痛苦折磨的患者的手或抚摸一个发热患者的额头都能起到很好的效果。即使是深度昏迷的患者，当他的手被医生或亲属握住时，他的心率和脑电图也常常会得到改善。通过对这种疗法的治疗机制的研究，人们发现，当患者得到抚摸后，会分泌出更多的内啡肽。这是一种天然的类似吗啡的物质，可使人缓解疼痛、振奋精神，并通过人体传导系统输送到全身各部位，从而起到一定的治疗效果。当前，许多国家采用触摸疗法作为辅助治疗手段。相当数量的医生甚至患者的亲属都在学习和掌握治疗性触摸的技巧，以帮助患者解除痛苦。随着这项技术的推广，在今后的医生处方中，也许会增加这种"体贴温柔"的触摸疗法。

考点：触摸在护理工作中的应用

（四）触摸的注意事项

1．根据不同的场合，采用不同的触摸方式　只有采取与环境场合相一致的触摸方式，才能起到良好的效果。如患者子女被告知其母亲病危，医生正在奋力抢救，此时，护士紧握家属的双手，或将手放在其手臂上，家属将会得到安慰。然而，如果患者与亲属正在因为私事而恼火，此时护士前去抚摸患者或家属，便会引起强烈反感。

2．根据患者的特点，采取其易于接受的触摸方式　从中国的传统习惯来看，同性之间的抚摸比较容易取得好感，而对于异性则应谨慎。护士对与自己年龄差距较大的患者可实施身体触摸，体现护士对患者的关爱；但对与自己年龄相仿的异性患者实施触摸则应持谨慎的态度。如年轻女性护士与老年男性患者沟通时，抚摸手背或手臂，可使患者获得亲切感；相反，老年女性护士则不宜随便对年龄相仿的男性患者施以抚摸，以免引起误会和反感。同样，年轻女性护士不宜对年轻男性患者施以抚摸；而对幼小的儿童患者则无须有任何性别的顾虑，抚摸儿童的头面部，可以起到消除紧张、表达关爱的效果。

3．根据沟通双方关系的密切程度，选择合适的触摸方式　例如双方关系不够深入时，可以礼节性地握一下手；如果关系较密切，在握手时可以轻轻拍一下对方的手臂或肩膀。握手时的用力程度也可以表示双方关系的亲密程度，如双手紧握，甚至拥抱，表示其亲密程度往往很深，表现强烈的情感。

考点：触摸的注意事项

三、人际距离

从狭义的角度来看，人际距离指交往双方在空间上的距离。人们在沟通过程中相互间的距离及其变化，是整个交际过程中不可分割的重要组成部分。

（一）人际距离的分类

人际距离分为亲密距离、个人距离、社交距离、公众距离四种，见表 11-5。

表 11-5　人际距离

类型	距离	应用范围
亲密距离	0～0.5m	最亲密的人之间；护士测量体温、脉搏、呼吸频率、血压，进行皮肤护理等都属于亲密距离，是职业需要
个人距离	0.5～1.2m	亲朋好友、医护人员、患者与医护人员之间的交谈距离
社交距离	1.2～3.5m	这是一种社交性或礼节上的人际距离，小型会议、交接班、会诊等多采取这种距离
公众距离	3.5m 以上	公共场所保持的距离，一般用于演讲、授课等

（二）护士对人际距离的控制和调节

护士在护理工作中应根据患者的年龄、性别、人格特征、文化素养、病情需要等，有意识地适当调节人际距离。如对儿童和老年患者，缩短人际距离有利于情感沟通；但对一些敏感患者，人际距离应适当疏远些，给对方足够的个人空间，否则会使对方有不安全感、紧迫感，甚至产生厌恶感。另外，在护理工作中常会遇到一些患者或家属与护士交谈时离得很近，并要伏耳与护士说话，这种超出正常范围的举动有时会使护士感到无法忍受，但是切记不要做出厌恶的表情，可以巧妙地调整距离，如给他安排一把合适的椅子，请他坐下来谈。

知识链接

个人空间实验

1975 年心理学家 N. R. Russo 做过这样一个实验：一个刚刚开门的大阅览室，当里面只有一位读者时，心理学家就进去拿椅子坐在他（她）的旁边。实验进行了整整 80 人次。结果证明，没有一个被试者能够容忍一个陌生人紧挨自己坐下。心理学家坐在他们身边后，很多被试者会默默地移到别处坐下，有人甚至明确地问："你想干什么？"该实验得出如下结论：没有人能容忍他人闯入自己的空间，人与人之间需要保持一定的空间距离。

考点：护士对人际距离的控制和调节

四、辅助性语言与类语言

（一）辅助性语言

辅助性语言又称副言语，包括发声系统的各个要素，如音质、声调、音量、音色、语速、说话节奏等。辅助性语言沟通表现在人们说话时的声调高低、强弱和抑扬顿挫，会影响沟通对象的兴趣和注意力，也可以表达人们的情感。一般来说，声调高表示强调、情绪激动、兴奋，声调低表示怀疑、回避、痛苦、伤心等；声音强度大表示强调、激动，强度小表示失望、不快、心虚等；节奏加快表明紧张和激动，节奏变慢表明沮丧和冷漠等。

护士要善于运用声音的效果加强自己所表述内容的意义和情感。为患者作解释、指导时，应尽量保持平静的语气、中等语速，给患者以稳重、自信的感觉。表达情感时，语调应与内容相吻合。例如用轻缓和平稳的语调说"你真配合我们的工作"，表达对对方的称赞；如果语速较快、声调较高地说"你真配合我们的工作"，可能使人感觉是在讥讽对方。同一句话用不同的语调来表达，所产生的效果不同，可以令患者感到温暖，也可以使患者心理上产生紧张感。另外，护士在与患者交谈时，可控制说话的节奏，引起患者的重视，如采用适当的停顿达到询问的目的，同时也给患者一个思考的机会，达到有效的沟通。

（二）类语言

类语言沟通是一种伴随性语言，它指有声而无固定意义的语言外符号系统，包括咳嗽声、呻吟声、叹息声、笑声、哭泣声等。如爽朗的笑声是心情舒畅的表现，唉声叹气是心情不好的表现，有意咳嗽则可能是一种暗示等。

患者的辅助性语言和类语言可以传递病情变化信息，提醒医护人员进行正确的医疗和护理活动。所以，护士应细心观察，不断提高理解、判断非语言信息的能力，正确地运用非语言沟通的技巧，促进有效沟通的顺利进行。

小结	非语言沟通是指以仪表、服饰、动作、表情、姿态、语气、语调、空间距离等非自然语言为载体进行的信息交流。非语言沟通的特点有：情境性、真实性、无意识性、共同性、整体性、持续性。非语言沟通的作用有：表达情绪、情感，辅助及代替语言信息，强调说话的内容，调节互动，显示关系。 非语言沟通形式有：体语（包括仪表、面部表情、手势、姿态和步态）、触摸、人际距离、辅助性语言与类语言等。它们都有相应的作用。

（陈　丹）

第十二章　沟通在护理工作中的应用

<table>
<tr><td rowspan="8">学习目标</td><td>1. 熟记治疗性沟通、健康教育的概念。</td></tr>
<tr><td>2. 说出治疗性沟通的特征。</td></tr>
<tr><td>3. 举例说明影响治疗性沟通的因素。</td></tr>
<tr><td>4. 描述治疗性沟通过程的要点。</td></tr>
<tr><td>5. 说出护理操作用语的组成并能灵活应用。</td></tr>
<tr><td>6. 阐述与特殊情绪状态下患者的沟通方法。</td></tr>
<tr><td>7. 归纳健康教育的内容和方式。</td></tr>
<tr><td>8. 熟知护理健康教育对护士的要求，并能进行有效的健康教育。</td></tr>
</table>

第一节　治疗性沟通

案例

默不作声的赵女士

患者赵女士，56岁，因宫颈癌晚期住肿瘤科一病房。护士给赵女士进行常规会阴冲洗。

护士："赵阿姨您好！今天感觉怎么样？"

赵女士："哦，还好，只是我在想我是否能够痊愈出院。我今天感觉我的先生有点不对劲儿，这是他今天给我买的花，花放这儿就走了，感觉他神情怪怪的。"

护士："快准备一下，我要给你进行会阴冲洗了。哦，你先生给你买花了是吧！"

赵女士默不作声。

思考：1. 你认为这位护士的沟通恰当吗？
　　　2. 若不恰当，是什么因素影响了护患沟通？护士应该怎样做？

一、治疗性沟通的概念

治疗性沟通是一般人际沟通在护理实践中的具体应用，是护士与患者之间进行的以患者的治疗为主题的沟通。在治疗性沟通中，信息发送者是护士，信息接受者是患者，沟通的内容属于护理范畴内与健康有关的专业性内容。其包括了医院、家庭和社区中所有与健康照顾有关的内容。治疗性沟通的目的是帮助患者进行身心调适，由疾病状态向健康方向发展。治疗性沟通除了具有一般意义上的人际沟通的特点之外，还具有独特的沟通特征。其区别见表12-1。

表 12-1　治疗性沟通与一般人际沟通的区别

要点	治疗性沟通	一般人际沟通
目的	确定护理问题，进行健康指导	加深了解，增进友谊
地位	以患者为中心	双方对等
结果	解决护理问题，促进护患关系	可有可无
场所	医疗机构及与健康有关的场所	无限制
内容	与健康有关的信息	无限制

考点： 治疗性沟通的概念

二、治疗性沟通的特征

治疗性沟通的特征体现在沟通的目的、作用和原则上。护士与护理对象进行治疗性沟通时，应达到沟通的目的，起到沟通的治疗作用。

（一）目的

治疗性沟通的目的主要是为了更好地解决患者的健康问题。它也是向患者提供健康服务的重要手段。其沟通目的主要有：

1．建立融洽的护患关系，有利于治疗与护理的顺利完成。

2．收集患者资料，评估患者需要，明确健康问题。

3．共同制订治疗护理方案，使患者积极、主动地配合，达到事半功倍的效果。

4．与患者共同讨论确定需要护理的问题，明确治疗护理目标。

5．进行健康知识宣教，提高患者的健康意识和自我护理能力。

6．了解患者的心理社会问题，满足其身心需要。

（二）作用

治疗性沟通是通过医护人员的行为或语言，对患者进行有意识的、有计划的影响和帮助。其作用表现为以下几个方面：

1．支持和帮助的作用　由于所要沟通的内容是事先通过评估而得到的，是患者急需解决的健康和治疗的问题，所以这种目的明确的沟通，可以起到有针对性的支持和帮助作用。

2．交通枢纽和桥梁的作用　在患者的求医行为和医护人员的行医行为之间，建立起治疗性沟通的桥梁。在这种沟通桥梁的作用下，患者得到了实现健康需要的沟通，护士得到了实现职业理想的沟通，从而使护患双方的社会价值与人生价值得以充分实现。

3．制订医疗护理方案的作用　制订医疗护理方案，需要护患间的沟通。行之有效的治疗性沟通既维护了患者选择医疗护理方案的权利，又维护了医疗护理方案的行使权。

4．遵医行为的指导作用　护士按照患者的需求进行沟通，指导患者的遵医行为，可充分发挥患者的积极性及主动性，使其自觉配合医疗和护理，不但有利于患者的康复、治疗和护理，更有利于医疗护理方案的顺利执行。

5．提供健康教育的作用　为患者提供卫生保健知识，使其树立健康观念，自愿采纳有利于健康的行为和生活方式；使患者增强自我照顾能力，从而促进身心康复。

6．心理支持的作用　患者由于对疾病预后的不确定、对检查及治疗手段的恐惧、对医院环境的陌生等原因，会产生焦虑、恐惧等不良情绪，尤其是重病、慢性病、残障等患者还会出现悲观、失望、抑郁情绪，甚至出现自杀念头，后果不堪设想。护士通过治疗中的信息传递和行为干预，耐心倾听，鼓励、疏导患者表达真实的感受，从而减轻患者的焦虑、恐惧等不良情绪；通过恰当的保证、解释和说明，并调动患者的家属、单位等社会支持系统的力量，使患者树立战胜疾病的信心。

7．预防、化解医疗纠纷的作用　近年来，医疗纠纷呈上升趋势，护士压力加大。调查显示，80%的医疗纠纷和投诉是由于沟通不良引起的。因此，对护士而言，坚持"三查八对"、无菌操作，一切按操作规程执行固然重要，但是在某种程度上，良好的治疗性沟通将能更好地满足患者的各种需要，更能得到患者的理解，从而有效地预防和化解医疗纠纷。

治疗性沟通的作用很多，需要我们在护理工作实践中去发现、挖掘和运用。

（三）原则

1．目的性、针对性原则　是在评估患者各种需求的基础上进行有意识、有计划的沟通。治疗性沟通有着明确的目的和较强的针对性，它始终围绕着患者的身心健康需求而展开。

2．治疗性原则　是指在不违背医疗护理原则下，沟通应该起到治疗作用。

3．融洽性原则　恰当地运用真诚、尊重他人、同理心、给予温暖、自我暴露等有效沟通的原则促进护患双方融洽相处，意见一致。

4．平等尊重的原则　护患双方沟通时应该是平等的、相互尊重的关系。在这种平等关系下，互相尊重的沟通，不但会带来应有的治疗性效果，而且还会给护患双方带来意外的收获。

5．心理与社会原则　根据患者不同的年龄、职业、文化程度、社会角色、心理特点，来组织沟通内容，有针对性地运用不同的沟通方式和技巧，进行有效的治疗性沟通。

考点：治疗性沟通的特征

三、影响治疗性沟通的因素

治疗性沟通的影响因素主要包括医护和患者两个方面。

（一）医护因素

护士是护患关系后果的主要承担者，所以医护因素是影响护患间治疗性沟通的主要因素。常见的有以下几个方面：

1．管理因素　医疗护理设备落后，诊疗护理条件不完善，不能满足患者的治疗与休养的要求；生活设施陈旧、不配套；病房结构、布局不合理；环境管理制度不完善等，会使患者难以对护士建立起信任感，使护患沟通难以进行。

2．个人因素

（1）非技术因素：主要表现为：①服务态度冷淡，工作责任心不强，语言生硬，让人难以接受；②无同情心，厌烦患者的病体和痛苦呻吟，对患者的痛苦和濒临死亡的状态反应麻木；③在实施护理操作时，缺乏必要的说明、解释和指导；④整体护理观念不强，个别护士仍存在以疾病为中心的护理理念，没有将患者从生物、心理、社会三个方面进行整体护理，只见病，不见人。

（2）技术因素：丰富的专业知识、娴熟的护理技术是护士与患者进行有效的治疗性沟通的重要保证。如果护士知识匮乏，临床经验不丰富，操作技术不过硬，那么在实施护理过程中，会给患者造成不必要的痛苦和麻烦，也会影响患者对护士的信任，造成护患关系紧张和恶化，甚至使患者产生敌对情绪，拒绝护理服务，产生护患沟通障碍。

（3）沟通技巧因素：护士经验不足，缺乏沟通技巧，造成护患沟通障碍。护士不良的沟通行为包括：

①转移话题：当患者集中精力与护士进行沟通、反映自己的真实感受时，护士随意改变话题或转移交谈重点，可能会阻止患者讲出一些有意义的信息。如患者说："我真的很担心我以后站不起来了，我每次想到这儿都会掉眼泪！"护士说："你赶快准备一下，我马上就要给你打针了。"这种沟通方式完全改变了患者想要表达的话题，使得患者感到不被理解，有可能这位患者再也不会向护士谈及自己的内心感受，影响更深层次的护患沟通。更好的沟通方式应该是：护士："是的，您的感受我能理解，等一会儿打完针我们再谈这个话题好吗？"这样的回答既转变了话题，又让患者感到了护士对自己的理解和尊重。

②评判性说教：是指当患者的话题内容与自己的看法或意见有分歧时，就擅自评判对与错，用说教的口气指责、埋怨患者。这种沟通方式传递了这样一种信息：患者不应该有这种想法，或者他的想法和观点是错误的、不恰当的。例如应卧床休息的患者为了不麻烦别人，下床如厕。护士这样指责道："你怎么可以下床呢？谁让你下床的？""你应该听从医生和护士的安排，切不可自作主张。"又如："你怎么还不吃药，这是不可以的。"类似这样责备、教训的口吻，患者听了都不会满意的，势必影响护患之间的沟通效果。

③虚假的安慰，不恰当的保证：为了使患者减轻焦虑，讲一些肤浅的、表面宽心的安慰的话。如患者担心自己不能康复，护士以轻松的语气回答说："当然啦，你的身体不会有任何问题的。"这种方法使患者无法或不愿意进一步将他的害怕与焦虑表达出来。他可能会觉得护士无法理解他或不愿了解他的真实感受。这样的话听起来似乎给人以鼓舞，但并不恰当，不会令人满意。

④主观下结论或提出解决办法：有些护士不能耐心倾听患者的讲述或自认为经验丰富，在患者讲述之初，就急于主观地下结论或提供答案。结果由于未能获得全面的信息，不但易使结论或提供的解决办法有失正确和客观，还会妨碍患者的真情流露，使患者感到被孤立和不被理解。如患者说："我今天不太好，好像病情加重了。""对，你的病情是加重了，你肯定是昨晚睡前没有服药！"或者护士说："不会的，你的病情不会加重，那是幻觉，昨天的用药肯定是有效的。"类似这种匆忙的回答，不仅可能耽误病情，而且可能在护患关系上蒙上一层阴影。有时候，患者可能会向护士征求意见，如对治疗方案的选择，此时护士切忌用"如果我是你，我会……"的方式回答，更好的回答方式是列出几种治疗方案的优缺点，让患者自己去做出决定和选择。

⑤陈述个人的观点和意见：在某些情况下，个人的观点和意见对他人可能起到帮助作用，但在特殊情况下会适得其反。如：一位孕妇到保健站来做健康咨询，保健护士接待了她。护士说："你这是第几次怀孕？"孕妇说："我这是第二次。"护士说："为什么是第二次怀孕呢？"孕妇说："因为第一次怀了个死胎。最近我总是焦虑，睡不好觉。"护士说："哦，你焦虑啊！平时我焦虑的时候，出去散散步，回来心情就好了，你也试试看。"这种解决问题的方法是针对护士自己的，而不是针对患者的。患者会认为我这么大的事在护士眼里没有受到足够的重视。

护患沟通的15个"不要"

1. 不要因为你知道疾病的基本过程，就理所当然地认为你了解患者的需求，否则你会给自己帮倒忙。

2. 不要在患者面前与其探视者讨论他的病情。

3. 不要使用俚语和粗俗的词语。

4. 不要使用患者不熟悉的医学专业术语。

5. 不要使用模棱两可、含糊不清、意思隐晦的词语。

6. 不要大喊、耳语、嘟囔、咕哝，以免交流无效。

7. 不要与患者发生口角，假如患者刺伤了你的自尊心，则不要当着患者的面抗辩。

8. 不要为打消患者的焦虑而说敷衍了事的安慰话，这样的反应会中断交流。

9. 不要让患者做事而又不告诉他为什么要做和如何做。

10. 不要使用任何肢体语言或暗示以给患者传递消极的情绪。

11. 不要假装在听，这样会对患者所说的话做出不适当的反应。

12. 不要当着探视者的面暴露患者的身体。

13. 除非临床需要，否则不要打听患者的隐私。

14. 不要说谎，哪怕是圆谎。

15. 不要在患者面前对治疗小组的医护人员评头论足。

（二）患者因素

1. 病情较重 患者病情的轻重程度是影响护患沟通的重要因素之一。一般情况下，与病情较轻或处于恢复期的患者沟通时阻碍相对少些；而对于重病患者，或由于疾病原因，或由于情绪原因，与之沟通时阻碍可能要大些。

2. 对护患双方的权利与义务缺乏了解 患者可能会错误地认为交钱就医、得到医护人员的照顾和服侍是天经地义的。片面地强调护士的义务，而忽略了自己的义务。具体表现在以下两个方面：①遵医行为不文明。个别患者故意违反规章制度，不合理要求一旦遭到拒绝或得不到满足，则表现得十分不满。②个别患者缺乏医学知识，还自以为是，不配合治疗和护理。

3. 对治疗护理效果期望值过高 患者可能会认为应药到病除，对不可避免的药物副作用不能正确理解，甚至对预后不好的急危重症或疑难病例都不能正确对待等。

4. 动机不纯 当花费高额医疗费或疗效不佳时，患者可能会产生不良动机，故意制造矛盾，拒付医疗费，制造所谓的护患纠纷，扰乱了正常的医疗护理秩序，这种情况下也难以实现有效沟通。

考点：影响治疗性沟通的因素

四、治疗性沟通的过程

治疗性沟通是整个医疗护理过程中的一个重要环节，沟通过程中要以患者为中心，体现诚实、关怀、理解、同情和同感。加强治疗性沟通可以增加患者对医护人员的信任，增加医护人员与患者之间的信息交流和相互理解，取得患者最大限度的密切配合，使很多医疗纠纷得以化解或使医疗纠纷消灭在萌芽状态。实施过程包括以下四个阶段：

（一）准备期

准备期是护士与患者进行沟通时打开的第一扇大门，为收集患者病情资料、进行有效沟通奠定基础。为了使治疗性沟通能顺利开展并进入下一阶段，护士在交谈前应做好患者信息搜集、个人及环境的准备。

1．沟通资料准备　在进行沟通前，护士首先要做好以下工作：①明确沟通目的和特定的专业内容；②获取有关患者信息，包括一般情况、健康史、身体评估、辅助检查、心理活动等内容；③拟写沟通提纲，合理设计问题，以便集中话题，达到有效沟通的目的。

2．护士个人准备　沟通前护士需要做好以下准备：①仪表准备。首先应做到仪表端庄。②心理准备。主要是情绪的调节，使自己的情绪处于积极稳定的状态，避免将自己的不良情绪在沟通中宣泄给患者。③沟通方法和技巧的准备。在充分了解患者的个性特性、情绪表现和沟通目的及内容的基础上做好交谈的准备。

3．患者准备　护士应提前告诉患者沟通的目的、内容、所需时间，让患者做好准备，与患者共同商量沟通的时间及地点等。沟通前帮助患者喝水、用便器或去卫生间、取合适体位或姿势等。

4．沟通环境准备　护士应尽量优化沟通环境，增进沟通效果：①保持环境安静；②避开治疗与护理的时间，以避免检查或治疗的干扰等；③环境隐蔽，请旁人暂时离开以保护隐私，关上收音机或电视机，以避免分散注意力，使患者感到舒适和隐私安全；④谢绝探视。

（二）初始期

这是沟通的开始阶段，护患双方都希望留给对方良好的第一印象，使以后的沟通能顺利进行。

1．目的　通过初步沟通，给对方留下良好的第一印象，使患者对护士建立初步的信任感，为将来进行实质性沟通打下良好的基础。

2．方法　主要沟通方法：①护士可向患者主动打招呼、寒暄、问候，礼貌地称呼对方；②告诉患者有什么需要可随时提出，不明白的问题可随时提问。

3．内容　可从一般性问题开始，如"王女士，您好！今天感觉怎么样？"或"占用点儿您休息的时间，我们谈谈有关您后天准备手术的事宜，您看可以吗？""您这样躺着或坐着感觉舒服吗？"等等。当征得患者的同意，双方感到自然放松时，便切入正题。如果与患者第一次交谈，还应该做自我介绍。总之，沟通的初始期应努力给患者留下良好的第一印象，这是交谈成功的重要环节。

4．注意事项　①称呼得体；②问候恰当；③态度和蔼、自然；④关系平等；⑤适可而止。要注意的是初始期主要是引导患者开口谈话，创造融洽的氛围，为后续沟通搭桥铺路。

（三）工作期

此期是沟通主题的切入与展开的重要环节。护士要有较全面的沟通知识，且保证沟通目的明确、内容准备充分、时间安排恰当，充分发挥自己高超的专业技术，运用语言和非语言沟通技巧，协调好护患关系，使患者主动配合并参与其中。具体方法和策略除一般人际沟通技巧外，还应注意以下几点：

1．善于应用非语言沟通　非语言沟通是通过面部表情、眼神、姿态、手势、触摸等非语言形式进行的信息交流，它常伴随着语言沟通而发生。非语言沟通更能反映一个人的真实感受，护士应特别注意自己的非语言的表达，同时要善于观察患者的非语言信息，提高护患双方的沟通效率。

2．沟通策略灵活　根据患者的实际情况，如病情、体力、心理反应等采取不同的沟通策略，适当把握时机和尺度。护士可运用倾听技巧，认真聆听，全神贯注；重要问题可用核实技巧进一步核实清楚，没听清楚或患者描述不清楚的问题可用澄清或重复技巧进一步澄清；当患者悲伤、哭泣时，可用沉默或触摸技巧来安慰。其目的是鼓励、引导患者主动诉说。

3．把握沟通主题　护患治疗性沟通过程中，护士为把握好主题要做到以下几点：①创造良好、融洽、和谐的沟通环境。②将沟通的内容分清主次，梳理好沟通程序，按沟通目的引导患者朝主题方向交谈。③鼓励患者倾诉，告诉患者可无所顾忌地将自己的真实想法、感受、需要全部诉说出来。若新出现的问题是原来没有发现的重要内容或心理问题，可适当调整沟通主题。④把握沟通内容，防止偏离主题。首先，护士的提问应紧扣主题；其次，一旦患者偏离了主题，应靠良好的应变能力和丰富的经验，及时巧妙地拉回到主题内容，这并不是不尊重患者，故意打断患者的谈话，而是为了沟通过程按原定计划顺利进行，获取需要的信息和资料，实现沟通的目的。⑤把握沟通时间，使沟通内容与时间相适应，恰到好处。

4．及时记录　对沟通内容应认真、及时地记录，充分体现真实性与实用性，与病历同时保存，具有法律效应。

（四）结束期

结束期是沟通过程的最后一步，良好的结束和开端一样重要。要善始善终，顺利、愉快地结束交谈。恰当巧妙的处理，会给沟通者带来美好的回忆和留恋。如果处理不当，不但会使沟通者深感不快、失望，还会影响下一次的沟通。

1．结束时机恰当　结束时间的控制既要根据计划，也要考虑现场的情况。当护患双方感到所谈的话题已尽、需要的内容已搜集完整、沟通目的已达到、沟通即将结束时，护士应主动征求患者意见是否结束话题。结束前护士应进行适当小结，简明扼要地总结所交谈的重点内容，核实记录的准确性；并感谢患者的配合和支持，为下次沟通打下良好的基础。

2．为下次沟通做准备　在小结的基础上评价沟通效果后，如需以后继续沟通，要初步约定下次沟通的时间、内容、地点等。

以上是治疗性沟通过程的四个时期。实际上在临床工作中，很多治疗性沟通过程比较简单，分期并不明确，治疗护理过程中随时沟通即可，有时几句话就能解决问题，沟通内容也很简单。因此，护士在治疗性沟通时要灵活多变，因人、因事、因时、因地而异，灵活而高效地进行治疗性沟通。

考点：治疗性沟通的过程

第二节　护理操作用语

案例

静 脉 滴 注

患者何某，男，50岁，工人。因大叶性肺炎住院治疗。遵医嘱给予抗生素静脉滴注。护士选择好了血管，嘱患者握拳，穿刺，固定，调节输液速度为每分60滴，整理用物。

护士："您不要随便动，有事请您按床头的呼叫器。我会经常巡视，并及时为您更换液体。"

患者："好的。"

过了一会儿，患者觉得液体滴速太慢，就将滴速调快了。护士巡视病房。

护士："这滴速怎么这么快？是您自己调的吧？我不是告诉您不要随便动吗？出了事您自己负责呀？"

患者："你没说清楚不动滴速啊，我还以为扎针的手不要随便动，你没说清楚，出事还叫我负责，我现在就投诉你，让你负责！"

思考：1．是什么因素导致了护患纠纷？

2．护士应如何与患者进行有效的沟通？

一、护理操作用语的组成

护理操作用语是指在护理工作中，护士为患者进行护理操作时向患者进行的有关解释和指导。一般分为操作前解释、操作中指导、操作后嘱咐三个部分。

（一）操作前解释

1．亲切、礼貌地称呼患者，并做自我介绍。仪表端庄，态度热情，尊重患者。让患者感到护士热情、友善。

2．耐心解释本次操作的目的和意义，争取患者的配合。许多护理操作的成败与患者的配合与否密切相关，提高患者对护理操作的知情程度，是减轻患者焦虑情绪的重要手段。

3．简要介绍操作步骤、患者在操作过程中的感觉和配合方法，让患者心中有数。

4．真诚地做出承诺，使患者相信，护士将用熟练的护理操作技术，最大限度地减轻患者的不适，使患者有安全感。征得患者同意后再准备操作。

（二）操作中指导

1．在护理操作过程中，边操作边指导患者配合的方法，如深呼吸、放松等；询问患者有无不适，仔细观察患者的反应，对于患者的感受给予重视，并视情况做出相应调整。

2．使用安慰性语言，转移其注意力，也可围绕患者最关心的问题进行交流。

3．使用鼓励性语言，增强其信心。

（三）操作后嘱咐

操作完成后给予结束语。结束语包括询问患者的感觉；观察是否达到预期的效果；交代注意事项，协助患者摆好体位；感谢患者的合作；询问患者有无其他需要。

考点：护理操作用语的组成

二、常用护理操作用语范例

病例：患者张某，男，62岁，退休工人，因粘连性肠梗阻入院治疗。遵医嘱留置鼻胃管持续胃肠减压。

1．操作前解释

护士："张大爷，您好！我是护士小王。由于您的病情需要，我给您从鼻腔插一根鼻胃管到胃内，把胃肠道内的气体和液体通过鼻胃管吸出来，这样就可以减轻您的腹胀，降低肠腔内的压力，减少肠腔内的细菌和毒素。这是治疗粘连性肠梗阻的重要方法。希望您能与我配合，我保证动作轻柔，尽量减少您的不适。"

患者："我听说鼻胃管很粗、很长，插管时很难受。我有点紧张，不插不行吗？"

护士："您有点紧张，我能理解，但不插不行。插管并不像您想象的那么难受，只要我们配合得好，会很顺利的。开始时会有点不舒服，不过，只要您按我要求的去做，大口地喘气、深呼吸，做吞咽动作，很快就会好的。"

患者："那好吧，我尽量配合你。"

2．操作中指导

护士："请您不要动，我先检查一下您的鼻腔。从左侧鼻腔插入可以吗？"

患者："可以。"

护士："我用棉签清洁一下您的鼻孔，再为您测量一下插入的长度。您头先稍向后仰，我将鼻胃管通过鼻腔慢慢插入，您张口哈气，像我这样。"（护士边插管边做哈气的示范动作）

患者："不行，我恶心。"

护士："那咱们先休息一会儿，请您做深呼吸。（休息片刻后）您感觉好点了吗？我们继续插入，好吗？（护士一边插一边嘱患者做吞咽动作）好，不要着急，再咽一咽，咽得好，再来一次。马上就好，再坚持一下……好的，就这样，深呼吸，好的，您配合得真好。

"好了，鼻胃管已经插到胃内了。现在我把鼻胃管固定好，这是胃肠减压器，接上鼻胃管就可以抽吸胃液了。您感觉怎么样？如果还难受，请您继续深呼吸，一会儿就好了。您看，已经吸出 1000ml 的胃液了，好受些了吗？"

3．操作后嘱咐

护士："非常感谢您的配合。现在您感觉怎么样？"

患者："比刚才好一些，不太胀了。只是对刚插的鼻胃管有点不习惯。"

护士："噢，我能理解，这样一根管子在这里，是不习惯，过一段时间会好一些。（护士一边给患者解释、安慰，一边帮助患者摆好舒适体位，盖好被子，整理好床铺）您现在需要安静休息，不要大幅度地翻身，以防鼻胃管脱出，也不要使鼻胃管打折、扭曲。您还有问题吗？"

患者："没有了，谢谢你！"

护士："不用谢，没问题我先走了，如有什么不舒服就按呼叫器，我会马上过来。"

第三节　与特殊情绪状态患者的沟通

一、与抑郁患者的沟通

案例

抑郁的刘大爷

患者刘某，男，65 岁。因慢性支气管炎反复发作致阻塞性肺气肿、肺源性心脏病而入院，入院后经常出现呼吸困难，有时发生呼吸衰竭。疾病发作时，有"喘不过来气"的濒死感，使患者恐惧、痛苦。加之救治时呼吸机的持续运用、血气监测所需的不断抽血、整天输注抗生素等，使他身心不堪重负。他对治疗逐渐失去信心，故而情绪非常低落，表现得消沉绝望，认为自己拖累了家人，生不如死。

护士："刘大爷，早上好！今天天气晴朗，气压又高，您气急的感觉应该好点了吧？"

患者：（愤愤地）"好什么好！我的病还能好吗？"（说完就闭上了眼睛）

护士："今天是星期天，您的儿子又会来看您了。"

患者："来看我有什么用？我的病拖了这么长时间，连累别人，还不如早点死了呢！"

思考：应怎样与患者进一步沟通，才能消除或减轻患者的抑郁情绪？

抑郁是一种消极的情绪反应，与丧失和预期丧失有关。其表现为：活动下降，语言减少，语速减慢，回避他人，兴趣减退，悲观失望，精神疲惫，睡眠障碍；消极的自我意识，自我评价下降，自信心丧失，有自卑感及无用感，有严重自杀倾向等。与抑郁患者沟通时，应注意以下几点：

1. 关心体贴　首先应满足患者的生理需要，应尽量表示体贴及关怀。对其反应给予多一些的关注。即使患者办了一些不得体的事情，也不要埋怨指责，尽量从开导、关心、爱护的角度给患者讲明道理，让患者做些愿意做的事情，使其保持心情舒畅。对患者在思想、行为方面取得的每一点进步，都要予以肯定与表扬，使其恢复自信。但关爱要适度，不要过分，否则会使患者感受到自己是弱者，被同情、被怜悯，而加重抑郁情绪，只要表示接受的态度即可。

2. 引导疏泄　护士与患者沟通时，应积极倾听，并善于应用身体微微前倾、面带笑容、轻拍肩膀、偶尔触摸患者的手等多种非语言沟通的方式。以亲切、和蔼的态度，适时、恰当、简短地向患者提问，注意不要催促患者回答，让患者有安全感。鼓励并引导患者表达其想法和感受，使其最大程度地宣泄不良情绪，理解、接纳患者的感受，了解患者产生抑郁情绪的原因。这样不仅能起到治疗的作用，还能使患者感到被重视，提高自我价值感。

3. 语言恰当　沟通时护士的语言应简短、温柔、语义明了。必要时应多重复几次，对患者的反应及时给予回应。交谈中切勿沉默太久，语速不要太快，音量适中，问话不要太急，鼓励患者述说。尽量使用开放式提问，多使用积极、肯定的语言，如不要问："你要不要吃饭？"而应为："现在是吃饭的时间，你和病友们一起吃饭吧。"患者抑郁状态严重时，应以支持、安慰的语言为主，避免过多鼓励，尤其避免要求患者依靠自己的力量战胜疾病。

4. 引导患者讲话　抑郁患者语言减少，护士与其沟通中，应启发和鼓励患者讲话，包括采用间接的方法和直接的方法。所谓间接的方法就是借题发挥，不要直接提问题，可以先从日常生活或与大家无关的话题谈起。例如，在与患者一起看电视时，就可以和患者谈电视节目内容，引导患者谈话。所谓直接的方法就是现在发生了什么事情，就借此展开讨论，采用恰当、敏锐的提问，引导患者讲话，激发患者讲话的兴趣和动机，提高患者的心理能力，增强其价值感。

考点： 与抑郁患者的沟通

二、与亢奋患者的沟通

案例

"幸福"的张先生

患者张某，男，32岁。近1周来终日兴高采烈、非常喜悦；说话滔滔不绝，没有别人插话的余地；动作特别多，表现敏捷、迅速；喜欢帮助别人，有时爱打抱不平；与护士表白自己多么有钱、有才、有权、有势。

护士："张先生，像您这样有钱、有才又有权的人真不多，您可真厉害。"

患者：（异常兴奋）"那当然，像我这么优秀的人，我们这儿还没有，我是大众崇拜的对象。"

思考：1. 患者此时处于什么样的情绪状态？

2. 护士的沟通方式是否正确？为什么？

3. 设计护患沟通过程。

亢奋是一种极度兴奋的情绪状态。其表现为情绪高涨，非常喜悦；说话口若悬河，滔滔不绝；动作快速、敏捷，无休止、无次序地进行。特别在人多的场合更是活跃，情绪兴奋，躁动不安。与亢奋患者沟通时，应注意以下几点：

1. 态度和蔼，避免粗暴　在与亢奋患者沟通时，不应有恐惧或厌恶的情绪，更不应与患者争论，即使患者十分不合作，也要用正面教育及鼓励的方法代替批评、强制及约束的办法，因为护士的任何粗暴态度或行为，都可以促使患者更加兴奋，或造成患者的不满情绪。

2. 以中立的态度应对有夸大言辞的患者　当患者极其幽默、有夸大言辞时，护士最好以中立的态度应对，注意转移其话题，若此时听他高谈阔论并与之附和，则容易造成患者更加兴奋。患者有夸大妄想时，不应讥笑或泼冷水，避免引起无意义的争论。

3. 理解有心理包袱的患者　很多亢奋患者本身可能背负沉重的心理包袱，因此护士要给予充分的理解，不要对其进行思想道德上的"诋毁"，要用温和、友善的语言进行沟通，而非谴责患者。

4. 组织适当的工娱活动　把患者组织起来，开展有益于身心健康的工娱活动，不但可以使患者的生活丰富多彩，起到镇静作用，也便于管理及观察，并可帮助患者建立规律的生活制度，促进病情的恢复。例如：应用适合患者的音乐形式进行沟通治疗。音乐是一种特殊的沟通语言，能使人的情绪产生变化，它可使消沉的情绪变为积极；相反，也可使高涨的情绪变为平稳、柔和。当患者亢奋时可选用乐曲《流水》《汉宫秋月》等民族传统乐曲以及贝多芬的《月光奏鸣曲》、肖邦的《e小调第一钢琴协奏曲》、舒伯特的《第六交响曲》等。

考点： 与亢奋患者的沟通

三、与沮丧患者的沟通

案例

沮丧的赵女士

患者赵女士，36岁，1个月前因乳腺癌进行手术。术后一般情况良好，但近1周来该患者表现得情绪低落，常常哭泣；担心自己时日不多，对生存悲观失望；觉得失去乳房会遭人耻笑，认为自己不再是个女人，活着也没有意义。

思考：1. 赵女士目前主要的情绪问题是什么？
　　　2. 如何与赵女士进行沟通？

沮丧即灰心、失望。导致沮丧的原因很多，如长期的疾病折磨、长期治疗而疗效不佳、病情加重、得知患了绝症、遇到较大的心理打击等。沮丧的患者常表现为情绪低落、悲观、失望、冷漠、孤独，到处诉说痛苦，或为小事而伤心哭泣或退缩，愿意自己独处或希望有一个自己信任及喜欢的人留在身边。与沮丧患者沟通时，应注意以下几点：

1. 耐心倾听，真诚理解　沟通过程中，护士应耐心倾听，敏锐观察，通过患者的表情、动作、语态等非语言行为，了解患者所表述的内容。真诚地理解、体会患者的内心感受，并鼓励患者充分表达自己的想法和感受。

2. 疏导宣泄，引导交谈　沮丧患者多哀怨，谈到伤心事往往会痛哭流涕。实际上，哭泣是一种健康的、有帮助的反应。所以，如果一个人想哭的时候，让他自由宣泄是很重要的。护士切勿要求患者停止哭泣，应允许患者用哭泣的方式将心中的哀怨发泄出来；并应用鼓励发泄、倾听、同理心、沉默、触摸等技巧对患者表示理解、关心及支持，尽可能地陪伴在患者身边。待患者哭泣停止、情绪平稳后，应鼓励患者说出沮丧或流泪的原因并倾听。允许患者独处，如果患者表达想独自安静地待一会儿，应给他们提供适当的环境。患者通过交谈，解除心中的积怨，疏泄忧伤和苦闷，病情往往因此而有很大的改善。

沟通范例：

患者杜洋洋（化名），女，30岁，产后因失血过多输血，不幸感染了艾滋病病毒，从此她的生活失去了光彩，朋友、亲戚疏远她，就连哥哥、嫂子都像躲瘟疫一样回避她……原来活泼开朗的洋洋变得越来越沉默，越来越冷漠、敏感、多疑，常偷偷地抹眼泪。她开始不愿面对任何人，从心里抵触医护人员。

【情境一】

时间、地点：上午，病房

人物：护士姜艳艳（化名），杜哥，杜嫂，艾滋病患者（沮丧的）杜洋洋

（盛夏的上午，天闷得厉害，5-12病房的窗帘拉得严严的，整个房间笼罩在阴暗中）

（杜哥、杜嫂提饭盒上楼）

杜哥：（提饭盒）"也不知道洋洋怎么样了。"

杜嫂：（拦住杜哥，从包里取出两个口罩）"呐，戴上！"

杜哥：（白了她一眼，无奈，戴上，推门）"洋洋。"

（杜洋洋侧过脸）

杜嫂：（夺过饭盒）"洋洋，这是午饭，你趁热吃，我们还有事，先走了啊！"（生拉硬推

杜哥出门）

（护士姜艳艳，戴口罩等全副武装，只做检查、记录，不说话，动作表现出嫌弃）

（杜洋洋则反感，不合作，比如背过脸去等）

【情境二】

时间、地点：清晨、病房

人物：护士宋温欣（化名）、沮丧患者杜洋洋

（病房的窗帘拉得严严的，阳光只能透过窗帘缝挤进来）

（杜洋洋呆呆地盯着天花板，护士宋温欣推门进来）

宋温欣："洋洋，早啊！"（自然地走到窗前，拉开了窗帘）

（杜洋洋看了眼窗外，扭过了头）

宋温欣："今天天气不错，我陪你出去走走吧，呼吸一下新鲜空气，老憋在房间里对身体不好。"

（杜洋洋把头扭过去，背对护士，丝毫没有搭理她）

宋温欣：（一边记录）"洋洋，这几天闷热总算过去了，昨天的那场雨可真大啊！这下好了，空气清爽多了，咱出去走走吧！"

（杜洋洋干脆闭上了眼）

宋温欣：（看了眼洋洋，若有所思，走出去）"洋洋，你等一下！"

（杜洋洋看着一张照片，默默地流眼泪，没有觉察宋温欣拿花进来）

宋温欣："洋洋，（一边找瓶子，一边走到洋洋眼前）你看这花，刚采的，多漂亮啊！"

（杜洋洋赶紧抹掉眼泪，要藏起照片）

宋温欣：（已看见照片上白发苍苍的老人）"洋洋，（坐在床旁椅上，语气温柔）想哭就哭出来吧，别把委屈憋在心里。"（握住她的手，揽她在怀里）

杜洋洋：（憋了一会儿，终于放声大哭，一边擦眼泪，一边看着宋温欣）"好久没这么痛快地哭过了。"

宋温欣："你的病情伯父、伯母还都不知道吧？"

杜洋洋："我不会告诉他们的，他们肯定承受不住这样的打击，我要让他们安度晚年。"

宋温欣：（赞许地点点头）"二老有你这样孝顺的女儿真好，她们肯定希望你每天都快快乐乐的。不要让病魔把你击倒，你也了解这种病的传播方式，它其实并没有人们想象的那么可怕，得病这一事实我们无法改变，但我们可以改变活下去的态度啊！"

杜洋洋：（抬头，信任地看着宋温欣）"嗯！"

宋温欣："我们的生活就像是一杯茶，茶叶只有经过沸水才能释放它本含的清香，而生命也只有遭遇一次次的挫折和坎坷，才能留下我们人生的一缕幽香。人生必须渡过逆流，才能走向更高的层次。最重要的是自己要看得起自己，因为我们生命的价值不在乎它有多长，而在于它有多宽，你可以用自己的努力换来第二个青春，你的人生一样可以再放光彩，我相信你。要记得常常微笑哦！"（说着，用手拍拍洋洋的肩，两人相视一笑）

杜洋洋："你陪我出去走走吧！"（两人走出了病房，边走边谈）

那次的谈话后，杜洋洋变得开朗起来了，她还建立了网站，专门帮助那些沮丧的人，每天都过得很充实。在多数情况下，患病的人沮丧是因为他们太孤独了，他们需要更多的亲情和帮助。护士需要做的就是给予他们生存的勇气、坚强的信心，让他们像鸟儿一样重新飞翔。

考点： 与沮丧患者的沟通

四、与烦躁患者的沟通

案例

想喝酒的张先生

患者张某，男，42岁，有20年的饮酒史，患肝硬化住院治疗。患者经常向护士述说"害怕"、"内心忐忑不安"；常常因一点小事与妻子争吵；每到吃饭时就向护士和家属提出要喝酒，不满足就向护士及家属发火。

患者："护士，没有酒我就吃不下饭，就喝一点。"

护士："你这人真是没脸没皮，跟你讲过多少次了，肝硬化与你长期饮酒有关系，肝病不能喝酒。不让你喝酒是为你好，不能喝就是不能喝，忍着！"

思考：1. 患者目前主要的情绪问题是什么？

2. 护士与患者的沟通方式是否恰当？若不恰当，请设计恰当的沟通过程。

烦躁是一种负面情绪，它会让人坐立难安、急躁易怒。烦躁患者一般具有广泛性的焦虑表征，一般表现为没有客观对象和具体内容的提心吊胆和惊恐不安，因注意力分散表现为小举动增多、东张西望、坐立不安，乃至搓手顿足，易激惹，对外界缺乏兴趣。常伴有躯体不适感。患者根本的内心体验是害怕，如七上八下、胆战心惊，乃至极度恐慌，可能会有一种死在眉睫或立刻就要虚脱、昏倒的感触。这种情绪指向将来，意味着某种威胁或危机即将到来。与烦躁患者沟通时，应注意以下几点：

1. 表达关怀和尊重　处于烦躁情绪状态的患者是最应被尊重、被关心的群体。所以尊重和关心患者及良好的护患关系是缓解患者烦躁情绪的首要条件。烦躁的患者情绪不稳定，往往以提要求或讨价还价的姿态提出需要，有时语言粗俗、带有挑拨性。护士应以尊重、平静、温和、诚恳、稳重以及坚定的态度对待患者，使患者慢慢降低焦虑，增加安全感。与患者谈话时，应语气温和、语调平缓，直接回答患者的问题。处于烦躁状态的患者不能耐心听从护士的讲解和指导，所以应避免冗长的说理，更不能大声命令，这样患者会觉得护士不友善，非但无法达到目的，反而可能造成争辩，使患者不安，以及出现攻击等行为。当患者由于情绪的干扰而出现大声吵嚷或破坏性行为时，应尽量淡化，不要指责。

2. 耐心倾听，鼓励表达　护患沟通中护士应耐心倾听，鼓励患者以口头语言方式表达内在的焦虑。患者叙述过程就是宣泄过程，有助于缓解焦虑和烦躁的情绪，有助于使患者认识到自己的问题，从而寻求解决问题的方法。护士在倾听患者叙述的过程中要注意分析患者焦虑和烦躁情绪的症结所在，帮助患者寻找解决问题的途径。与此同时，还应运用非语言沟通技巧传达关怀，让患者感到护士愿意与他共同面对焦虑和烦躁，而使患者感受到关怀和支持。

3. 谨慎对待患者的要求

（1）限制：患者过分且提出无理要求时，要以诚恳的态度给予适当的限制或拒绝。如：烦躁的肝病患者提出要饮酒时，护士应诚恳地给予拒绝，态度要和蔼，并对其提出的需求表示理解。如："我理解您此时想饮酒的心情，但由于病情需要，您不能饮酒，非常抱歉，我不能满足您。我还能在别的方面帮助您吗？"

（2）拖延：患者所提要求不合理或要求次数过多时，护士可保持中立，不立刻作答，拖延一段时间。由于患者坚持度很低，常常过一段时间后便不坚持或忘记了。但在拖延期间，仍应保持对患者的关怀与接受，不对其无理的部分提出批评，或可根据其需要的特点，在适当的范围内转向其他方面，使其获得满足。如烦躁的肝病患者在每次吃饭时都提出饮酒的要求时，护士既不批评，也不满足，患者自感无果，也就不再坚持。或在患者病情允许的情况下，给患者提供富有营养的饮料等。

（3）给予满足或部分满足：患者的要求如合理，则应给予满足。但假如要求过度，双方共同协商，只给予部分的满足。

考点：与烦躁患者的沟通

第四节　护理健康教育

案例

糖尿病患者的健康教育

患者刘某，男，66 岁，退休教师。因糖尿病住院治疗，现病情稳定，准许出院。

思考：患者出院后如何对其进行健康教育？

一、健康教育的概念

健康教育是通过信息传播和行为干预，帮助个人和群体掌握卫生保健知识，树立健康观念，自愿采纳有利于健康的行为和生活方式的教育活动与过程。健康教育的核心是帮助人们建立健康的行为和生活方式，是一项有计划、有组织、有系统的社会活动和教育活动，是护士开展整体护理的一项重要内容。目的在于预防疾病、促进健康和提高生活质量。它有以下几个方面的含义：

1. 它是以医院或社区卫生服务机构为基地，以患者及家属为对象，通过有计划、有目标的教育过程，使患者了解增进健康的知识，改变患者不利于健康的行为，使患者的行为向有利于康复的方向发展。

2. 它是使健康者保持健康、患病者恢复健康、伤残者最大限度地恢复功能及临终者得以安宁死亡的一种获取疾病相关的康复及预防知识的教育工作。

3. 它是在一个理论及教育框架下指导人们更好地自我护理和保健的过程。

考点：健康教育的概念

二、护理健康教育的内容

（一）门诊健康教育

门诊健康教育是指在门诊诊疗过程中对患者进行的健康教育。由于门诊患者流动性、差异性大，不可能针对每位患者的需求开展健康教育。因此，门诊健康教育往往根据不同季节、地域，侧重于常见疾病的防治教育。门诊健康教育主要针对患者共性的问题，简明扼要地实施教育活动。门诊护士应抓住患者候诊或就诊的时机，通过各种教育手段，如电视、宣教手册、宣传板报、专题讲座和个别咨询等方法，向患者宣传防病治病的基本健康知识，提高人群的健康保健意识。门诊健康教育主要包括以下四个方面：

1．候诊健康教育　指在患者候诊期间，针对候诊知识及该科的常见疾病的防治所进行的健康教育。

2．随诊健康教育　指在诊疗过程中，医护人员采用口头的形式根据患者所患疾病的有关问题或患者所关心的问题进行的教育和指导。

3．咨询健康教育　指医护人员对门诊患者及家属或社会各类人群提出的有关疾病与健康的问题进行解答。包括门诊面对面咨询和电话咨询等。

4．健康教育处方　指在诊疗过程中，以医嘱的形式对患者的行为和生活方式给予指导。

（二）住院健康教育

住院健康教育是指对住院患者所进行的健康教育。住院健康教育应根据患者不同时期的住院特点开展全程、分期健康教育。全程指患者从入院到出院全过程的系统教育，分期指患者在入院、住院、手术前、手术后和出院时进行的阶段性教育。

1．入院健康教育　指在患者入院时，对患者及其家属进行的教育。教育的主要内容是医院的各项规章制度，如生活制度、陪护制度、探视制度、卫生制度、护理制度等；病区环境；医护人员及病友的介绍等。教育方法可采用口头教育、手册教育或宣传栏教育等。这可以帮助患者及家属尽快熟悉住院环境，遵守住院制度，配合治疗，满足患者的归属感，减轻焦虑反应。

2．住院健康教育　指医护人员在患者住院期间进行的健康教育。主要内容包括：①疾病概述。包括解剖位置、疾病定义及描述、发病因素、症状和体征。②诊断性检查。解释为何需做这项检查，检查过程如何，检查中应如何配合，检查中会有什么样的感受。③并发症。描述疾病可能发生的常见并发症及如何预防。④各种治疗及护理。有关饮食：解释饮食与疾病的关系、饮食的量、疾病允许饮食的种类。有关活动：解释活动与疾病的关系、活动频率、活动的量、活动的范围、活动持续时间。有关体位：应采取的体位，采取此体位的目的、注意事项。有关药物治疗：解释用药的目的、用药的剂量、用药时间（或持续时间）、药物特征、用药的注意事项、药物的副作用。

教育内容应根据疾病的不同阶段及患者健康问题的需要和治疗护理特点有针对性地选择。如对冠心病患者，在确定诊断阶段，可让患者系统了解冠心病的病因、发病机制、症状和诊断标准等知识；在治疗阶段，指导患者掌握正确用药、药物不良反应，保持情绪稳定等方面的知识；出院时，则应指导患者掌握有利于稳定病情的卫生知识，如生活起居、饮食、锻炼、用药和情绪调节的方法等。教育方式可采用口头宣讲、床旁演示、手册教育、定期讲课、患者现身说法、小组讨论、自助团体观看电视录像和推荐学习材料等方式。

3．手术前健康教育　指对择期手术患者进行的健康教育。教育内容包括知识灌输和行为训练两个方面。知识灌输的重点是与麻醉和手术相关的知识要点，如解释手术前的准备程序，包括饮食、皮肤准备、心理准备、手术前戒烟及禁食禁水的意义和方法、特殊准备（如灌肠、导尿）、麻醉过程、手术室环境、麻醉前用药的意义及疼痛评估的方法等。行为训练的内容主要是与手术相关的适应行为训练和预防术后并发症的行为训练，如床上排便训练、放松技术训练、深呼吸训练、有效咳痰训练、使用呼吸机后手语训练等。教育方法以个别指导为主，手册或电视录像教育为辅。

4．手术后健康教育　指对已完成手术的患者进行的教育。教育内容包括术后留置各种插管的意义及配合要点，术后常见并发症的临床表现和护理，术后早期活动或功能锻炼的意义和方法等。教育方法以口头教育和床旁指导为主，辅助应用教育图片或教育手册。

5．出院时健康教育　指对病情稳定或康复出院的患者所进行的教育。教育内容包括病情现状、疗效介绍、巩固疗效、继续用药、定期复查和预防疾病复发等注意事项，以帮助患者出院后继续巩固疗效、防止复发；正确用药、饮食、活动、休息、睡眠、复查、随诊的一般知识等。教育方法可采用口头宣教、指导患者阅读教育手册、开健康教育处方和推荐学习资料等方式。

（三）出院后健康教育

出院后健康教育是指对已出院的患者及其家属进行的教育，是对一些如瘫痪患者、肿瘤患者、诊断明确的慢性病患者和经常需要做复杂治疗的患者的追踪过程。教育内容包括疾病的诊断、治疗进展、药物的应用、家庭护理方法、医疗保健的选择、患者的保健方法（如合理膳食、适量运动、戒烟限酒、心理平衡、功能锻炼等）。教育方法可采用登门健康指导、召开出院后患者联谊会、电话咨询、定期举办专题讲座、免费提供教育材料等方式。

（四）社区健康教育

社区健康教育是指以社区为单位，以促进该社区居民健康为目的的教育。教育内容可针对一般疾病的防治、妇幼保健、计划生育、疾病普查、预防接种等进行，教育方法可利用广播、电视、报刊、开设卫生科普专栏和家庭病床等方式。

考点：护理健康教育的内容

三、护理健康教育的方式

1．个别教育　个别教育（又称个别谈心），是最有效的口头宣传方式，具有针对性强、反馈及时等特点。进行个别教育前应尽可能地了解被教育者的一般情况，在建立信任感后，再谈实质性问题。在教育过程中护士应做到目标明确，语言科学、准确、简练、生动、通俗易懂。

2．健康咨询　健康咨询是以简答形式传播健康知识、解难释疑、指导健康行为的有效方法。具有方便灵活、沟通顺畅、信息损失少、沟通效果好的特点。护士对于患者提出的问题，要给予明确答复，尽可能地深入浅出，通俗易懂，遇到一时解释不清或回答不了的问题，可先向患者解释，如："您提出的问题我现在不是特别清楚，等查阅了相关资料或者请教专家之后，我再给您答复，好吗？"

3．专题讲座　专题讲座是针对有普遍意义的某个健康问题进行的健康教育活动，具有针对性强、目标明确、内容突出的特点。如"关于糖尿病的饮食管理"等内容，要求专题讲座的主讲人，有系统、扎实、全面的理论知识，良好的心理素质和授课技巧，特别是要有较强的语言表达能力。

4．座谈会　座谈会是一种带有讨论性质的口头教育形式。它具有人数较少、精力集中、针对性强、信息反馈及时等特点。

考点：护理健康教育的方式

四、护理健康教育对护士的要求

（一）具备丰富的知识及继续学习的愿望和能力

1. 护士必须具备与疾病护理相关的知识和技能，如专科疾病护理、康复护理、卫生保健、临床营养学、药理学、家庭护理及社区护理知识等。

2. 护士必须具备相关学科的知识与技能，如社会医学、行为医学、教育学、心理学、法学、哲学等。

3. 护士必须具备与健康教育相关的知识，如健康教育方法、教育计划的制订、教育效果的评价、护患沟通技巧等知识。

目前由于护士的整体素质及理论水平与进行良好的护理健康教育的要求还存在一定的差距，护理健康教育实践有时不能尽如人意。所以，护士应进一步学习，不断提高，终生发展。

（二）具备护理健康教育过程中的沟通技巧

1. 了解患者心理需要，正确把握沟通时机　患者入院后由于病痛、环境和人际关系的改变等原因，一般会出现焦虑、恐惧等不良情绪，沟通态度容易受这些不良情绪的影响，而且不同患者在住院的各个时期对护理健康教育的需求也不尽相同。如新入院的患者最想知道自己的主治医生的水平如何；手术患者最想知道手术效果如何；重症患者最想知道疾病的预后会怎么样。所以护士应根据患者的心理需要，把握最佳时机，进行有效的护理健康教育。

2. 尊重患者，恰当运用非语言沟通的方式　健康教育过程中虽然护士处于沟通的主导地位，但不可以以救世主的姿态对待患者，应表现出对患者的足够尊重和理解。沟通过程中应保持面带微笑，与患者有适当的目光接触，倾听患者的述说，重视患者的反应。

3. 了解患者，根据不同的对象选择不同的方式

（1）与文化层次较低的患者沟通时，语言应通俗易懂，尽量避免使用医学专业术语。与文化层次较高、有医学常识的人沟通时，可结合其职业特点适当应用医学专业术语，也可用数据、统计资料予以说明。

（2）与性格开朗、外向的患者沟通可直截了当；而对性格内向、疑虑较重的人则应避免其敏感点，多以间接的方式进行疏导。

（3）新入院及手术前的患者，容易产生焦虑和恐惧的情绪，应耐心倾听患者的诉说，多关心患者，取得患者的信任，通过有效的护理健康教育使患者消除顾虑；长期住院久治不愈的患者容易产生悲观的情绪，护士应多用肯定性的语言，鼓励患者增强信心，战胜疾病。

（三）具有良好的人格魅力

护患交往中，护士对患者的影响力是很大的。身教重于言教。护士积极向上、朝气蓬勃、开朗沉着、坚持耐心等良好的人格特质会感染、熏陶患者，使患者对康复充满信心。相反，护士消极冷漠、心不在焉、缺乏信心等人格特质会给患者带来不良影响。

五、患者教育

患者教育是在医院内实施健康教育的一种形式，是医院健康教育的主体，是整体护理的重要组成部分。患者教育是指以医院为基地，以患者及其家属为对象，通过有计划、有目的、有评价的教育过程，使患者了解增进健康的知识，改变不健康行为，使患者的行为向有利于康复的方向发展。

患者教育的历史背景

患者教育最早起源于19世纪中后期，当时照顾患者的工作是由家庭来承担的，于是护理领导者们意识到教育患者家人有关清洁卫生和照顾知识的重要性，这样护士就拓宽了服务范围，承担起教师的角色。在美国出现了家访护士（visiting nurse），她们同其他工作者一道为消除疾病和贫穷而工作。此即护士进行患者教育的雏形。20世纪60—70年代，患者教育又获新生，轰轰烈烈地开展起来了。特别是在护理界，患者教育的发展尤为迅速。概括起来可能有以下几个原因：①20世纪医学模式的转变，使过去以治疗疾病为主转向以预防和保持健康为主，从而扩大了个人需求知识的范围；②第二次世界大战后许多伤残军人的出现使进行康复教育成为必需；③住院时间缩短，需要为患者在家中度过恢复期作准备；④慢性疾病和伤残患者人数的增长，需要患者及其家庭更好地了解疾病的治疗与护理；⑤医生对其职权观念的转变。

考点：患者教育的概念

（一）患者教育的意义

对患者进行健康教育，入院、出院指导早已是护理工作的一部分，但是直到20世纪90年代初，我国引入整体护理观念后，患者教育作为整体护理的重要组成部分，在全国范围内才普遍开展起来。整体护理观念和护理程序的工作方法为有计划、有目的、有评价的患者教育奠定了基础。

1. 患者教育是医疗护理工作的重要组成部分　随着医学模式的发展及健康观念的转变，在促进医院的服务模式从单纯的医疗型向医疗、预防、护理、保健相结合型转变的过程中，患者教育发挥着越来越重要的作用。患者教育成为医疗护理工作的重要组成部分，也是医疗护理工作的重要环节。

2. 患者教育是一种治疗方法　目前，很多疾病与知识缺乏、不良的生活方式及不良的心理活动状态密切相关。如与吸烟相关的肺癌、心脏病、慢性支气管炎等；与饮食习惯密切相关的高血压、高脂血症和冠心病等；与个性特征和心理活动状态有关的癌症、高血压、冠心病等各种身心疾病。要治疗这些疾病，最根本的方法就是建立良好的生活习惯、加强锻炼和保持积极健康的心态。因此，对患者进行健康教育就成为解决这类问题的方法之一。

3. 患者教育可密切医护患关系，减少医疗纠纷的发生　调查表明，许多医疗纠纷都是由于医护人员没有主动、细致地向患者解释他们所关心的医疗护理问题，造成患者或家属不满意而引发的。健康教育不仅可以让患者了解治疗护理的目的、意义，同时还可以取得患者对医护人员的信任，密切医护患关系。必要的健康教育能使患者在一种人道、开放、坦诚的情况下接受治疗，是对患者的尊重，也促使医护人员树立崇高的职业道德和职业形象。

4. 患者教育是降低医疗费用、提高医疗设施利用率的有效途径　许多国家的研究都已表明：开展患者教育对节省医疗费用开支有很大的作用。我国目前的医疗现状是大医院患者多、床位少，住院难的问题仍没有得到很好的解决。如能很好地开展患者教育，就可以大大降低患者的住院天数，提高病床周转率，减少慢性病患者的重复住院率。这样，医院就可以扩大服务容量，提高医疗设施的利用率，降低医疗费用，提高患者的满意度。

（二）常见患者教育范例

1．门诊健康教育

沟通范例：小儿上呼吸道感染的健康教育。

患儿，男，4 岁，鼻塞、咳嗽、咳痰 2 天伴发热，体温 38.9℃。诊断：上呼吸道感染。门诊输液治疗。

（1）健康教育计划

①教育目标：减轻症状，提高患儿的抗病能力。

②教育内容：A．小儿上呼吸道感染的发病特点；B．上呼吸道感染的诱发因素；C．物理及药物降温的方法；D．及时就诊的指征。

③教育方法：A．口头宣教；B．推荐阅读专科教育手册。

（2）护士对患儿母亲的门诊健康教育沟通过程

护士："您好，您是孩子的母亲吧？"

患儿母亲："是的，有什么事吗？护士。"

护士："我来告诉您，孩子回家后的注意事项。首先，您要每隔 4h 给孩子测一次体温，您知道怎样给孩子测体温吧？"

患儿母亲："会，但测不太好，你教教我吧。"

护士：（边说边示范）"测体温以前要把孩子腋窝的汗擦干，把体温表放在腋窝深处并紧贴皮肤，您帮他屈臂过胸夹紧体温计，测 10min。明白了吗？"

患儿母亲："明白了。"

护士："如果孩子的体温没有超过 38.5℃，就用物理降温的方法，比如用冷水浸过的毛巾敷额头，或用酒精擦浴等，给孩子降温；如果体温超过 38.5℃，可以给孩子服退热药，您刚才从药房拿回的百服宁（对乙酰氨基酚）就是退热药，可以给孩子服 5ml。您记住了吗？"

患儿母亲："记住了。你能详细地说一下酒精擦浴的具体方法吗？"

护士："好的，我也正想给您讲降温的具体方法。

"药店购买的 95% 酒精取一份，加两份温水搅拌均匀备用；如果是 75% 的酒精，加的温水量与酒精量相同；假如手边没有酒精，也可以用 60 度的白酒代替，使用白酒时，可以用一份白酒加 2/3 份水来调和，也可以加冰块来增加降温效果。用纱布或者小毛巾蘸湿后擦拭宝宝的身体，一般是血管分布比较多的部位，比如颈部、腋窝、大腿根部等，这些部位血液循环快，血管表浅，容易散热。涂擦时按照一定的顺序，由上至下，从左往右，用拍擦的方式进行，擦至皮肤微微发红，注意擦过的身体部位的保温。动作要快，每次 5～10min 即可。擦拭中要避开孩子的头面部、腹部、脚底以及胸前心脏部位，以免引起不良反应。您明白了吗？"

患儿母亲："记住了，谢谢你，护士。"

护士："回家后，让孩子注意休息，保证充足的睡眠，多喝水，给孩子吃一些清淡、营养丰富的流质或半流质饮食，比如小米粥、大米粥、瘦肉粥、肉丝面、鸡蛋面、牛奶等；多吃新鲜蔬菜和水果，尤其是维生素 C 的含量比较高的水果，如芦柑、橘子、猕猴桃等；不要给孩子吃油腻和煎、炸的食物。每次吃得少一些，一天多吃两次。居室内要经常通风，保持室内空气清新，但要避免对流；另外，您还要注意观察孩子的精神状态、面色的变化，警惕并发症的发生，如果有高热持续不退、咳嗽加重、呼吸困难，有惊厥发作、精神不好、嗜睡甚至意识不清，心慌、气短、乏力、尿少、血尿，诉说耳痛，发现外耳道有脓性分泌物等情况，则要随时就医。"

患儿母亲："好的，我记住了。这孩子从小体质就弱，天气一有变化，就感冒发热，孩子一发热，我的心就像下雨天一样，吃不下、睡不着，担心得要命。"

护士："我能理解您的心情。小孩感冒多数是在气候突变、冷暖失宜、患有其他的疾病、机体抵抗力低、与患者接触、空气污染等情况下发生的。所以平时应该让孩子加强体育锻炼，多到户外活动。这几天，孩子就不要去幼儿园了，防止交叉感染。"

患儿母亲："知道了，谢谢。"

2．住院健康教育

沟通范例：冠心病患者的健康教育。

患者蔡某，男性，48 岁，大学文化，职员。因发作性心绞痛 3 年、复发 3 天入院。诊断：冠心病、心绞痛、高脂血症。入院评估阳性资料：情绪激动后出现心前区针刺样疼痛，并向背部放射，轻度胸闷，休息后有所缓解。呈紧张面容。患者有吸烟史，每日 20 支左右，已 20 年。体型偏肥胖，平素喜吃甜食。心电图示心肌缺血，心脏超声示左心室肥大。实验室检查示三酰甘油（甘油三酯）增高。A 型性格。治疗：生理盐水 100ml 加刺五加 100mg 静脉滴注 1 次 / 日、非诺贝特 200mg 口服 1 次 / 日、硝酸异山梨酯（消心痛）10mg 口服 3 次 / 日、阿司匹林 90mg 口服 1 次 / 日，一级护理，普通饮食。

（1）健康教育计划

①教育目标：消除紧张心理，纠正不良行为，提高患者住院适应能力。

②教育内容：A．诱发冠心病的危险因素；B．防治冠心病的五种措施，即控制体重、适量运动、戒烟、低脂饮食、放松训练；C．制订戒烟计划，并督促实施；D．制订控制体重计划；E．当前所用药物的作用、副作用，及配合治疗的要点；F．A 型性格与冠心病的关系，控制情绪的方法（肌肉放松、深呼吸）；G．一级护理卧床休息与疾病恢复的关系。

③教育方法：A．口头宣教；B．演示放松训练技巧；C．推荐阅读冠心病保健书籍。

（2）护士针对患者的不良生活习惯进行的住院健康教育沟通过程

护士："蔡先生，您好，看起来您气色不错，入院后心绞痛再没有发作，是吧？"

患者："是的，好多了。医生说我得在生活习惯方面多加注意，你能告诉我都要注意些什么吗？"

护士："我正想和您聊聊有关您的生活习惯的一些问题。在饮食方面要注意少吃肥肉，多吃素食，少吃咸菜，少吃甜食，改变饮食习惯，可以改善血脂。再说吸烟问题，应该注意减少吸烟，然后逐渐戒掉。因为烟中的尼古丁可以引起冠状动脉痉挛，诱发心绞痛或心肌梗死。还有，心绞痛发作与情绪激动、过度紧张、劳累、过饱等诱发因素也有关系。所以还要注意劳逸结合，调整好情绪，保持情绪平稳，避免大喜大悲。"

患者："哦，这么多影响因素，你刚才说到要劳逸结合，有点难以做到，工作压力大，时间不够用，经常加班加点，家里都顾不上。真没办法，唉！"

护士："我能理解您所说的境况，这个年龄阶段的人正值事业上升时期，是单位的中流砥柱，家里又上有老、下有小，压力固然大些。非常能理解您的心情。不过，您想，您说的这些，都是建立在健康的身体基础之上才能实现的。您现在住院了就当给自己放一段时间的假，调整一下自己，待痊愈之后，再回到家中和工作岗位上。一定记住，有个健康的身体才能很好地完成工作和照顾家人，身体健康了，不给单位和家人带来负担，也是在做贡献，您说是不？这不是不让您工作，而是适当地放松，不要等着累了再休息。工作是永远也做不完的，要学会适当地放弃，您说是吗？"

患者："你说得很有道理，我会尽力调节的。谢谢你！"

护士："不用谢！以后要注意随身携带保健盒，可不能不当回事。如果有发作情况，马上舌下含服，一般都会缓解。"

患者："是这个吗？小赵护士给我拿来的。"

护士："是的，用的时候要注意放在舌头下面。不要咽下，多保留唾液在舌下，这样吸收会快点，起效也会快点的。"

患者："我知道了。真谢谢你这么耐心地告诉我这么多。"

护士："应该的，您来复述一下，我看您记住了没有。"

患者："好。要戒烟，要少吃肥肉……"

护士："好，您的记忆力真不错。一定要按照所说的去做。还有什么不清楚的，欢迎随时来问。我也会随时来看您的。谈了这么半天，您一定累了。好了，休息吧，明天我还会和您谈谈其他有关的问题。"

3．手术前健康教育

沟通范例：子宫切除术前的健康教育。

患者王女士，40岁，公司会计，大专文化。患子宫肌瘤入院治疗。明天将要行了宫切除术。护士看到患者呆坐在病床上，情绪抑郁，亲切地询问患者有什么顾虑，并进行健康教育。

（1）健康教育计划

①教育目标：提高患者住院适应能力，消除对手术的顾虑和焦虑。

②教育内容：A．女性生殖系统的解剖特点及生理功能；B．子宫切除术的方法、麻醉种类及配合要点；C．夫妻生活机制及术后夫妻生活注意事项；D．围术期的术前配合要点，重点说明术前灌肠、留置导尿管的意义和配合要点；E．减轻术后疼痛的方法；F．术后预防血栓形成等并发症的方法。

③教育方法：A．口头宣教；B．床旁指导；C．指导阅读专科教育手册；D．推荐阅读妇女保健书刊。

（2）护士针对患者手术前进行的健康教育沟通过程

护士："您好，王女士，我看您情绪有些低落，像是有什么顾虑，您能跟我说说吗？"

患者："唉，我很担心……"（患者欲言又止）

护士："您担心什么？跟我说说，我会尽最大努力帮助您的。"

患者："我担心子宫切除后不来月经了，变得不像女人了，会影响夫妻生活。"

护士："原来您担心这些，我能理解，很多切除子宫的患者也都有这样的担心。子宫肌瘤是良性肿瘤，由于您的肌瘤比较大，症状明显，药物治疗效果不明显，而且您已经40岁了，不需要保留生育功能，所以做手术是最佳治疗方案。子宫切除不伤及卵巢和阴道，对今后性激素的分泌及女性功能不会有损害，只是引起停经，丧失生育能力，不会影响夫妻生活。子宫切除后停经和更年期停经是不同的，因为卵巢的内分泌功能还在，您放心吧。"

患者："好的，我明白了，心里敞亮不少，谢谢你给我讲这么多。"

护士："不用谢，只要没有顾虑就好。用1∶5000高锰酸钾溶液冲洗阴道，今天是最后一次了，您配合得很好，这样就可避免术后感染。接下来我要给您进行术前剃阴毛、腹部备皮。"

患者："哦，真很麻烦，除了这些还要做哪些准备？"

护士："今天晚上要清洁灌肠，明早要插导尿管。"

患者："灌肠和插导尿管是不是很难受？我做的是子宫手术，为什么还要灌肠、插导尿管呢？我有点紧张。"

护士："紧张啊，我理解。但您不用担心，护士动作会很轻柔的，当然也需要您的配合。女性的子宫前面与膀胱相邻，后面与直肠贴近，术前灌肠和留置导尿管的目的就是为了保护肠壁、膀胱不受损伤，保证手术的安全、顺利。"

患者："这么说，手术前就不能吃饭了吧？"

护士："是的。手术前一天早饭、午饭吃一些容易消化的食物，晚上吃一些稀饭、面条等半流质饮食。手术前12h禁食、4h禁水，就是不能吃东西也不能喝水，以免术中呕吐，并可预防术后肠胀气。"

患者："知道了。护士，谢谢！"

护士："不用谢！"

患者："我还想知道一些有关子宫肌瘤的知识，可是我一时又想不起来该问点什么。"

护士："这样吧，我们备有《专科疾病教育手册》，我拿给您看看，您有哪些不明白的，我再给您解释，好吗？"

患者："那太好了，谢谢。"

护士："不用谢，请您稍等。"（取《专科疾病教育手册》）

4．手术后健康教育

沟通范例：阑尾切除术后健康教育。

张女士，26岁，大专文化，公司职员。诊断：急性阑尾炎。行阑尾切除术，现术后6h。

（1）健康教育计划

①教育目标：患者掌握术后注意要点，预防术后并发症的发生。

②教育内容：A．手术类型和术中情况，如阑尾有无化脓或穿孔、腹腔有无脓液及其清除情况；B．留置各种插管的意义及配合要点；C．饮食的注意事项；D．术后卧位的方法；E．术后早期活动或功能锻炼的意义和方法；F．术后常见并发症的临床表现和护理。

③教育方法：A．口头宣教；B．床旁指导；C．指导阅读专科教育手册。

（2）护士针对患者手术后进行的健康教育沟通过程

（患者术后6h，正躺在床上静养。护士来到患者病床旁）

护士："张女士，您好。感觉怎么样？医生说您的手术很成功。"

患者："还好，就是刀口开始有些疼痛。"

护士："来，我给您量量血压。（量血压）您的血压平稳。我帮您把床摇起来，您采取半坐卧位，这样可以减轻腹壁张力，有助于缓解疼痛，还有利于腹腔内渗液积聚于盆腔或引流，避免形成腹腔脓肿。我再教您进行有节律的深呼吸，来，像我这样，（边说边示范）也可以减轻疼痛。一会儿我和您的主治医生说一下，给您开点镇痛药。"

患者："好的，谢谢！我看好多阑尾手术的患者都没有插这个引流管，我为什么插了这个引流管？"

护士："我也正想和您说这个引流管的问题。由于您的阑尾化脓了，腹腔有脓液，虽然手术中已进行了清除，但还是要继续进行引流，防止形成腹腔脓肿，所以就在腹腔放置了引流管。我已经把引流管固定好了，您活动身体时，注意防止引流管受压、扭曲、堵塞等，确保引流通畅。您记住了吗？"

患者："记住了，这个引流管多长时间才能拔掉啊？"

护士："一般情况下应该是 48～72h，但还要看引流物的多少，如果引流物较多，也可以延迟拔管时间。再有就是您要争取早些下床活动，越早越好。一般您术后 8～10h 就可以试着下床在床边活动，一次 5～10min。这样既可以更好地预防术后腹痛、腹胀的发生；还能促进您的肠胃蠕动，尽早排气、排便；减轻切口疼痛；减少肠粘连的机会；还能促进血液循环，有利于伤口的愈合。我会协助您，您放心好了。"

患者："好吧，我会尽力去做的，谢谢！"

护士："我还要与您谈一下饮食问题，您现在就是饿也不能吃东西，因为切除阑尾是肠道手术，肠道手术后胃肠活动暂时停止。进入胃肠内的食物和水不能下行，积于胃内会引起腹胀。所以要等到胃肠活动恢复后才能进食。胃肠活动恢复的标志是能听到腹内肠鸣声（即咕噜、咕噜的声音）或肛门排气。所以当听到咕噜、咕噜的声音或肛门排气，您就可以吃东西了。吃什么也有讲究，应吃些清淡、易消化的流质、半流质饮食，如小米稀粥、大米稀粥，还有菜汤等一些易消化的食物，以后逐渐过渡到普通饮食。您记住了吗？"

患者："记住了，谢谢您跟我说这么多。"

护士："不用谢，您还有什么问题吗？"

患者："暂时没有了，其他的我还没有想起来。"

护士："没关系的，想起来了或有其他什么需要就按呼叫器，我也会常来看您的。那您先休息吧。"

5．出院时健康教育

沟通范例：糖尿病患者的出院时健康教育。

患者刘某，男，66 岁，退休教师。糖尿病住院治疗，现病情稳定，准许出院。

（1）健康教育计划

①教育目标：增加患者对疾病的认识，提高自我护理的能力。

②教育内容：A．对疾病的认识，如糖尿病的病因、临床表现、并发症、诊断与治疗护理方法等；B．自我监测的方法；C．提高自我护理的能力；D．指导患者定期复查；E．预防意外发生。

③教育方法：A．口头讲解有关知识；B．放录像；C．发放宣传资料。

（2）护士针对患者出院时进行的健康教育沟通过程

护士："刘大爷，您好，您的病情很稳定，今天可以出院了，恭喜您！

患者："那太好了，谢谢你们。可是这糖尿病是一辈子治不好的病，缠人啊。"

护士："糖尿病，是一种终生性疾病，但这里指的终生，只是需要终生控制血糖而已，只要方法得当，血糖控制得好，不出现并发症，仍然会快乐、长寿的。刘大爷，哦，还有刘大娘，我跟您们说说回家后的注意事项。"

患者："有病，还能快乐、长寿？"

护士："大爷，没信心了，是吧？实际上，多数老年人都或多或少有这样那样的健康问题，只要能正确对待，乐观地生活，长寿的还真不少呢，我相信您一定会是其中的一个。来，我教您们监测血糖的方法（边说边示范血糖仪的使用方法）；您还要定期到社区卫生服务机构测量血压；刘大娘，我教您给刘大爷注射胰岛素的方法（讲解注射胰岛素的方法、用量及注意事项）；回家后还要注意饮食并增加运动，对控制血糖还是有好处的；刘大爷，您这段时间的吸烟量控制得很好，回家后争取慢慢戒掉；注意卫生，防止受伤和感染；另外，情绪波动、精神紧张对疾病也不好，要尽量调节；刘大娘，家里还要备点白糖等糖类食物，以便刘大爷出现低血糖时及时补充。"

患者："低血糖有什么表现呢？"

护士："一般情况下，是在胰岛素的用量没有掌握好、用量过多的情况下发生的。会有出汗、心慌、手发抖、头晕的表现，严重的会抽搐或昏迷。刘大爷您要是出现这些情况，一定要告诉刘大娘，给您测血糖，及时补充糖分。"

患者："好的。"

护士："您还要定期复诊。外出时一定要随身携带这张识别卡，以便紧急情况时得到及时处理。"

患者："好的，谢谢你，给我讲了这么多，我都记住了。"

小结	
	治疗性沟通是一般人际沟通在护理实践中的具体应用，是护士与患者之间进行的以患者的治疗为主题的沟通。包括医院、家庭和社区中所有与健康照顾有关的专业性内容。其作用主要有：支持和帮助的作用；交通枢纽和桥梁的作用；制订医疗护理方案的作用；遵医行为的指导作用；提供健康教育的作用；心理支持的作用；预防、化解医疗纠纷的作用。治疗性沟通的原则主要有：目的性、针对性原则；治疗性原则；融洽性原则；平等尊重的原则；心理与社会原则。影响治疗性沟通的主要因素有：医护因素和患者因素。医护因素包括管理因素、个人因素（非技术因素、技术因素、沟通技巧因素）。患者因素包括病情较重、对护患双方的权利与义务缺乏了解、对治疗护理效果期望值过高、动机不纯。治疗性沟通的过程分为：准备期、初始期、工作期和结束期。 护理操作用语一般分为操作前解释、操作中指导、操作后嘱咐三部分。 与抑郁的患者沟通时应注意：关心体贴；引导疏泄；语言恰当；引导患者讲话。与亢奋患者沟通时应注意：态度和蔼，避免粗暴；以中立的态度应对有夸大言辞的患者；理解有心理包袱的患者；组织适当的工娱治疗。与沮丧患者沟通时则应：耐心倾听，真诚理解；疏导宣泄，引导交谈。与烦躁患者沟通时要：表达关怀和尊重；耐心倾听，鼓励表达；谨慎对待患者的要求（限制、拖延、给予满足或部分满足）。 健康教育是通过信息传播和行为干预，帮助个人和群体掌握卫生保健知识，树立健康观念，自愿采纳有利于健康的行为和生活方式的教育活动与过程。护理健康教育的内容有：门诊健康教育、住院（包括入院、住院、手术前、手术后和出院时）健康教育、出院后健康教育、社区健康教育。护理健康教育的方式有：个别教育、健康咨询、专题讲座、座谈会。护理健康教育对护士的要求有：具备护理丰富的知识及继续学习的愿望和能力；具备护理健康教育过程中的沟通技巧；具有良好的人格魅力。

（刘桂香）

第十三章　护患冲突

第一节　护患冲突的原因和类型

案例

医院开错了药?

一位年近八旬的老年糖尿病患者昏倒后被送入急救室。他的老伴气冲冲地跑到护士站，手里拿着一盒头孢拉定胶囊，说道："我老头子这次昏过去就是因为吃了这种药！"护士小王接过药盒，问过用药剂量没有问题后，请患者家属坐下，耐心解释道："老奶奶，老先生是因为糖尿病住院的，和吃这个药没有关系，这次住院要好好降血糖……"没等护士解释完，患者家属就气愤地站起来高声喊道："你们以为我老太太好糊弄?！这药是上次来看病，你们医院开的，吃了就昏过去了，你们别想包庇，你们得负责！"再三解释，老奶奶仍然不能理解，随后的住院过程中，更质疑医生、护士的诊疗护理过程，造成临床治疗、护理障碍。

思考：1. 小王的解释是否合理? 如果你是该护士，会如何解释?

　　　2. 冲突出现的原因是什么?

　　　3. 冲突的类型是什么?

　　　4. 如何预防和处理此次冲突?

　　护患冲突是指护患双方的动机或需要出现矛盾的状态。冲突可以导致压力，而且往往伴有诸如抱怨、受挫和愤怒等情绪。可以将冲突理解成这样一个过程：一方或者双方阻挠对方达成自己目标的过程。也正因为如此，冲突往往会让个人与群体之间形成对立的关系。

　　在护理工作中，护患冲突时有发生，其发生影响护患关系的建立和发展，从而影响护理工作的开展。

考点： 护患冲突的概念

一、护患冲突的原因

（一）期望与现实的差距引发冲突

1．角色期望冲突 患者对护士的角色有很高的期望，并以此来衡量护士在工作中的职业素质和职业行为。当护士的行为与患者的期望存在差距时，患者就会产生不满、抱怨等情绪，可表现为不合作、冷漠、激动、愤怒甚至是冲动等过激的言行。

护士如果不能理解患者的过高期望，并给予正确的解释和引导，或不从自身找原因，甚至表现出无所谓或完全对立的态度，把过错推诿于患者，认为是患者过于挑剔或苛求，则有可能导致更严重的护患冲突。

2．需求与满足的冲突 患者无论在生理上还是心理上，均有强烈的需求。如缺乏生活自理能力的患者需要护士的帮助和精心的照料；内心苦闷、情绪不良的患者需要护士能理解并给予支持等。但在病床与护士比例失调的状况下，很难满足患者的一切需求。当患者的需求不能得到满足时，就会产生不满情绪，甚至发生冲突。

3．质量与疗效的冲突 一般情况下，医疗护理质量好，实际疗效就好。但到目前为止，医学还无法解决所有的疾病问题。有些情况，医护人员虽利用了所有的医疗资源、用了最佳的医疗技术和药物、尽了最大的努力，但仍然不能取得理想的效果，因而产生了医疗护理质量与实际疗效的矛盾。有些患者及家属不能正确理解，而错怪甚至指责医护人员。如病情恶化或猝死，患者及家属则采用争执、争斗手段，无理取闹，围攻医护人员，扰乱正常工作秩序，医护人员深感委屈。

（二）认知的差异引发冲突

1．知识结构的冲突

（1）患者十分关注与自身疾病相关的各种信息，强烈的康复愿望驱使他们对疾病相关的治疗及护理措施都会反复地询问。由于护士是专业人员，而大多数患者缺乏医学知识，所以护患双方存在知识结构上的差异。如护士不能设身处地地体谅患者的迫切心情，对患者的反复询问缺乏耐心，简单应付，则易引起护患关系紧张。

（2）由于患者缺乏医学知识、对医护人员不信任、对医护人员的言语理解有误等，导致患者认为个人合法权益被侵害；或患者出现死亡、残障或组织器官损伤等不良后果，从而引起冲突。如Ⅱ度呼吸衰竭患者吸氧时不听护士劝告，自行调快氧流量，导致呼吸抑制，若抢救不及时甚至可出现死亡。很多患者在发生此类情况后，会把责任推给院方，冲突不可避免地发生。

2．偏见与价值的冲突 目前，虽然护士职业的职能和地位发生了深刻的变化，但是有些患者仍然对护士的职业价值存有偏见。有些患者把这些偏见带到护患交往中。如果护士不能正确处理和对待患者的偏见，又不能正确对待自己的职业价值，护患冲突则极易发生。

（三）心理、情绪调节不良引发冲突

1．患者方面 部分患者因失去健康而产生的自卑、沮丧和对他人健康的羡慕、嫉妒，引起内心激烈的冲突。特别是毁容或躯体严重伤残的患者，极易产生自卑心理和不良的情绪，个别患者会将不良情绪迁移到护士身上，甚至对护士的耐心解释、善意劝说产生逆反心理。较高的医疗费用，加重患者的心理负担，护士是住院催款的具体操作者，家属易将不满发泄给护士。若护士不能体谅患者，则会出现护患冲突。

2．护士方面 护士在长期的临床工作中也可能出现不良的心理状态，包括恩赐心理、惯性思维等。其中惯性思维在临床时有发生，护士自认为对患者的不适及病情有足够的了解，导致与患者缺乏交流，不注意倾听患者的病情描述，从而无法做到真正地关心患者；护士长期工作在临床，对患者的病痛习以为常，个别护士对患者的病痛反应冷漠甚至反感，这些都可导致患者对护士不满。

（四）患者角色转换不良引发冲突

疾病恢复期常引起依赖与独立的冲突的发生。一方面是患者经历较长的病程，角色强化，在心理上对医护人员有较强的依赖性，有的患者甚至不愿重归社会角色，使角色转换出现了严重的障碍。另一方面，护士在患者疾病恢复期，需要帮助患者重建自信，增强独立意识，提高社会适应性，为重归社会角色做准备。如果护士不能就此与患者进行良好的沟通，则易引起患者的误解，导致护患冲突。

（五）医护工作失误引发冲突

1．责任性冲突 是指医护人员工作态度消极、责任心不强、违反操作原则、不钻研业务、不熟悉病情变化表现、忽视患者生活护理等，造成患者非正常死亡、残废、病情加重等不良后果，这类冲突的主要责任常由医护人员来承担。有的医生对诊疗处置草率从事、服务态度差，串岗、溜岗其则"电话听班"，引起患者不满而将情绪转移发泄到护士身上。

2．道德性冲突 主要是指由于护士的职业道德出现问题而引起的冲突。其表现为服务态度恶劣、语言生硬、不关心体贴患者、对患者的合理需求置若罔闻、利用护士的职业特权故意伤害患者等，使患者的身心受到不良影响。例如，护士曾被某患者投诉，以后她就以各种工作之便来报复患者。这类行为属于恶意侵害行为，严重损害了护士的职业形象。

3．技术性冲突 主要指由于护士专业知识不扎实、技术不熟练，造成患者非正常死亡、功能受损等不良后果而引起的冲突。这类冲突的责任常由医院方面承担。

4．沟通不良性冲突 沟通不当或不良是护患冲突最为常见的原因。

（1）语言因素：护士的语言"生"、"冷"、"硬"、"偏"、"专"、"套"、"简"、"推"等影响护患交流。"生"是指少言寡语，使患者感到陌生；"冷"是指冷言冷语；"硬"是指态度生硬，常发生在护士把自己的不良感受向患者宣泄的情况；"偏"是指护士不能平等对待每一位患者，以貌取人，以势取人，或对熟人关怀备至，对其他患者冷漠；"专"是指不分场合地使用专业术语；"套"是指使用套话，只是例行公事，不是真正地关心患者；"简"是指对一些护理操作技术的解释不耐心、不仔细；"推"是指推托患者，如"马上下班了，等会儿跟下个班护士说吧"。

（2）非语言因素：与患者交流过程中，护士皱眉、摇头、看表、转身、斜视等表情动作及在危重患者面前谈笑等，均会使患者感到不受重视、护士不耐烦、护士未认真听取自己陈述的信息等，从而引起患者恼怒、误解、挫折感，影响护患交流的过程和结果，甚至诱发冲突。

（六）医院管理不当引发冲突

这是指医院规章制度不健全，质量监控不力，无章可循或有章不循，如不严格执行各种查对制度、交接班制度、岗位责任制度及各种操作规程。职责划分不清，造成工作混乱，引起患者及家属的不满。各种急救药品、用物管理不规范，补充不及时，以致贻误治疗及抢救而引起护患冲突。设备、设施使用不当或现存的设备、设施不能满足患者需要，后勤保障不力，导致供需失调，给患者及家属带来不便。人员配备不足，医护比例失调，甚至倒置，护士长期超负荷工作，日常工作忙碌，疲于奔命，与患者及家属缺乏应有的沟通，无法体现"以患者为中心"的整体护理观念是引发护患冲突的原因之一。

（七）护士不严格执行卫生法规引发冲突

患者维权意识不断增强，患方强调保护自己的认知权、复印病历资料的权利、隐私权、知情同意权、自主决定权、平等医疗权；但是，在实际工作中，部分护士没有很好地将工作与法律联系在一起，不依法执业，不懂得既保护患者又保护自己，从而引发护患冲突。

知识链接

医护患冲突原因的探索

近些年，医护患冲突的发生率明显增加，为探索医护患冲突发生的原因，2012年6月12日上海市瑞金医院举行"医患角色互换活动"，希望体验者帮助医院寻找医护人员与患者间常出现冲突的原因。体验者经过两天交班、查房、跟专家出诊等体验活动，认识到医院内"患者多"、"医护人员劳动强度大"、"床位紧张"、"人手不足"等现实问题，而这些也是产生冲突的常见原因。据此，院方提出解决医护人员与患者冲突的设想：建立第三方调解机制；开展全民生命健康教育；通过播放音乐等手段建立和谐就医环境。

考点： 护患冲突的原因

二、护患冲突的类型

（一）医源性护患冲突

医源性护患冲突是指由于医院的原因引起的冲突，包括医院的规章制度、设施、管理或医生、护士及其他医务工作者的服务态度、责任心、护理技术水平、沟通技巧、法制观念及职业道德等方面的原因，直接或间接引起的护士和患者之间的冲突。

（二）非医源性护患冲突

非医源性护患冲突是指由于患者或其他非医院方面的因素导致的冲突。最常见的是由于患者缺乏医学知识、对医护工作者的言语不能正确理解、对现行医疗制度不理解或者存在不良经济动机等，导致患者认为个人合法权益被侵害或健康受到威胁，从而引起冲突。

社会处于转型期，部分患者的思想觉悟较差，加之"医闹"和不良律师的出现，患者为牟取个人经济利益而歪曲事实，以哭闹打官司的形式达到个人目的。这也增加了非医源性护患冲突的发生率。

第二节　护患冲突的预防与处理

为什么不抢救？

　　某老年患者入院后，儿子回家取洗漱用品，在这期间患者心肌梗死发作，抢救无效死亡。当儿子赶回医院时，正看到医生、护士在收拾物品、做记录。突如其来的打击，使儿子无法接受，患者儿子认为医院没有给予足够的抢救而导致患者的死亡。经院方协调，儿子仍不同意将其父尸体搬走，已僵持3天。

　　思考：1. 患者儿子与医院产生冲突的原因是什么？
　　　　　2. 如何向家属解释患者死亡的原因和抢救的过程？
　　　　　3. 作为护士现在能做什么？
　　　　　4. 如何处理这次冲突？
　　　　　5. 如何避免此次冲突的发生？

一、护患冲突的预防

（一）增强护士角色意识

新的医学模式下，护士的角色是多元化的，护士不仅是护理服务提供者，还是教育者、协作者、管理者、咨询者、代言者、研究者。所以护士应了解患者的生理、心理、社会需要，尽量满足患者的各种需求，尊重患者的人格，维护患者的权益，取得患者的信任，护患同心协力完成护理工作。

（二）建立良好的护患关系

良好的护患关系是减少护患冲突的重要保证。

1. 热情接待　热情接待新入院的患者，做耐心细致的入院介绍。

2. 一视同仁　对待患者一视同仁，主动接触患者，关心患者疾苦。

3. 真挚坦诚　与患者相处应真挚坦诚，不要带有抵触、防御情绪。

4. 及时发现和处理潜在的护患冲突　对患者提出的疑问或过激的言行，应心平气和，耐心解释，安慰体谅，缓和紧张的气氛；对于患者的批评或投诉，应以虚心接纳和公正的心态认真倾听，不要急于辩解，控制并调节自己的情绪。确属自身不足所致，应主动道歉，取得患者的理解和原谅，消除隐患；认真倾听患者及家属的抱怨，了解引发或可能引发愤怒的原因，并注意澄清问题，这样则可有效化解矛盾。

5. 及时消除误会　认真倾听患者的真实想法和需求，坦率地向患者说明能给予的和不能给予的帮助，避免引起患者的猜测和误会。此外，当患者与其他部门发生冲突时，也应详细询问情况，认真做出解释；并承诺将尽快与有关部门进行协调，妥善地处理好问题。若采取不理不睬的态度，则将增加患者的抵触情绪。

（三）讲究护患沟通艺术

护患沟通艺术是增进护患关系的"金钥匙"。

1. 塑造良好第一印象　护士端庄的仪表、优雅的举止、饱满的精神状态、熟练的操作能给患者留下良好的第一印象。

2. 换位思考　尊重、理解患者，运用同理心，站在患者立场思考问题，体会患者的情感。

3．认真倾听 交谈时护士应注视患者，全神贯注地倾听患者的述说。护士应容许患者有自己不同的看法。在对患者谈话内容有异议、双方观点不一致时，可采用求同存异的方法进行冷处理。只要不违反规章制度，不妨碍治疗和护理，对不同的观点，一般应采取回避争论的态度。

4．重视非语言沟通 善于观察、判断患者面部表情、动作姿态等非语言信息的含义；学会使用合理的非语言沟通技巧，避免能引起误解的面部表情、动作姿态等。

5．恰当使用语言 使用文明、礼貌用语；采用安慰性语言、解释性语言、鼓励性语言等与患者沟通交流，使患者能通俗地理解与自己疾病和健康相关的信息，取得患者的信任。

（四）提高业务素质

扎实的理论知识、熟练的操作技能，是护士为患者提供优质服务、防止护患冲突发生的基本保证。患者最关心的是自己的疾病是否能在短期内治愈、能否遇到负责任的医生和护士、他们有无精湛的技术和丰富的知识。所以护士应强化在职培训，钻研业务，具备扎实的理论知识与实践技能，增加患者对护士的信任感，有效地避免和减少医疗差错事故的发生。

（五）加强人文关怀

护士给患者提供各方面护理服务时，要注意及时与患者沟通，并体现出护士的体贴与宽容。护士友善的态度、温馨的笑容、温和的举止、亲切的话语会调动患者积极乐观的情绪，减轻患者的心理负担，同时也会赢得患者对护士的信任和尊敬。

（六）培养情绪自控能力

在护理工作实践中，护士应培养积极的情绪和情感，尤其要重视培养对愤怒、紧张、忧虑等负性情绪的自我控制能力以及对挫折和失败的心理承受能力，用高度的职业情感控制情绪，使理智战胜情绪。注重护士的情商训练，使其具有豁达开朗的性格。

"忧在心而不形于色，悲在内而不形于声"。在护患之间意见产生分歧，甚至发生纠纷时，护士应保持头脑冷静，切勿冲动，避免出现伤害患者的语言而导致矛盾激化。

（七）培养灵活、敏捷的思维

当遇到患者诘问、责难的时候，护士要思维敏捷、机智应对，切不可用以牙还牙的办法回击患者。可巧妙地运用幽默和通俗的生活用语，拉近双方距离，化难为易。同时应该诚恳地接受患者的正确意见，改进工作，使患者满意。

（八）尊重患者权利，履行知情告知义务

护士应认真学习与护理有关的卫生法规，自觉守法，提供护理服务时，要从法律的角度审视自己的言行。维护患者的"知情权"、"同意权"、"参与权"，及时向患者通报与其有关的诊断、检查、治疗、医疗收费等信息，耐心做好医院规章制度的解释工作，使患者能积极配合并参与医疗及护理，从而避免或减少护患冲突的产生。

（九）加强护理质量管理，规范执业行为

护士的服务对象是人，人的生命是无价的。质量是护理工作的生命线，临床要严把质量关。护士要养成严谨、审慎、细致的工作作风，严格执行各项规章制度和操作规程。

（十）加强职业道德修养

护士职业道德修养的提高可在一定程度上减少护患冲突。可通过有计划的培训，进行职业道德教育，使护士学会自我约束、严格要求自己、提高慎独精神等，把职业道德原则和职业道德规范逐步地内化为自己的职业道德品质，实现将职业实践中对职业道德的意识、情感和信念升华为护士职业道德习惯，从而更好地服务于患者、服务于社会，共筑和谐护患关系。

知识链接

保证护理质量的五个"不可"

1. 不可随意简化操作程序。
2. 不可存在丝毫的侥幸心理。
3. 不可忽视每一查、每一对。
4. 不可凭主观经验和估计行事。
5. 不可忽视操作中的病情观察。

（十一）改善就医环境，提高患者满意度

积极主动地征求患者对护理工作、病区环境及后勤保障服务等方面的意见和建议，做好信息的收集和反馈工作，尽最大可能满足患者的需求，争取患者对护理工作的理解和支持。医院作为一个整体，应实行科学有效的管理，不断改善各相关职能部门的服务质量，提高患者对医院工作的综合满意度。

考点： 护患冲突的预防

二、护患冲突的处理

（一）护患冲突的处理原则

1．平等、公正、理性的原则　一视同仁，客观公正，保持理智，克制自己的情绪，灵活处理问题。

2．尊重患者的原则　避免直接指责和使用批评指责的语气；避免挖苦、嘲笑、讽刺和蔑视患者。

3．避免争吵的原则　冲突中应适当妥协，不争口舌之快，不要指望在争吵中取胜。

考点： 护患冲突的处理原则

（二）护患冲突的处理方法

1．主动沟通法　医护人员应认真分析产生冲突的各种可能的原因，做有准备的、主动的会谈。会谈中认真倾听患者的诉说，客观、冷静地分析，找出冲突的原因，建设性地化解矛盾冲突。沟通中，护士要善于发现患者的长处，并适宜地予以肯定和赞美，常常会收到意想不到的效果。一个相当敌对的患者，可能会因为护士的诚恳赞扬的话而转变态度，使气氛缓和。另外，在沟通中护士的坦诚态度尤为重要，若为护士因素导致冲突的发生，应诚恳地向患者及家属表达歉意。

2．面对面协商法　是一个有效解决冲突的方法，护患双方的协商和解乃是主要途径。面对面协商是应用直接的方式，坦诚而清楚地沟通情感的方法。即冲突双方直接面对冲突，面对面地进行讨论、协商，使冲突的原因明朗化，共同思考解决问题的方法并达成共识，但应注意避免愤怒及指责对方的情绪反应。面对面协商法可改善冲突中遭受破坏的护患关系，最后，双方集中注意力于新的观点和新关系的强化上。面对面协商的有效策略是澄清问题、清楚表达、要求改变和鼓励变化。

3．妥协、隔离法　妥协即以让步的方式避免冲突或争执，是指在冲突双方互相让步的过程中达成一种协议的局面。在处理护·患冲突中，若多次协商仍无法解决，则护士可主动做出一定的让步，或用隔离的方式来处理。如让患者重选护士，或护士调休，暂时缓冲冲突，以期等候合适的时机再解决问题。在使用妥协方式时应注意适时运用，特别注意不要过早采用这一方式，如果过早采用就会出现以下问题：其一是管理者可能没有触及到问题的真正核心，而是就事论事地加以妥协，因此缺乏对冲突原因的真正了解，在这种情况下妥协并不能真正地解决问题；其二是使用此方法可能放弃了其他更好的解决方式。

4．仲裁解决法　仲裁是指纠纷当事人在自愿的基础上达成协议，将纠纷提交非司法机构的第三方审理，并做出对争议各方均有约束力的裁决的一种解决纠纷的制度和方式。医疗仲裁的第三方是医疗鉴定机构（医疗事故鉴定委员会）。由医疗鉴定机构来仲裁，更具有专业性。仲裁具有专家裁断的优点，科学性强。这种方法在一般情况下最好不用，但在某些特殊或急切的情况下，也是必要的。

 知识链接

处理护患冲突的"三仁"技巧

1．仁"念"仁术（处理态度）。要诀：负责任，乐意帮助，关怀与友善。

2．仁"心"仁术（处理情绪）。要诀：做好心理准备，保持镇定，心平气和，控制情绪，以平常心处理。

3．仁"手"仁术（处理技巧）。准备及了解个案背景，聆听、复述及澄清，提供最新资料进度（处理进度），感谢患者的意见，必要时道歉及简述原因；与管理岗位的同事沟通反映。

（三）特殊护患冲突的处理

1．冷静对待愤怒的患者　当患者发怒并指责护士时，护士首先要保持冷静，先沉默，倾听患者的诉说，使其充分表达及宣泄焦虑、不满情绪，耐心帮助患者找出引起愤怒的原因并加以疏导，让患者体会和认识到自己的愤怒是一种适应反应，并在平静时向其说明愤怒情绪会加重病情，延长病程。同时护士应认真对待患者的意见和要求，在不违反原则的前提下，尽量满足患者的需要。面对愤怒的患者，护士切不可采取当面回击或指责性行为，尽可能去感化患者，使其对自己的不良行为有所认识，多予以关心、疏导，平息愤怒的情绪。

2．理解抱怨的患者　这类患者对别人要求高，对周围的一切都抱怨。一般情况下，患者可能认为自己患病后没有得到护士足够的重视和同情，从而以苛求的方式来唤起护士的重视，长期住院的患者更是如此。护士应充分地理解患者，并进行全面的了解，满足患者的合理要求，必要时，可对其要求做出适当的限制。

3．宽容哭闹谩骂的患者　患者出现哭闹谩骂的情况时，护士应首先稳定自己的情绪，表现出最大限度的友善和宽容。如果是患者的原因，护士应站在患者的角度，主动了解患者哭闹谩骂的真正原因，帮助患者认识已经存在的现实，重新评估自己的问题，恢复自我控制能力。如果是护士的原因，护士应主动向患者致歉，并在最短时间内化解矛盾，以缓解患者的激动情绪。

4. 耐心对待拒绝合作的患者　患者表现为不遵从医嘱、拒绝配合护士完成护理操作，有的甚至因此贻误病情，危及生命。此种情况下的患者，往往失去了对生活的兴趣或对治疗的信心或对医护工作者的信任。与其沟通需要很大的耐心，也需要一个过程。护士可选择与家属合作，关心理解患者，找出问题的根源，动之以情，晓之以理，尽可能地避免勉强患者。

考点：特殊护患冲突的处理

第三节　护患沟通中的伦理原则

案例

急诊门口的"无名氏"应怎么处理？

2011 年 7 月 27 日晚 9 时 30 分左右，安国市中医院接到 110 指挥中心电话称，"饺子王"酒店附近有一名被撞伤的女性患者。安国市中医院救护车司机王华将被撞伤的"无名氏"流浪女拉到医院门口，患者并未被抬进医院，仅有一名值班医生上救护车对患者进行了简单包扎。后来，安国市中医院副院长张运兴指示："从哪来的扔哪去！"

两名医院门卫接到指示后，将伤员抬到出租车上，连夜将"无名氏"流浪女"送"出安国市。7 月 27 日 23 时 40 分左右，流浪女被抛弃在博野县小苑村北的一片小树林里。7 月 28 日早晨群众举报，在博野县小苑村北发现流浪女尸体。

思考：1. 该医院处理"无名氏"的方法是否可取？
　　　2. 如果你是当班护士，遇此患者会如何处理？
　　　3. 如果收入院，费用问题该如何解决？
　　　4. 处理该患者过程中应注意哪些伦理原则？
　　　5. 该医院对该患者的处理触犯了哪些伦理原则？

良好的护患沟通是防范、化解护患冲突的主要途径。而护患之间良好的沟通不仅需要有效的交流技巧、语言艺术、认知基础、心理共鸣，还需要高尚的道德修养，而这种研究与道德修养相关的问题被称为伦理问题。在护患沟通中，护患双方必须遵循的伦理原则包括：

一、以人为本，充分保证患者利益

祖国传统医德历来强调"医乃仁术"，"仁"即"两人"，"仁者爱人也"。行医当以仁为本，仁爱救人，仁至义尽，同情、关心、体贴患者；真正施行以患者为中心的医疗服务，"一切为了患者，为了患者的一切，为了一切患者"；急患者之所急，想患者之所想，掌握患者的思想、情感，满足他们的需要。只有这样才能建立良好的护患沟通。

二、平等公正，关爱患者

护患相处时护士应平等对待每一位患者，不能因为患者能力大小、地位高低、容貌美丑、钱财多寡、病情轻重、与护士关系的亲疏不同而态度不一；也不能因为职业的特权和优越感以"恩赐者"自居，对患者颐指气使。只有把患者放在和自己平等的位置上看待，对患者一视同仁，才能营造沟通的良好氛围。

患者由于病痛的折磨，加之住院期间生活环境、生活习惯与人际关系的改变，与外界暂时疏远，甚至中断联系，容易产生强烈的无助感，期望得到家人、朋友、医护人员的关心、关爱、理解和支持。所以护士应更多地关爱患者，一声关切的问候、一句关怀的话语、一个关注的目光，都可以使患者感到温馨、舒适和温暖。

三、语言文明，尊重患者

举止端庄和语言文明既是一般人际交往应遵循的行为准则，也是护士职业道德的礼仪规范。新中国一代医圣、北京协和医院已故的张孝骞教授曾强调："仪表端庄，和蔼可亲，主动周到，不仅是一般服务态度问题，而且是临床工作需要。"这些都是取信于患者、协调护患关系、沟通护患情感、实行保护性医疗制度的基本条件和重要保障。

语言是沟通护患心灵的桥梁，是彼此交流思想和情感的纽带。在临床工作中，护士与患者的接触最为密切，语言文明既能实现与患者的良好沟通，也能体现对患者的尊重。护士的语言要做到科学准确、表述规范、言能达意、通俗易懂、实事求是；不故弄玄虚，不夸大其词；不轻易下结论，不欺诈患者或其家属。另外，护士语言的表达方式、内容都应因人而异、因病而异、因时而异、因地而异。尊重对方的信仰、习惯等。

患者由于疾病的折磨，自我价值感降低，故而表现出强烈的被尊重的需要。尊重患者可通过护士的语言、行为、表情、姿态予以表达。在护患沟通中，患者期望护士的态度是亲切、温和、诚恳、沉稳、宽容、友善的，因这些态度可传递对患者的尊重和友好。如果患者没有受到尊重，可直接导致沟通障碍，甚至诱发冲突。当然，尊重是互相的，患者充分尊重护士同样可以加固护患关系，使护士得到心理上的满足和工作上的支持。

四、知情同意，尊重患者的隐私权

知情同意是一项重要的伦理原则。要求护士详细而真实地向患者告知有关疾病的诊断、治疗、预后、护理目的及实施方法、费用支出等问题，让患者在不受任何指示、干涉、暗示、引诱的情况下，自由自主地做出选择。

隐私权是患者应得到尊重的权利，在护患沟通中也应被遵循。法律要求护士在不损害社会公众利益的前提下，应严守患者的秘密，这同时也是护患间建立信任关系的前提，否则沟通无法进行。

五、优质服务，甘于奉献

护患沟通只是一种手段，目的是解除病痛，恢复健康，提高服务对象的生命质量和价值。要实现这一目的，护士不仅需要有为患者服务的良好意愿和思想，更需要有护理患者的真才实学，以及甘于奉献的精神。

小结	护患冲突是指护患双方的动机或需要出现矛盾的状态。护患冲突的原因有：①期望与现实的差距引发冲突，包括角色期望冲突、需求与满足的冲突、质量与疗效的冲突；②认知的差异引发冲突，包括知识结构的冲突和偏见与价值的冲突；③心理、情绪调节不良引发冲突，包括患者和护士两方面；④患者角色转换不良引发冲突；⑤医护工作失误引发冲突，包括责任性冲突、道德性冲突、技术性冲突、沟通不良性冲突；⑥医院管理不当引发冲突；⑦护士不严格执行卫生法规引发冲突。护患冲突的类型有：医源性护患冲突和非医源性护患冲突两种。 护患冲突的预防措施有：增强护士角色意识；建立良好的护患关系；讲究护患沟通艺术；提高业务素质；加强人文关怀；培养情绪自控能力；培养灵活、敏捷的思维；尊重患者权利，履行知情告知义务；加强护理质量管理，规范执业行为；加强职业道德修养；改善就医环境，提高患者满意度。护患冲突的处理原则有：平等、公正、理性的原则；尊重患者的原则；避免争吵的原则。护患冲突的处理方法有：主动沟通法；面对面协商法；妥协、隔离法；仲裁解决法。特殊护患冲突的处理方式有：冷静对待愤怒的患者；理解抱怨的患者；宽容哭闹谩骂的患者；耐心对待拒绝合作的患者。 护患沟通的伦理原则包括：以人为本，充分保证患者利益；平等公正，关爱患者；语言文明，尊重患者；知情同意，尊重患者的隐私权；优质服务，甘于奉献。

（刘　晶）

第十四章　护理书面语言沟通与演讲

<table>
<tr><td rowspan="5">学习目标</td><td>1. 说出书面语言沟通、演讲的概念。</td></tr>
<tr><td>2. 描述护理书面语言沟通的作用。</td></tr>
<tr><td>3. 熟记护理书面语言沟通的原则。</td></tr>
<tr><td>4. 说出演讲的种类。</td></tr>
<tr><td>5. 举例说明演讲的构思与设计，能正确应用演讲技巧。</td></tr>
</table>

第一节　护理书面语言沟通

案例

灌肠风波

某位结肠溃疡患者住院治疗，医生开医嘱为其进行药物保留灌肠。护士询问医生患者是否可以进行保留灌肠，医生认为此患者没有保留灌肠的禁忌证，可以执行。护士执行医嘱后详细记录了灌肠的过程，包括水温、压力、量以及患者的反应等。结果，患者于灌肠后出现肠瘘，患者认为肠瘘是护士灌肠所致，诉讼至法院，病历封存。法院调查时查护理记录，护理记录准确、完整、内容翔实。最后法院裁决，此案件护士不需要承担任何法律责任。

思考：1. 此案例中的护士进行护理记录时遵循了什么原则？
　　　2. 护士进行护理书面记录时应遵循哪些原则？

　　书面语言沟通是用文字符号进行的信息交流，是对有声语言符号的标注和记录，是有声语言沟通由"可听性"向"可视性"的转换。护理书面语言是护士在护理过程中所书写的一切文字，应用于护理工作的各个环节，包括体温单、医嘱单、病例报告、出入院评估单、特别护理记录单等护理文件记录以及护理论文书写等。护理书面语言沟通能力已成为医院考核护士工作水平的重要标准，也是护理管理水平的具体体现。

考点： 书面语言沟通的概念

一、护理书面语言沟通的作用

（一）加强沟通

通过护理书面语言沟通可获得患者的资料，为诊断、治疗、护理提供动态依据，也是医护人员临床工作中相互交流、了解患者情况的重要途径。

（二）提供教学科研资料

护理书面语言沟通资料是临床科研的重要原始资料，为疾病调查、流行病学研究、传染病管理提供了统计学方面的资料，也是卫生机构制定政策方针的重要依据。标准的护理书面记录是教学的最好素材，对一些特殊病例还可进行个案分析与讨论。

（三）作为评价标准

护理书面语言沟通资料在一定程度上反映一个医院的护理服务质量，它既是医院护理管理的重要信息资料，又是医院等级评定、护士考核的参考资料。

（四）作为司法依据

护理书面语言沟通资料属合法文件，是法律认可的证据，在法庭上可作为医疗纠纷、人身伤害、保险索赔等的证明。

> **考点**：护理书面语言沟通的作用

二、护理书面语言沟通的原则

（一）及时

护理书面语言沟通必须保证时效性，不可拖延或提早，更不能漏记。

（二）准确

护理书面语言沟通内容必须准确、真实，不可主观臆断，描述应详细、客观。

（三）清晰

护理书面语言沟通资料应文字工整，字迹清晰，符号、标点正确，不得涂改、剪贴、使用简化字。如果出现书写错误，在错误处划双横线，就近书写正确文字并签全名。

（四）简要

护理书面语言沟通内容应简洁、流畅、重点突出，使用医学专业术语及公认的缩写。

（五）完整

护理书面语言沟通资料必须填写完整，不可损坏、外借、拆散，每项记录后签全名表示负责。

 知识链接　**如何提高护理书面语言沟通能力？**

1. 加强护士对法律法规的学习　在护理书面记录书写过程中树立法律意识，尤其是维权意识，逐步规范护理书面记录的书写。

2. 提高护士综合素质　认真学习护理专业知识，提高理论知识水平的同时注重培养良好的沟通能力、观察能力、书写能力及综合分析问题和解决问题的能力。

3. 加强责任心　护士在平时的工作中，应具有高度的责任心，严密观察病情，及时提供护理服务，对患者的病情做到心中有数。

> **考点**：护理书面语言沟通的原则

第二节　演　讲

案例

成功的演讲

孙中山在原国立广东大学（现中山大学）讲民族主义时，天气闷热，听众没精打采，孙中山巧妙地穿插了一个故事："码头的苦力工人中有一个行家，辛辛苦苦积攒了5块钱，买了一张马票，把它藏在日常用来挑东西的竹杠里。结果真中了头奖。他欢喜万分，以为这一生再也不用这根挑东西的杠子过生活了，就把竹杠狠狠地扔到大海里，结果是空欢喜一场。"孙中山风趣的话，使那些打瞌睡的人禁不住跟着笑了起来，孙中山接着不失时机地归到本题："对于我们大多数人，民族主义就是这根竹杠，千万不能丢啊！"

思考：面对冷场，孙中山先生应用哪种技巧化解了尴尬？

演讲作为一种颇具魅力的语言表达方式，可应用于护理工作中。护士在对患者进行健康教育的专题讲座时，应根据患者的年龄、性别、疾病特点灵活应用演讲技巧，减轻患者的焦虑与恐惧，有利于患者更好地了解治疗与护理的目的、作用，提高患者对治疗与护理的依从性；通过健康教育可达到预防疾病、促进健康、提高生活质量的目的。

一、演讲的概念

演讲又称作讲演、演说，是指演讲者为达到一定目的，在特定的时空环境中，以有声语言为主、态势语言为辅，公开向听众传递信息、表述见解、阐明事理、抒发感情，从而达到感召听众并促使其行动的一种现实的信息交流活动。

考点：演讲的概念

二、演讲的种类

（一）按演讲内容分类

主要包括政治演讲、法律演讲、学术演讲、教育演讲、军事演讲、礼仪演讲、道德演讲等，这是演讲最基本的分类方法。

（二）按演讲形式分类

主要包括命题演讲、即兴演讲和论辩演讲等。

（三）按演讲目的分类

主要包括说服性演讲、鼓动性演讲、传授性演讲、娱乐性演讲等。

（四）按演讲表达方式分类

主要包括叙述式演讲、议论式演讲、说明式演讲、抒情式演讲等。

三、演讲的构思与设计

（一）确定演讲主题

演讲主题要求集中凝练、寓意深刻，演讲观点鲜明，见解独到。

（二）选炼演讲材料

演讲材料是演讲成功的前提和基础。演讲材料分为直接材料、间接材料、创新材料。演讲材料要具备典型性、真实性、针对性。

（三）确立演讲结构

演讲结构分为开头、主体、结尾三个部分。

1．开头　把握演讲开头可以迅速吸引听众注意力，为整个演讲制造一个适宜的气氛。常见的演讲开头有：设问式开头、叙事式开头、入题式开头、名言式开头、示物式开头、幽默式开头等。

2．主体　主体是演讲的主要部分，演讲内容应充实丰满，围绕中心论点，合乎逻辑地逐步展开论述，使结构缜密、层次清晰、过渡自然。

（1）层次的安排：层次是演讲思想内容的表现次序，它体现着演讲者思路展开的步骤，也反映了演讲者对客观事物的认识过程。演讲的层次是根据演讲的时空特点对演讲材料加以选取和组合而形成的。显示演讲层次的基本方法就是在演讲中树立明显的有声语言标志，以此适时刺激听众的听觉，从而获得层次清晰的效果。

（2）高潮的安排：演讲高潮是演讲者和听众情绪最激昂、精神最振奋的时段。演讲者可通过铺垫蓄势、衬托对比、强调突出等技巧酝酿出高潮，可以设置几个演讲高潮，形成强烈的"共振效应"。

3．结尾　常见的演讲结尾方式有：总结式结尾、感召式结尾、名言式结尾、点题式结尾、抒情式结尾、高潮式结尾、祝贺式结尾、幽默式结尾等。

四、演讲的技巧

（一）有声语言表达技巧

演讲者应使用普通话，保证发音准确、口齿清晰、语音纯正，另外演讲语言应通俗、生动，合理利用幽默，把握幽默语言运用的度及场合。

（二）副言语表达技巧

副言语（辅助性语言）包括语音、语速、语调、停顿、节奏等。副言语在演讲中起着非常重要的作用，演讲者的各种思想感情可通过副言语表达出来。演讲也因演讲者的副言语的应用而达到高潮，起到教育、鼓动、渲染、烘托气氛的作用。

1．语调　演讲者可以通过声音升降平直、高低起伏的变化表达思想情感，语调主要分为：

（1）平直调：应用于叙述说明性语句，表达平静、闲适、忍耐、犹豫等思想感情。

（2）上扬调：应用于疑问句、反问句，表达疑问、惊讶、反问、激昂、愤怒等思想感情。

（3）下降调：应用于祈使句、感叹句，表达坚决、自信、肯定、夸奖、悲痛等思想感情。

（4）曲折调：应用于双关句，表达诙谐、夸张、讽刺等思想感情。

2．停顿　停顿是根据演讲内容的需要和演讲者的生理需要而决定的，停顿可以起到控制会场气氛的作用。停顿主要包括语法停顿、逻辑停顿、感情停顿三种。

3．重音　同样的一句话，不同的重音处理方法可以显示演讲者不同的倾向及着重点，重音主要包括语法重音、强调重音、情感重音三种。

4．语速 语速分为快速、中速、慢速三种，演讲语速的快慢可根据演讲者感情表达的需要、环境气氛、演讲内容而调整。语速快多表示情绪紧张、热烈、欢快、慌乱、惊恐、愤怒等；中速多表示情感平淡、稳定；慢速多表示沉郁、失望、悲哀等情绪。另外演讲开始时语速适当放慢可以帮助缓解演讲者的紧张情绪。

5．节奏 节奏是增强语言美感和音律感的有效途径，可以表达演讲者思想感情的起伏涨落。常见的演讲节奏有轻快型、持重型、平缓型、急促型、低抑型。

（三）态势语言表达技巧

演讲者不仅要有良好的语言表达能力，而且要善于运用动作、表情等表达内心丰富的情感，即要掌握态势语言表达技巧。态势语言表达包括以下几个方面：

1．站姿 演讲的最佳姿势是站姿，常用的站姿包括：

（1）前进式：右脚在前，左脚在后，前脚脚尖指向正前方或稍向外侧倾斜，两脚延长线夹角呈 45° 左右，两脚跟相距 15cm 左右。这种姿势重心不固定，可配合演讲者做出不同的手势。

（2）稍息式：一只脚自然站立，另一只脚向前迈出半步，两脚跟之间相距 12cm 左右，两脚之间呈 75° 夹角。这种站姿适合于长时间站立演讲时的短时更换姿势，不宜长时间单独使用。

（3）自然式：两脚自然分开，平行，相距约 20cm。

此外还有丁字步式、立正式等站姿。

2．目光 演讲者要灵活运用各种目光，保持与听众适时的目光交流。常用的演讲目光方法包括：

（1）环视法：把视线从听众的左方扫到右方，从右方扫到左方，或从前排扫到后排，从后排扫到前排，构成一个环形 - 整体 - 环形的视线路线。环视法适用于感情浓烈、场面较大的演讲。

（2）点视法：运用此法可以表达对听众的感谢、鼓励、引导、启发，也可以帮助控制听众的不良反应。

（3）虚视法：有助于缓解演讲者的紧张情绪，也可以表达演讲时怀疑、忧伤、愤怒等情感。

此外还有仰视法、俯视法、前视法等演讲目光。

3．面部表情 演讲者面部表情是感情的晴雨表，听众可以从中读懂演讲者的情感世界。常见的面部表情有愉悦、悲伤、惊愕、发怒、嘲讽等，在演讲过程中微笑与平和是面部表情的主要体现。面部表情的表达应明确、适度，避免表情单一、神色慌张、羞怯呆滞、夸张做作。

4．手势 演讲手势具有极强的表现力和吸引力，手势活动范围不同则有不同的含义，如：

（1）上区手势（肩部以上）：主要表示坚定的信念、殷切的希望、美好的憧憬等。

（2）中区手势（肩部至腹部）：主要用于叙述事物、说明事理，表明演讲者的心情较平静。中区手势在演讲中使用频率比较高。

（3）下区手势（腹部以下）：主要表示憎恶、鄙夷、不屑、厌烦等感情。

运用手势时应注意自然协调，次数不宜过多，幅度不宜过大。

5．仪表、风度 良好的仪表及风度能产生很强的吸引力，对演讲者风度、仪表的基本要求包含以下两个方面：

（1）服饰：演讲者的服饰应整洁大方、庄重朴素、轻便自如、色彩和谐。演讲者要考虑根据演讲的内容、环境等因素来进行服饰的色彩搭配。

（2）举止：应不卑不亢、雍容大方、礼貌端庄。演讲者从上台那一刻起直到离开会场时，都应注意自己的一举一动、一言一行。

（四）临场应变技巧

1．忘词　演讲者由于情绪紧张可能会忘词，应事先做好充分的准备，熟记内容，反复演练。一旦演讲中忘词，可以适当插入一两句跟演讲内容不太相关的话或者把最后讲的那句话加重语气再重复一遍。

2．失言　演讲过程中有可能说错话，演讲者可以立即纠正，也可以借"错"发挥，给自己的失言一个合理而巧妙的解释。

3．冷场　如果演讲引不起听众的兴趣，演讲者可以适当穿插一两个幽默的小故事，也可以压缩听众不感兴趣的内容，另外突然、短暂的停讲或临时增加设问也可以吸引听众的注意力。

知识链接

演讲表达技巧小口诀

直面听众表陈述，侧位以视顾全部。

昂首动情发正言，低头思索复悲怜。

点头 yes 摇头 no，眉眼姿态把心扣。

面部开合随心迹，手势动作应注意。

伸手前方表号召，拳头上举强有力。

脚步前移表希冀，后退暗含消极意。

考点： 演讲的技巧

小结	书面语言沟通是用文字符号进行的信息交流，是对有声语言符号的标注和记录，是有声语言沟通由"可听性"向"可视性"的转换。护理书面语言沟通的作用包括加强沟通、提供教学科研资料、作为评价标准、作为司法依据。护理书面语言沟通的原则包括及时、准确、清晰、简要、完整。 演讲又称为讲演、演说，是指演讲者为达到一定目的，在特定的时空环境中，以有声语言为主、态势语言为辅，公开向听众传递信息、表述见解、阐明事理、抒发感情，从而达到感召听众并促使其行动的一种现实的信息交流活动。演讲时应使用普通话，发音准确、口齿清晰、语音纯正，语言应通俗、生动，合理利用幽默。演讲时合理应用语调、停顿、重音、语速、节奏等副言语技巧来表达情感。演讲的态势语言包括站姿、目光、面部表情、手势的运用及演讲者仪表、风度的展示。演讲过程中如果遇到忘词、失言、冷场等情况要临场应变，确保演讲效果。

（宁文帅）

附录1：护理礼仪与人际沟通教学大纲

一、课程性质和任务

护理礼仪与人际沟通是研究护士在其职业活动中的礼仪现象、沟通问题及其发展规律的一门应用学科，是一门融护理礼仪、人际沟通、护理美学三门学科为一体的课程，是护理专业以实践为主的专业基础课之一。本课程以护理礼仪与人际沟通等人文知识与护理专业有机结合为目标，突出以人为中心的要求，培养学生良好的职业素养和职业能力，训练学生的服务意识，培养学生的综合素质和可持续发展能力。

本课程的主要任务是，学生通过本课程的学习，能够掌握礼仪及护理礼仪、人际沟通的相关知识及技巧，并灵活运用到日常生活和护理工作中，有助于实现培养素质优良、行为规范的应用型护理人才的培养目标。

二、课程目标和要求

"生物"医学模式向"生物 - 心理 - 社会"医学模式的转变、人们对医疗保健需求的提高及整体护理的开展，要求每一位护士除了掌握护理理论知识和熟练的操作技能以外，还应具有良好的专业形象及沟通能力，提供优质的护理服务。

学生通过本课程的学习应达到如下目标：熟记礼仪、护理礼仪、人际关系、人际沟通的相关概念、基本理论和基本知识；正确运用日常社交礼仪规范，高效完成日常社交活动；正确运用护士仪表礼仪规范、涉外护理礼仪规范，遵守岗位礼仪要求，高效率地完成不同岗位护理工作，提供优质护理服务；能正确应用语言和非言语沟通技巧，进行有效的沟通，促进良好护理人际关系的建立和发展；实施治疗性沟通，有效进行护理健康教育，提高医疗护理效果；运用良好的职业道德、礼仪修养和沟通技巧有效预防和处理护患冲突；能很好地完成护理书面语言沟通；能正确应用演讲技巧，完成护理演讲活动。

三、教学内容、学时分配与具体要求

教学内容	教学要求				教学活动参考	学时分配		
	了解	熟悉	掌握	熟练掌握		理论	实践	小计
第一章　绪论					理论讲授	1		1
第一节　认识礼仪和沟通					多媒体演示			
一、礼仪的概念及其功能			√		小组讨论			
二、沟通的含义及其功能			√					
三、礼仪与沟通的关系		√						
第二节　礼仪和沟通的作用								
一、促进人际交往			√					

教学内容	教学要求				教学活动参考	学时分配		
	了解	熟悉	掌握	熟练掌握		理论	实践	小计
二、协调改善人际关系			✓					
三、塑造个人良好形象			✓					
四、美化生活			✓					
五、维护社会稳定			✓					
六、促进事业成功			✓					
第三节 学习礼仪和沟通的意义								
一、有助于提升个人修养		✓						
二、有助于形成完美的人格		✓						
三、有助于促进社会文明和谐		✓						
四、有助于提高护理质量		✓						
第四节 学习礼仪和沟通的方法								
一、尊重他人是前提			✓					
二、注重细节是关键			✓					
三、实践锻炼是重点			✓					
四、长久坚持是根本			✓					
第二章 礼仪概述					理论讲授 多媒体演示 小组讨论	1		1
第一节 礼仪								
一、礼仪及相关概念			✓					
二、礼仪的起源和发展	✓							
三、礼仪的分类		✓						
四、礼仪的特点			✓					
五、礼仪的基本原则			✓					
第二节 护理礼仪								
一、护理礼仪的含义		✓						
二、护理礼仪的特征			✓					
三、护理礼仪在临床护理工作中的作用		✓						
第三章 生活社交礼仪规范					理论讲授 多媒体演示 小组讨论 示教 实训	1.5	1.5	3
第一节 日常交往礼仪								
一、微笑礼仪				✓				
二、致意礼仪			✓					
三、拱手礼仪		✓						
四、称谓礼仪				✓				
五、介绍礼仪				✓				
六、名片礼仪			✓					
七、握手礼仪				✓				
八、鞠躬礼仪			✓					
九、电话礼仪			✓					
十、迎送礼仪		✓						
第二节 公共场所礼仪								
一、位次礼仪		✓						

教学内容	教学要求				教学活动参考	学时分配		
	了解	熟悉	掌握	熟练掌握		理论	实践	小计
二、宴会礼仪		✓						
三、会议礼仪		✓						
四、乘车礼仪		✓						
第三节 求职礼仪								
一、书面求职方法			✓					
二、面试礼仪			✓					
实训一 日常交往礼仪训练			✓					
实训二 求职礼仪训练			✓					
第四章 涉外礼仪					理论讲授	0.5	0.5	1
第一节 涉外礼仪概述					多媒体演示			
一、涉外礼仪的概念		✓			小组讨论			
二、涉外礼仪的本质		✓			示教			
三、涉外礼仪的功能		✓			实训			
第二节 涉外礼仪的基本原则和规范								
一、涉外礼仪的基本原则		✓						
二、涉外礼仪的基本规范			✓					
实训三 涉外礼仪训练			✓					
第五章 护士的仪表礼仪					理论讲授	3	7	10
第一节 仪表礼仪概述					多媒体演示			
一、仪表的概念和构成		✓			小组讨论			
二、仪表礼仪的作用		✓			示教			
三、护士仪表礼仪的基本原则			✓		实训			
第二节 护士仪容礼仪								
一、仪容的概念		✓						
二、仪容美的含义		✓						
三、仪容修饰的基本原则			✓					
四、护士的仪容修饰礼仪			✓					
第三节 护士服饰礼仪								
一、服饰礼仪概述		✓						
二、护士的服饰礼仪				✓				
第四节 护士仪态礼仪								
一、仪态礼仪概述			✓					
二、基本仪态礼仪				✓				
三、护理工作中的仪态礼仪规范				✓				
实训四 面部修饰训练			✓					
实训五 基本仪态训练：站、坐、行、蹲				✓				
实训六 护理工作仪态礼仪训练：端盘、持夹、推车				✓				
实训七 指示引导训练			✓					
实训八 搀扶帮助训练			✓					

教学内容	教学要求				教学活动参考	学时分配		
	了解	熟悉	掌握	熟练掌握		理论	实践	小计
第六章　不同岗位护理工作礼仪					理论讲授 多媒体演示 小组讨论 实训	2		2
第一节　门诊护士工作礼仪								
一、门诊接诊礼仪			✓					
二、门诊治疗护理工作中的礼仪			✓					
第二节　急诊护士工作礼仪								
一、急诊护理工作礼仪基本要求			✓					
二、急诊接待礼仪			✓					
三、急诊救护礼仪			✓					
第三节　病房护士工作礼仪								
一、病房护士工作礼仪的基本要求			✓					
二、患者入院护理礼仪			✓					
三、患者进入病区后的护理礼仪			✓					
四、患者出院护理礼仪			✓					
第四节　手术室护士工作礼仪								
一、手术室护士工作礼仪的基本要求			✓					
二、手术前护理礼仪			✓					
三、手术中护理礼仪			✓					
四、手术后护理礼仪			✓					
第七章　人际关系					理论讲授 多媒体演示 小组讨论	2		2
第一节　人际关系概述								
一、人际关系的概念			✓					
二、人际关系的特点			✓					
三、影响人际关系的因素			✓					
四、人际关系与人际沟通的辩证关系	✓							
第二节　人际关系的基本理论								
一、人际认知理论			✓					
二、人际吸引理论			✓					
第三节　护士建立良好人际关系的策略								
一、主动交往				✓				
二、尊重对方				✓				
三、表达热情				✓				
四、关注对方				✓				
五、帮助别人				✓				
六、态度真诚				✓				
七、移情				✓				
八、运用恰当技巧				✓				
九、赞美别人				✓				
十、表现真实的自我				✓				
十一、保守秘密				✓				

续表

教学内容	教学要求				教学活动参考	学时分配		
	了解	熟悉	掌握	熟练掌握		理论	实践	小计
第八章　护理人际关系					理论讲授 多媒体演示 小组讨论	2		2
第一节　护患关系								
一、护患关系的概念、性质与特点		✓						
二、护患关系的模式			✓					
三、护患关系的发展过程			✓					
四、护患关系的影响因素				✓				
五、护士在促进护患关系中的作用				✓				
第二节　护士与患者家属的关系								
一、患者家属的角色特征		✓						
二、护士与患者家属关系的影响因素				✓				
三、护士在促进与患者家属良好关系中的作用				✓				
第三节　护士与医院其他工作人员的关系								
一、医护关系			✓					
二、护际关系			✓					
第九章　人际沟通					理论讲授 多媒体演示 小组讨论	2		2
第一节　沟通概述								
一、沟通与人际沟通的概念			✓					
二、沟通要素			✓					
三、人际沟通的特征		✓						
第二节　人际沟通的层次和类型								
一、人际沟通的层次			✓					
二、人际沟通的类型			✓					
第三节　人际沟通的影响因素								
一、个人因素		✓						
二、环境因素			✓					
第四节　人际沟通在护理工作中的作用								
一、人际沟通在护理工作中的作用		✓						
二、护士在人际沟通中应具备的素质		✓						
第十章　护理工作中的语言沟通					理论讲授 多媒体演示 小组讨论 实训	2	1.5	3.5
第一节　语言沟通的基本知识								
一、语言沟通的概念			✓					
二、护患语言沟通的原则			✓					
第二节　语言沟通的主要形式——交谈								
一、交谈的定义和特点		✓						
二、交谈的基本类型		✓						
三、护士的语言修养				✓				
四、护患交谈的技巧				✓				
五、护士职业用语				✓				
实训九　交谈技巧训练				✓				

教学内容	教学要求				教学活动参考	学时分配		
	了解	熟悉	掌握	熟练掌握		理论	实践	小计
第十一章　护理工作中的非语言沟通					理论讲授 多媒体演示 小组讨论 示教 实训	1.5	1.5	3
第一节　非语言沟通的基本知识								
一、非语言沟通的概念		✓						
二、非语言沟通的特点	✓							
三、非语言沟通的作用			✓					
第二节　非语言沟通的形式及其作用								
一、体语				✓				
二、触摸				✓				
三、人际距离			✓					
四、辅助性语言与类语言			✓					
实训十　目光训练				✓				
实训十一　非语言沟通能力训练				✓				
第十二章　沟通在护理工作中的应用					理论讲授 多媒体演示 小组讨论 实训	2	1	3
第一节　治疗性沟通								
一、治疗性沟通的概念			✓					
二、治疗性沟通的特征		✓						
三、影响治疗性沟通的因素				✓				
四、治疗性沟通的过程			✓					
第二节　护理操作用语								
一、护理操作用语的组成			✓					
二、常用护理操作用语范例			✓					
第三节　与特殊情绪状态患者的沟通								
一、与抑郁患者的沟通			✓					
二、与亢奋患者的沟通			✓					
三、与沮丧患者的沟通			✓					
四、与烦躁患者的沟通			✓					
第四节　护理健康教育								
一、健康教育的概念		✓						
二、护理健康教育的内容			✓					
三、护理健康教育的方式		✓						
四、护理健康教育对护士的要求			✓					
五、患者教育			✓					
实训十二　治疗性沟通能力训练			✓					
第十三章　护患冲突					理论讲授 多媒体演示 小组讨论 实训	1	0.5	1.5
第一节　护患冲突的原因和类型								
一、护患冲突的原因			✓					
二、护患冲突的类型		✓						
第二节　护患冲突的预防与处理								
一、护患冲突的预防				✓				
二、护患冲突的处理				✓				

教学内容	教学要求				教学活动参考	学时分配		
	了解	熟悉	掌握	熟练掌握		理论	实践	小计
第三节　护患沟通中的伦理原则								
一、以人为本，充分保证患者利益		✓						
二、平等公正，关爱患者		✓						
三、语言文明，尊重患者		✓						
四、知情同意，尊重患者的隐私权		✓						
五、优质服务，甘于奉献		✓						
实训十三　护患冲突处理能力训练			✓					
第十四章　护理书面语言沟通与演讲					理论讲授多媒体演示示教实训	0.5	0.5	1
第一节　护理书面语言沟通								
一、护理书面语言沟通的作用		✓						
二、护理书面语言沟通的原则		✓						
第二节　演讲								
一、演讲的概念		✓						
二、演讲的种类		✓						
三、演讲的构思与设计			✓					
四、演讲的技巧			✓					
实训十四　演讲训练			✓					
合计						22	14	36

四、教学大纲说明

（一）适用对象及参考学时

本教学大纲供高等职业教育三年制护理专业、助产专业使用。总学时为36学时，其中理论教学22学时，实践教学14学时。

（二）教学要求

本课程对教学内容的掌握程度要求有"了解"、"熟悉"、"掌握"、"熟练掌握"四个层次。"熟练掌握"是指学生能对所学知识有很深刻的认识并熟练灵活应用，而且能独立、娴熟、灵活地进行实践技能操作；"掌握"是指学生对所学知识有深刻认识并能熟练应用，能综合分析和解决临床护理工作的实际问题；"熟悉"是指学生对所学知识能够理解并能应用所学技能；"了解"是指学生对所学知识能够简单理解和记忆。

（三）教学建议

1. 充分了解学情　了解学生的知识结构、学习兴趣、学习态度、学习习惯及愿望需求等内容，做到有的放矢、因材施教。

2. 恰当选用教学方法　采用理论讲授、示教、多媒体演示、练习、角色扮演、情景模拟、任务驱动、案例教学等方法进行教学。本课程是一门实践性很强的学科，所以应特别重视实践教学。第一，强化实训，针对课程中需要反复训练的项目进行专项实训；第二，理论联系实际，采用模拟仿真训练的方式，模拟真实的护患沟通情景，训练学生的服务意识、礼仪规范的应用及沟通技巧，培养学生的综合素质和临床护理能力。

3．综合进行教学评价　本课程以采取过程性考核方式为佳。教学评价应采取多样化的方式，对学生的综合素质、学习态度、学习能力、知识掌握和灵活应用能力进行综合评价。通过课堂提问、讨论、角色扮演、随堂测试等方式考核学生的课堂学习及参与情况；通过布置作业、单元目标测试等方式考核学生的知识和技能的掌握情况；重视实践考核，加大实践考核的权重，对学生礼仪规范的应用及实际沟通能力进行考核。

附录2：主要参考文献

[1] 高燕．护理礼仪与人际沟通．2版．北京：高等教育出版社，2008．

[2] 王英姿，杨朝晔．人际沟通与礼仪．北京：中国科学技术出版社，2011．

[3] 刘桂英．护理礼仪．2版．北京：人民卫生出版社，2011．

[4] 冯卫红．护士礼仪与形体训练．北京：科学出版社，2008．

[5] 全国护士执业资格考试用书编写专家委员会．2012全国护士执业资格考试指导．北京：人民卫生出版社，2012．

[6] 黄惠清，钟冬民．护士职业素养．北京：北京大学医学出版社，2010．

[7] 刘宇．护理礼仪．北京：人民卫生出版社，2006．

[8] 常建坤．现代礼仪教程．天津：天津科学技术出版社，2009．

[9] 陈文．护理礼仪与人际沟通．南京：东南大学出版社，2011．

[10] 陈素坤．临床护理心理学教程．北京：人民军医出版社，2007．

[11] 刘莹．实用护士礼仪学．北京：科学技术文献出版社，2005．

[12] 何浩然．中外礼仪．大连：东北财经大学出版社，2002．

[13] 赵邦．医护礼仪．北京：中国医药科技出版社，2011．

[14] 罗云明．礼仪规范教程．北京：电子工业出版社，2012．

[15] 宋丽萍．沟通与礼仪教程．上海：上海财经大学出版社，2012．

[16] 林友华．社交礼仪．2版．北京：高等教育出版社，2007．

[17] 张建宏．社交礼仪与沟通技巧．北京：国防大学出版社，2011．

[18] 李晓阳．护理礼仪．2版．北京：高等教育出版社，2011．

[19] 李晓玲．护理人际沟通与礼仪．北京：高等教育出版社，2010．

[20] 黄建萍．临床护理礼仪．北京：人民军医出版社，2008．

[21] 雷荣丹．护理礼仪与人际沟通．北京：中国医药科技出版社，2011．

[22] 王斌．人际沟通．2版．北京：人民卫生出版社，2011．

[23] [美] Julia Balzer Riley．护理人际沟通．6版．隋树杰，董国忠，等译．北京：人民卫生出版社，2011．

[24] 刘惠军．医学人文素质与医患沟通技能教程．北京：北京大学医学出版社，2011．

[25] 冷晓红．人际沟通．北京：人民卫生出版社，2006．

[26] 汪洪杰．人际沟通．郑州：郑州大学出版社，2008．

[27] 陈杰峰．护理人际沟通．西安：第四军医大学出版社，2010．

[28] 邹艳玲．全国护士执业资格考试应试指导．上海：第二军医大学出版社，2011．

[29] 李小寒．护理中的人际沟通学．上海：上海科学技术出版社，2010．

[30] 钱晓路，姜安丽．2012年护考急救包．北京：人民军医出版社，2011．

[31] 史瑞芬．护理人际学．3版．北京：人民军医出版社，2009．

[32] 马如娅. 人际沟通. 北京：人民卫生出版社，2006.

[33] 张书全. 人际沟通. 北京：人民卫生出版社，2007.

[34] 侯永利，付元秀. 人际沟通. 西安：第四军医大学出版社，2009.

[35] 卢根娣，席淑华，马晓红. 护士服务礼仪规范. 上海：第二军医大学出版社，2009.

[36] 杨秉辉. 医患关系与医患沟通技巧. 上海：上海科学普及出版社，2011.

[37] 赵爱平，袁晓玲. 护患沟通指导. 北京：科学出版社，2011.

[38] 王锦帆. 医患沟通学. 2版. 北京：人民卫生出版社，2006.

[39] 王斌全，杨辉，梁芳. 护理行为与沟通艺术. 北京：人民卫生出版社，2009.

[40] 于莹. 医患沟通手册. 上海：上海科学技术出版社，2007.

[41] 王亚峰. 医生的困惑与反思. 北京：人民军医出版社，2009.

[42] 张勤，鲁晓红. 调控护患冲突的几种方法. 中华护理教育，2007，4（3）：136-137.

[43] 尉小芳. 护患冲突场景中护士沟通能力状况调查. 护理学杂志，2010，25（9）：57-59.

[44] 赵晓莉. 护患冲突的原因及解决策略. 护理管理，2012，29（2）：41-42.

[45] 程心洁. 整体护理中护患角色冲突的分析与对策. 中国医学伦理学，2001，1：46-47.